卫生资源配置技术与方法

主　编　熊林平
副主编　李　婷　李　阳

上海交通大学出版社
SHANGHAI JIAO TONG UNIVERSITY PRESS

内容提要

本书是一本卫生事业管理专业教材,共十四章内容。全书首先介绍了卫生资源配置的现状与需求,其次介绍了卫生资源配置的方法,包括医疗机构资源配置、卫生床位资源配置、临床学科资源配置、卫生人力资源配置、医疗设备资源配置、卫生费用配置、卫生信息资源配置、中医药资源配置和公共卫生资源配置,最后介绍了卫生资源配置的公平性评价、效率评价与预测方法。

本书既可作为卫生事业管理专业本科辅助教材,也可作为研究生专业学习的基础教材。同时,对广大从事卫生事业管理工作者也有参考价值。

图书在版编目(CIP)数据

卫生资源配置技术与方法 / 熊林平主编. — 上海 :
上海交通大学出版社,2023.5
ISBN 978 - 7 - 313 - 27925 - 5

Ⅰ.①卫… Ⅱ.①熊… Ⅲ.①卫生服务－资源配置－
研究－中国 Ⅳ.①R199.2

中国国家版本馆 CIP 数据核字(2023)第 078392 号

卫生资源配置技术与方法
WEISHENG ZIYUAN PEIZHI JISHU YU FANGFA

主　　编:熊林平
出版发行:上海交通大学出版社　　　　地　　址:上海市番禺路 951 号
邮政编码:200030　　　　　　　　　　电　　话:021 - 64071208
印　　刷:上海文浩包装科技有限公司　经　　销:全国新华书店
开　　本:787mm×1092mm　1/16　　印　　张:21.5
字　　数:451 千字
版　　次:2023 年 5 月第 1 版　　　　　印　　次:2023 年 5 月第 1 次印刷
书　　号:ISBN 978 - 7 - 313 - 27925 - 5
定　　价:78.00 元

本书编委会

主　　编　熊林平

副主编　李　婷　李　阳

编　　委　（按姓氏笔画排列）

马玉琴　王中亮　刘　沛　杜　宽

李　阳　李　婷　吴维清　陈立富

林谋贵　赵　璐　郝思嘉　段光锋

段增杰　袁　磊　顾仁萍＊　倪杰文

高　磊　熊林平

审　　阅　许　苹

学术秘书　倪杰文

注：＊上海健康医学院

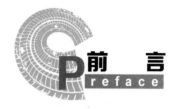

前 言
Preface

　　卫生资源配置是卫生系统改革的重要内容,如何对各类卫生资源进行有效配置,充分发挥资源保障效能,是卫生领域重点关注的问题。作为卫生领域进行资源配置的指导用书,《卫生资源配置技术与方法》充分考虑卫生领域各类资源的特殊性,遵循各类卫生资源特点与配置规律,利用最新的数据描述各类资源配置现状与问题,并结合配置理论提出相应的配置策略。

　　《卫生资源配置技术与方法》是海军军医大学教研组基于多年教学和科研工作编写而成。本教材编写的思路是坚持继承性和发展性相结合,既紧贴医疗卫生服务的使命任务,又体现医疗卫生领域改革的时代特点;既保留了卫生资源配置相关教材的经典内容,又对卫生领域各类资源配置的现状及方法进行系统梳理,内容取舍突出理论性和实用性。作为教材,本书突出体现以下三大特点:

　　一、系统性强。本教材对各类卫生资源如机构、床位、人力、经费、设备、信息、学科等,从概念界定、资源特点、配置原则、配置方法等方面进行了撰写,保证了作为理论教材的完整性。

　　二、实践性强。本教材首先介绍卫生领域各类资源配置的基本理论,帮助解决卫生领域资源配置的个性问题;然后介绍卫生资源配置效率、公平性评价与预测方法,帮助解决分析卫生资源配置当前与未来可能存在的问题,为卫生资源配置方案优化调整提供决策依据。

　　三、覆盖面广。本教材共 14 章,包括概述、卫生资源配置需求与方法及各类资源的配置,医疗机构资源配置、卫生床位资源配置、临床学科资源配置、卫生人力资源配置、医疗设备资源配置、卫生费用配置、卫生信息资源配置、中医药资源配置、公共卫生资源配置、卫生资源配置公平性评价方法、卫生资源配置效率评价方法和卫生资源配置预测方法等。

　　本书既可作为卫生事业管理专业本科辅助教材,也可作为研究生专业学习的基础教材。同时,对从事卫生事业管理的广大工作者也有参考价值。

　　最后,真诚感谢参与本书编写的各位老师以及参与评审的各位专家所付出的辛勤汗水,感谢教材试用期间各位任课老师和研究生的仔细校对、修订。金琪慧辅助编写了个别章节,在此一并致谢。也希望各位读者给予更多的宝贵意见,以便不断优化本书内容。

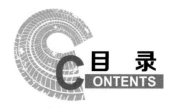

目 录
CONTENTS

第一章
卫生资源配置概述

【本章提要】 本章简要介绍卫生资源及其配置的基本理论以及国内外卫生资源配置的现状。通过本章学习,要求熟悉卫生资源配置的相关概念、卫生资源的特点、卫生资源配置原则及方法;了解国内外卫生资源配置现状;了解本书理论内容具体安排,为后续各章节学习打下坚实基础。

卫生资源配置研究是卫生经济学研究的重要内容,也是卫生系统改革的重要命题。卫生资源作为一种特殊的资源,在任何社会经济条件下,都是有限和稀缺的。合理配置和优化卫生资源,使其分配、布局、利用与人群的卫生服务、需求相匹配,增进人群健康是卫生资源配置研究的主要目的。

当前,我国医疗卫生事业仍面临着严峻考验,"看病难、看病贵"的问题仍有待得到更有效妥善的解决;重大疫情对我国公共卫生、医疗服务体系的建设和卫生资源快速集中调配也提出了更高要求;医疗改革的不断深化也必然对公立医院数量规模和资源优化配置提出新的要求。

优化卫生资源配置,提高服务可及性及能力和资源利用效率,构建与国民经济和社会发展水平相适应、与居民健康需求相匹配、体系完整、分工明确、功能互补、密切协作的整合型医疗卫生服务体系,是解决现阶段社会发展过程中卫生服务需求矛盾问题的重要手段。同时,云计算、物联网、移动互联网、大数据等信息化技术的快速发展,为优化医疗卫生业务流程、提高服务效率提供了条件,必将推动卫生资源配置模式的转变。

第一节　卫生资源

一、卫生资源概念

卫生资源(health resources)广义上指在一定社会经济条件下,社会对卫生部门提供的人力、物力和财力的总称;狭义上指卫生部门提供各种卫生服务所使用的投入要素的总和,包括硬件资源和软件资源,其中硬件资源是指提供各种卫生服务所投入的全部物力、财力和人力,软件资源包括卫生技术、卫生信息、卫生管理和服务能力等内容。目前,卫生资源配置中所讨论的卫生资源主要是指硬件资源中的卫生人力、卫生机构、医院床位、卫生经费和医疗设备。过去对软件资源的讨论较少,但随着信息化水平的提高,信息化资源和技术资源的配置越来越受到重视。卫生资源是社会提供卫生服务的基础,其数量和质量直接影响居民对卫生服务的利用。下面将对卫生资源种类进行重点阐述。

(一)卫生人力资源

卫生人力资源(health human resources)是指经过卫生相关专业培训,能够提供医疗卫生服务,可为卫生事业做贡献的各类专业人员的总和。它包括卫生专业技术人员(医师、药师、护士、检验师及影像技师等)、卫生事业管理人员(医院管理人员、卫生监督人员和公共卫生管理人员等)、乡村医生、卫生员、工勤技能人员及其他技术人员。卫生人力资源是卫生资源中最为重要的资源,是能动的、活的要素,在卫生服务中起着决定性作用,也是开展医疗卫生服务的核心力量。

(二)卫生机构资源

卫生机构资源(health institution resources)是指为防治疾病、保障人民健康和满足医疗卫生需要,按照一定结构和功能建立起来提供卫生服务的机构、系统、组织,如医院、疗养院、门诊部、急救中心和卫生防疫站等。

(三)卫生经费

卫生经费(health recurrent expenditure)是指直接投入医疗卫生服务过程中,以货币形态表现的经济资源,来自国民收入的分配和再分配,是卫生事业在原有规模上继续维持下去而支付的金额,是卫生事业经常性的支出。

卫生经费作为国家财政预算收支科目,能够最直接、最确切地反映各级政府财政对卫生事业的支持程度。卫生经费主要包括卫生事业费、中医事业费、药品监督管理费和行政事业单位职工医疗经费等。

卫生经费不同于卫生费用(total expenditure on health),卫生费用一般也称为卫生总费用,是一个国家或地区一定时期内,全社会用于卫生事业的货币总和,包括政府卫生投入,国有、集体、合资企业的卫生投入,居民个人的卫生投入以及海外侨胞的捐赠和投资,世界银行的援助资金;按照投入的类别划分,卫生总费用则包括卫生基建投资、医疗服务费用、公共卫生费用、医学科研教育费用以及其他卫生费用等。

(四)医疗设备资源

医疗设备资源(medical equipment resources)是指卫生部门的医院、卫生院和其他部门医疗机构具有的用于诊断、治疗的设备,以及其他辅助设备。诊断设备资源包括 X 线诊断设备资源、功能检查设备资源、核医学设备资源等;治疗设备资源包括手术设备资源、核医学治疗设备资源、激光设备资源等;辅助设备资源包括蒸馏水机、灭菌器、空调机、电视机等。

(五)卫生床位资源

卫生床位资源(health bed resources)是指卫生部门的医院、卫生院和其他部门医疗机构实际设置开放的病床数量和种类。目前医院床位资源包括编制床位与展开床位,编制床位数依据保障任务范围及其功能制定标准;展开床位是医疗机构运行过程中实际开放的病床数量,受众多因素影响,如保障人群数量、年龄结构、文化结构,以及当地经济发达程度、地理、环境等。

(六)卫生信息资源

信息、物质与能量被认为是社会发展的三大支柱。学术界普遍认为,信息一方面是宇宙间的普遍现象,是一种不以人的意志为转移的客观存在,另一方面又是信息资源的源泉。并非所有信息都是信息资源,只有经过人类组织与开发利用的信息才能被称为信息资源。因此,卫生信息资源(health information resources)可以被理解为在医药卫生信息活动领域中经过人类开发与组织的信息集合。按照不同标准,卫生信息资源可以划分为不同类型。依据现实信息资源载体的不同,卫生信息资源可分为载体信息资源、文献信息资源、实物信息资源和网络信息资源四种类型。

二、卫生资源特点

卫生资源是提供卫生服务的基础,作为一种特殊资源,除了具有一般资源的特点之外,卫生资源还具有如下五个特点:

一是卫生资源的有限性。任何国家用于卫生行业的资源都是有限的。随着世界人口的不断增多,人口老龄化趋势越来越严重,卫生行业面临的重要问题就是如何合理分配卫生资源,使有限的资源得到最大程度的利用,并产生最佳功能和效益,更好地满足居民对卫生服务的需要。

二是卫生资源的选择性。卫生资源的有限性和卫生保健需求的多样性,导致政府在卫生资源投入时具有一定的选择性,即政府在卫生资源实际使用过程中总是有选择性地投入某个卫生服务领域,而不是在所有卫生服务领域内平均分配。分配重点的选择取决于政府根据当时实际情况制定的卫生发展战略和相关政策框架。

三是卫生资源的多样性。居民的卫生保健需求具有多样性、随机性和差异性。为满足居民这些需求,有限卫生资源的配置必须兼顾医疗、预防、妇幼保健、计划生育、环境保护、医学教育、医药科研和药品器械生产等方面。

四是卫生资源的可重复性。已配置的卫生资源是以服务的形式向居民提供,卫生人员可依靠其专业技术长期可持续地为居民提供高质量的卫生服务,卫生服务数量和质量并不会因为居民对服务利用而产生较大的变化,具有可再生性,在一定条件下,可重复利用。

五是卫生资源的共享性。2009年新医改以来,分级诊疗体系的逐步建立加快了执业医师的流动,并在中央指导文件中明确了稳步推进医务人员合理流动,促进不同医疗机构人才纵向和横向交流,引导执业医师向基层流动,促进区域内医疗资源共享。同时,随着医疗信息化技术的不断发展,远程医疗等"互联网+"新诊疗模式不断涌现,更增加了卫生资源的共享范围。因此,在医疗资源配置国家规划的指导下,卫生资源具有共享性的特点。

三、卫生资源配置

(一)资源配置

资源配置(resource allocation)有广义和狭义之分。广义上的资源配置是需要解决效率、公平和稳定三个方面的问题,这也是评价社会活动的三条基本原则;狭义上的资源配置主要是指如何利用有限的生产要素生产出尽可能多的产品,生产什么样的产品更符合居民的偏好,在消费者收入一定的前提下,这些产品在消费者之间怎样交换才能使他们获得最大限度的满足。

(二)卫生资源配置

按照卫生资源拥有的时序,卫生资源分为存量和增量两类。存量是指过去拥有的卫生资源的数量总和;增量是指将来要增加的卫生资源的数量,如当年计划要投入的卫生经费、要购买的医疗设备、计划引进的人力和技术等。卫生资源配置(health resource allocation)包括两层含义,一是对卫生资源增量进行配置,又称初次配置;二是对卫生资源的存量进行转移、调配,达到优化现有卫生资源配置的目的,又称再配置。一般配置卫生资源首先考虑资源存量的配置,对原有存量进行合理调整后,再考虑增量的配置。

对于卫生资源配置的概念,不同专家学者从不同角度提出了较为权威的阐述。有学者认为,卫生资源配置是决定在何处筹集、组织和消耗卫生资源的决策过程。也有学者将卫生资源配置定义为一个国家或者政府如何将筹集到的卫生资源公平且有效地分配到不同领域、地区、部门、项目和人群中去。

本教材将卫生资源配置定义为:卫生部门为更好地满足居民对不同层次卫生服务的需要和需求,根据一定原则与方法,对各类卫生资源从总量、结构上进行合理分配、组合、重组和转移。

(三)卫生资源优化配置

卫生资源优化配置(health resource optimizing allocation)是指在一定时空范围内,区域内全部卫生资源在总量、结构与分布上,与居民的健康需要和卫生服务需求相适应的组合状态。卫生资源优化配置要求在效率和效益最佳的前提下,达到卫生资源的供需平衡,是在公平优先、兼顾效率以及最优化规划原则基础上把有限的卫生资源配置到最需要、最能发挥效率、同时最能取得最大社会效益的地方。

卫生资源优化配置是在卫生资源合理配置的基础上,产生最佳功能和效益。这是卫生资源配置的理想状态,既兼顾效率又兼顾公平。这里的效率既包括结构效率和工作效率,还包括经济效率。结构效率即配置资源时将资源配置到产出较大的项目中,不论层级间的资源配置,还是层级内部的资源配置,应让资源获得最大产出。工作效率即各类卫生资源应以满负荷工作量提供服务,如床位利用率应在90%以上,使有限资源生产出最多的符合消费者需要的卫生服务。经济效率指在提供服务过程中,尽可能降低成本,使资源得到充分利用,同时还应为社会带来经济效益。公平性主要体现在两个方面:一是具有相同卫生服务需要的人能获得相同数量和质量的卫生服务;二是卫生服务需要水平不同的人得到的卫生服务量也不同,即对不同健康状况的个体采取不同的处理方式。公平性是卫生资源优化配置时应追求的重要目标,要充分考虑贫困人口卫生服务可及性。

第二节 卫生资源配置现状

中华人民共和国成立以来,我国卫生事业建设取得的成就有目共睹,卫生资源数量和质量都取得了长足发展。《2019中国卫生健康统计年鉴》显示,截至2018年年底,我国拥有的卫生资源数量水平(包括卫生机构数、卫生人员数、设备设施数)都达到了一个新高度。

一、我国卫生资源配置现状

(一)卫生机构

表1-1列出了2014—2018年我国卫生机构配置的现状。2018年,我国共有各类卫生机构997433个,其中医院33009个,基层医疗机构943639个,专业公共卫生机构18033个,其他医疗卫生机构2752个。2014—2018年我国卫生机构数量逐年增加,年均增长率约为0.40%。其中医院数量逐年增加,年均增长率为6.28%;基层医疗机构数量逐年增加,年均增长率约为0.72%;专业公共卫生机构逐年减少,年均增长率约为-15.29%;2015年后其他医疗卫生机构逐年减少,年均增长率为-5.34%。

表1-1 2014—2018年我国卫生机构配置数　　　　　单位:个

年度	合计	医院	基层医疗机构	专业公共卫生机构	其他医疗卫生机构
2014	981432	25860	917335	35029	3208
2015	983528	27587	920770	31927	3244
2016	983394	29140	926518	24866	2870
2017	986649	31056	933024	19896	2673
2018	997433	33009	943639	18033	2752

表1-2列出了2018年度我国按地域划分卫生机构分布情况,东部地区共有医疗机构366931个,占比为37.57%,其中医院13036个,基层医疗卫生机构353895个,医院与基层医疗卫生机构之比为1:27;中部地区共有医疗卫生机构304036个,占比为31.13%,其中医院9481个,基层医疗卫生机构294555个,医院与基层医疗卫生机构之比为1:31;西部地区共有医疗机构305681个,占比为31.30%,其中医院10492个,基层医疗卫生机构295189个,医院与基层医疗卫生机构之比为1:28。从医疗卫生机构数量分布来看,我国东部地区医疗卫生机构数量占比最高,中西部地区两者医疗卫生机构数量占比相差较小。

表1-2　2018年各地区医疗卫生机构数

地域	合计/个	构成比/%	医院/个	基层医疗卫生机构/个
东部	366931	37.57	13036	353895
中部	304036	31.13	9481	294555
西部	305681	31.30	10492	295189

(二)卫生人力资源

表1-3列出了2014—2018年我国卫生人员配置现状。2018年,我国共有卫生人员12300325人,其中卫生技术人员9529179人,乡村医生和卫生员907098人,其他技术人员476569人,管理人员529045人,工勤技能人员858434人。2014—2018年我国卫生人员数量逐年增加,年均增长率约为4.71%。其中卫生技术人员的数量逐年增加,年均增长率约为5.86%;乡村医生和卫生员数量逐年减少,年均增长率约为-3.78%;其他技术人员数量逐年增加,年均增长率约为5.84%;管理人员数量逐年增加,年均增长率约为4.05%;工勤技能人员数量逐年增加,年均增长率约为3.26%。

表1-3　2014—2018年我国卫生人员配置数　　　　　　　　　单位:人

年度	卫生人员	卫生技术人员	乡村医生和卫生员	其他技术人员	管理人员	工勤技能人员
2014	10234213	7589790	1058182	379740	451250	755251
2015	10693881	8007537	1031525	399712	472620	782487
2016	11172945	8454403	1000324	426171	483198	808849
2017	11748972	8988230	968611	451480	509093	831558
2018	12300325	9529179	907098	476569	529045	858434

表1-4列出了2014—2018年我国每千人口技术人员配置现状。2018年,每千人口卫

生技术人员数量为 6.83 人,其中城市为 10.91 人,乡村为 4.63 人,城市与乡村之比为 2.36∶1;每千人口执业(助理)医师数量为 2.59 人,其中城市为 4.01 人,乡村为 1.82 人,城市与乡村之比为 2.20∶1;每千人口注册护士数量为 2.94 人,其中城市为 5.08 人,农村为 1.80 人,城市与乡村之比为 2.82∶1。每千人口各类卫生技术人员数量 2014—2018 年逐年增加,但城乡之间卫生技术人员数量配比仍然存在一定的差距。

表 1-4 2014—2018 年我国每千人口技术人员数

年度	卫生技术人员			执业(助理)医师			注册护士		
	合计	城市	农村	合计	城市	农村	合计	城市	农村
2014	5.56	9.70	3.77	2.12	3.54	1.51	2.20	4.30	1.31
2015	5.84	10.21	3.90	2.22	3.72	1.55	2.37	4.58	1.39
2016	6.12	10.42	4.08	2.31	3.79	1.61	2.54	4.75	1.50
2017	6.47	10.87	4.28	2.44	3.97	1.68	2.74	5.01	1.62
2018	6.83	10.91	4.63	2.59	4.01	1.82	2.94	5.08	1.80

(三)卫生物力资源

表 1-5 列出了 2014—2018 年我国医疗卫生机构床位配置现状。2018 年,我国医疗卫生机构共有床位数量 840.41 万张,其中医院床位数量为 651.97 万张,基层医疗机构床位数量为 158.36 万张,专业公共卫生机构床位数量为 27.44 万张,其他医疗卫生机构床位数量为 2.64 万张。由表可知,2014—2018 年我国各类医疗卫生机构床位配置数量中,除其他医疗卫生机构床位配置数量逐年减少外,其他均逐年增加,医疗卫生机构床位数量年均增长率约为 6.22%,医院床位数量年均增长率约为 7.07%,基层医疗机构床位数量年均增长率约为 3.49%,专业公共卫生机构床位数量年均增长率约为 5.31%。

表 1-5 2014—2018 年我国医疗卫生机构床位数　　　　　　　　　单位:万张

年度	合计	医院	基层医疗机构	专业公共卫生机构	其他医疗卫生机构
2014	660.12	496.12	138.12	22.30	3.58
2015	701.52	533.06	141.38	23.63	3.45
2016	741.05	568.89	144.19	24.72	3.25
2017	794.03	612.05	152.85	26.26	2.87
2018	840.41	651.97	158.36	27.44	2.64

表 1-6 列出了 2014—2018 年我国每千人口医疗卫生机构床位数配置现状。2018 年,

我国医疗卫生机构共有床位数为 8404088 张,其中城市拥有床位数为 4141427 张,农村拥有的床位数为 4262661 张。同时,无论是城市还是农村医疗机构床位配置数量均逐年增加。每千人口医疗卫生机构床位数合计为 6.03 张,其中城市为 8.70 张,农村为 4.56 张。

表 1-6　2014—2018 年我国每千人口医疗卫生机构床位数　　　　　　　　单位:张

年度	医疗卫生机构床位数			每千人口医疗卫生机构床位数		
	合计	城市	农村	合计	城市	农村
2014	6601214	3169880	3431334	4.85	7.84	3.54
2015	7015214	3418194	3597020	5.11	8.27	3.71
2016	7410453	3654956	3755497	5.37	8.41	3.91
2017	7940252	3922024	4018228	5.72	8.75	4.19
2018	8404088	4141427	4262661	6.03	8.70	4.56

表 1-7 列出了 2018 年医疗卫生机构万元以上设备配置情况。2018 年,我国医院万元以上设备总价值为 106634120 万元,设备总数量为 5705766 台。基层医疗卫生机构万元以上设备总价值为 9144288 万元,设备总数量为 792199 台。专业公共卫生机构万元以上设备总价值为 11544243 万元,设备总数量为 742759 台。其他机构万元以上设备总价值为 1121157 万元,设备总数量为 75177 台。

表 1-7　2018 年医疗卫生机构万元以上设备台数

机构分类	万元以上设备总价值/万元	万元以上设备数量/台			
		合计	50 万元以下	50 万—99 万元	100 万元及以上
医院	106634120	5705766	5360638	174395	170733
基层医疗卫生机构	9144288	792199	766883	18466	6850
专业公共卫生机构	11544243	742759	705475	22899	14385
其他机构	1121157	75177	70830	2318	2029

表 1-8 列出了 2018 年政府办医疗机构房屋建筑面积配置情况。2018 年,医院共有房屋建筑面积 368836484 平方米。基层医疗卫生机构共有房屋建筑面积 139592288 平方米。专业公共卫生机构共有房屋建筑面积 50135271 平方米。其他医疗卫生机构共有房屋建筑面积 6259294 平方米。

表 1-8 2018 年政府办医疗机构房屋建筑面积   单位：平方米

机构分类	合计	房屋建筑面积	租房面积	每床占用业务用房面积
医院	368836484	358637101	10199383	68.50
基层医疗卫生机构	139592288	134755437	4836851	64.00
专业公共卫生机构	50135271	47902500	2232771	78.30
其他医疗卫生机构	6259294	5926677	332617	51.70

（四）卫生财力资源

表 1-9 列出了 2014—2018 年我国卫生总费用配置现状。2018 年，我国卫生总费用合计 5.91 万亿元，占 GDP 的 6.57%。其中政府负担 1.64 万亿元，占卫生总费用的 27.75%；社会卫生支出 2.58 万亿元，占卫生总费用的 43.65%；个人卫生支出 1.69 万亿元，占卫生总费用的 28.60%。我国 2014—2018 年卫生总费用、卫生总费用占 GDP 的比例逐年增加，卫生总费用中个人卫生支出占比逐年减少，社会卫生支出占比逐年增加。

表 1-9 2014—2018 年我国卫生总费用

年份	卫生总费用/万亿元				卫生总费用构成/%			城乡卫生费用/万亿元		人均卫生费用/万元			卫生总费用占GDP/%
	合计	政府卫生支出	社会卫生支出	个人卫生支出	政府卫生支出	社会卫生支出	个人卫生支出	城市	农村	合计	城市	农村	
2014	3.53	1.06	1.34	1.13	29.96	38.05	31.99	2.66	0.87	0.26	0.36	0.14	5.48
2015	4.10	1.25	1.65	1.12	30.45	40.29	29.27	3.13	0.97	0.30	0.41	0.16	5.95
2016	4.63	1.39	1.91	1.33	30.01	41.21	28.78	3.55	1.09	0.34	0.45	0.18	6.23
2017	5.26	1.52	2.23	1.51	28.91	42.32	28.77	—	—	0.37	—	—	6.36
2018	5.91	1.64	2.58	1.69	27.75	43.65	28.60	—	—	0.42	—	—	6.57

二、国外卫生资源配置现状

各个国家不同的历史、文化、政治体制及发展程度，使各国在卫生资源配置探索道路上形成了各具特点的配置模式。在发展和完善卫生资源配置与利用的过程中，各国不管采取何种社会制度，都必须通过一定的途径来合理分配有限的卫生资源。从经济学角度看，有两种基本经济理论模式来指导卫生资源分配:一种是需求模式,另一种是供给模式。无论采取哪种模式,各国都在不同程度上利用了市场的杠杆作用和法规制度来控制卫生费用和卫生资源配置。

以美国、日本、德国为代表的一些发达国家的卫生资源配置方式是以计划供给和市场调节相结合为主。这些国家的卫生资源分配与医疗服务提供,主要由该国的"医疗保险制度"及"医疗提供体制"完成。美国在其特殊的政治、经济、文化背景下,以自由市场为基础,采取市场化主导的方式来进行卫生资源配置。美国是典型的商业保险制国家,商业保险公司在美国医疗保险中扮演着重要角色,美国约50%的卫生费用来自商业保险计划,同时政府的医疗保险计划大多也是由商业保险公司承担。美国卫生服务的供方主要以私营医疗机构为主,国家未对卫生资源配置给予整体的规划。

澳大利亚、英国、法国等国家卫生资源配置的共同方式是以高度的社会福利为特色,主要内容包括:医疗保障作为社会保障的主要内容,全民享有高度福利的医疗保险,政府为每位公民的一生提供高标准的照顾和保护,并支付医疗费用。具体措施是国家设立医疗保健基金,通过"国民保健计划"针对医疗费用和住院提供帮助。以英国为例,英国卫生体制最大的特点是卫生领域各个环节的公共化,国家对卫生资源直接进行宏观调控。英国卫生资源总量由国会决定,因此其卫生资源配置涉及的主要内容是财政资金。为了更加公平地分配医疗卫生资源,英国开发了医疗资源配置公式,该公式依靠人口数量、年龄、性别结构、人群死亡率(标准化死亡率)整合作为卫生服务需要的代表,并不断完善。2008年在该公式中引入了新的内容用来分析不同地区的健康状况。因此,卫生资源配置的目标是获取卫生资源的平等性和降低健康的不平等。英国配置卫生资源的原则主要是控制总体规模、盘活存量资源,同时考虑卫生资源真实需求、合理利用和标准供给的动态平衡。

从表1-10可知,同世界主要发达国家相比,我国每千人口卫生人力资源配置数量相对较低,尤其是护理人员配置数量,说明我国仍需不断加大卫生人力资源尤其是护理人员的培养力度,从而缩小与主要发达国家的差距。同时,我国卫生总费用占GDP的比重、人均卫生总费用远低于表格内的主要发达国家,说明我国政府仍需不断加大对卫生领域的投资。综上,为进一步发展卫生资源,促进卫生资源分布的公平性,在不断加大卫生资源投入、扩大医疗保障覆盖面的同时,需不断完善指导政策,并且配套更加科学的指标,引导卫生资源更加公平、合理地分布。

三、我国卫生资源配置存在的问题

随着新医改的不断深入,经过多年发展,我国卫生资源数量和质量得到了大幅度提升,新医改后卫生资源配置数量的增长率高于新医改前,新医改所强调的卫生资源配置得到了一定程度的落实,但我国卫生资源配置的一些措施还有待完善。综合相关研究成果,结合我国卫生资源配置现状,我国卫生资源配置主要存在三大问题。

表1-10 世界部分国家卫生资源配置比较

指标	美国	英国	瑞典	澳大利亚	日本	中国
每千人口执业(助理)医师数	2.6	2.8	4.2	3.5	2.4	1.8
每千人口注册护士(助产士)数	—	8.4	11.9	12.6	11.2	2.3
每千人口牙科人员数	—	0.5	0.8	0.6	0.8	—
每千人口药剂人员数	0.9	0.9	0.8	0.8	1.7	0.3
卫生总费用占GDP(2015年)/%	16.8	9.9	11.0	9.4	10.9	5.3
人均卫生费用(2015年)/美元	9536	4356	5600	4934	3733	426

资料来源：2018年世界卫生组织统计年鉴。

(一)卫生人力资源配置合理性欠佳

从相关研究文献来看主要有以下几点：

1. 区域分布不均衡

卫生人力资源按人口配置相对公平,但区域分布不平衡、不公平现象明显。各地区卫生人力资源长期存在较大差异,这是医疗卫生事业发展不可回避的现实问题,也是结构性和公平性就业矛盾在卫生健康领域里的一种具体体现。长期以来,卫生人力资源按人口数量进行资源配置,主要集中在经济发达地区和人口稠密地区,而经济欠发达地区、艰苦边远地区和基层医疗机构的卫生人力资源相对较少。经济发达地区对卫生人力资源的优惠政策更多,吸引各类优质卫生人力资源持续向此类地区流动,特别是高层次卫生人才和相对稀缺的护理人员,这给医疗卫生事业发展的公平性带来一定负面影响。

2. 医护专业比例失衡

从大的专业类别看,护理专业人员相对较为短缺。医院在医护人力资源配置方面存在失衡的问题,而基层医疗机构更为明显。其产生的原因既有社会因素又有职业因素,包括长期以来存在的"重治疗,轻护理""重手术,轻康复"等观念。

3. 各地域医疗机构卫生人员学历、职称配置不均衡

虽然在一些大城市的医疗机构或三甲医院,医师的学历层次和职称层次比较高,但是在一些艰苦边远地区和基层医疗机构,卫生人力资源学历低、职称层次低的现象仍普遍存在,高级卫生人才较为缺乏。

(二)卫生物力资源配置缺乏配套标准政策引导

由于我国近年来医疗器械产业的飞速发展,医疗机构在配置医疗设备时追求"高大全",甚至超前、重复配置。在医疗设备的配置选型过程中,相关配置评估标准还不成熟,或对配置评估的标准执行不严格,导致医疗设备资源配置在全国各地区之间、城乡之间、各医疗机构之间分配不均,造成有些地方资源不足,群众无法就近享受医疗服务,而有些地方却出现

闲置浪费现象。现阶段医疗机构医学工程人员主要从事维修维护和单纯的采购工作,医疗器械配置选型和合理使用评估的专业人才还十分紧缺。相关专业人才的培养还有待医疗机构管理者的重视和国家卫生健康部门的政策支持。

(三)政府卫生财力城乡投入比例不均衡

政府卫生投入是卫生与健康事业发展的重要保障,是健康劳动力供给的重要支撑。中共中央、国务院 2009 年《关于深化医药卫生体制改革的意见》中就明确提出"完善政府对城乡基层医疗卫生机构的投入机制",明确了政府卫生投入对于基层卫生机构的主导地位。目前,政府在卫生总费用的投入偏向于大中城市医疗卫生机构,而投入农村卫生机构的资金较少,使得农村医疗卫生服务建设水平发展滞后、基本医疗保障体系不健全。如前文表 1 - 9 所示,城市、农村卫生总费用整体上呈现逐年上升趋势,但从两者在全国卫生总费用的占比来看,城市卫生总费用占比远高于农村。在城乡人均卫生费用对比中,2016 年农村人均卫生费用仅为城市人均卫生费用的 40%。

第三节　卫生资源配置研究概况

随着我国经济的不断发展,居民对医疗卫生服务需求的数量和质量也不断提高。由于卫生资源的有限性,所以需要思考如何科学配置有限的卫生资源,满足居民对医疗卫生服务的需求,以实现卫生服务追求"公平""效益"和"效果"的目标。国内外有关卫生资源配置的研究较多,本节重点梳理卫生资源配置研究现状和卫生资源配置方法。

一、卫生资源配置研究现状

从健康经济学角度来看,拥有较多卫生资源的人与缺乏卫生资源的人相比,其健康状况更好。同时,人群健康水平对经济发展也有着较强的促进作用。根据世界银行的数据统计,对于亚洲经济发展而言,健康人群对经济发展的贡献为 30%～40%,健康人群对全球经济发展起着至关重要的作用,即卫生资源与居民的健康水平、社会经济发展存在着密切关系。因此,卫生资源如何实现更加科学合理的配置从而为人类健康和社会经济发展服务,已成为国内外卫生资源配置政策研究的热门话题。

(一)卫生资源配置制度理论研究

国外关于卫生资源配置制度的理论研究主要集中在卫生经济学、新公共管理理论与福利国家理论三个领域。国内外有关卫生资源配置方面的研究主要集中在卫生资源配置现状与公平性、效率等方面。卫生经济学界认为健康既是一种消费品,又是一种投资品,对于卫生资源配置有需求学派与供给学派之分。需求学派认为卫生服务供方与需方处于同等地位,卫生服务需方可通过控制价格来控制卫生服务,而卫生服务供方没有能力来控制卫生服务价格。供给学派认为政府在卫生资源配置和确立卫生服务供方补偿机制等方面应发挥一定作用,无论居民是否具备支付能力,都应享受到卫生服务,并认为在影响医疗成本的要素当中医务人员是最为重要的因素。卫生资源评价理论能够将卫生资源投入与产出、成本与效果进行有机结合,帮助在众多的卫生资源配置方案中选出经济效益与社会效益最佳的配置方案。

中华人民共和国成立以后,我国资源调配的主要方式是通过不同行业、不同地区资源的计划调整来实现调节,这一资源配置方式是从苏联学习而来的。在医疗卫生领域,主要是以床位、人口数为主要依据对卫生资源进行配置。此种卫生资源配置方式存在一定的弊端:一是卫生资源配置不尽合理,卫生资源过多地向大城市、大医院、大设备上聚集;二是对卫生服务提供产生影响,由于资源向上聚集,对疾病预防控制和基层医疗机构投入较少。国内学者通过研究提出了对卫生资源配置理论的相关见解。有研究认为,在区域范围内以机构发展为中心,统筹卫生资源,以该地区主要疾病和居民主要卫生问题为中心,应作为卫生资源合理有效配置的标准。另有研究从外生性、内生性两个角度探讨卫生资源配置问题,认为外生性卫生资源在宏观上要总量配置,中观上要分布布置,微观上要进行结构配置;对内生性卫生资源配置仅适用于微观配置,即内生性卫生资源主要针对微观机构层面分配比例问题。亦有研究强调要多部门合作,推动社区医疗卫生组织体系建设,提高其市场竞争力,认为医疗保障体制的健全和初级医疗卫生服务体系的发展,对于我国医疗卫生体制的结构性改善至关重要,政府在这两方面发挥着不可或缺的作用。

(二)卫生资源配置现状与公平性研究

近年来有关卫生资源配置公平性的研究受到了更多研究学者的青睐。洛伦茨曲线与基尼系数是卫生资源配置公平性研究采用较多的参考方法,并有相当一部分学者利用泰尔指数对公平性进行测量,或者综合利用多种公平性评价方法对卫生资源配置进行公平性评价。从泰尔指数的差异可以分析影响公平性的因素是区域间还是区域内差距。将基尼系数引入卫生资源分布领域公平性测度,为评价卫生资源公平性提供了有益的参考和借鉴。国外有研究认为分散化管理模式可以改善卫生资源配置的公平性,也有从医院不同人群卫生服务利用的角度研究卫生服务的公平性,认为政府应加强公共财政的投入。

我国卫生资源配置存在明显的地区性差异。关于公平性研究主要利用基尼系数、泰尔指数、主成分分析法、秩和比法等综合评价方法对地区、医疗机构卫生资源配置的均等化程度进行评价分析。如有学者利用泰尔指数法对2011—2015年重庆市卫生资源配置的公平性进行了分析,发现重庆市卫生人力资源配置的公平性相对较差,功能区间卫生资源配置公平性问题较为突出,建议加大重庆东南偏远地区政策支持和财政投入力度,增加注册护士供给量并均衡配置。再如上海市"5+3+1"医疗资源布局调整工程完成后,有研究针对2012—2015年卫生资源配置的公平性问题,利用基尼系数、洛伦茨曲线等分析发现卫生资源按人口分布的公平性优于按地理分布的公平性,卫生机构配置的公平性优于医务人员配置的公平性,建议在人口由中心区向郊区流动的现状下,应持续加大对郊区卫生资源配置扶持力度,建立有效的机制引导医务人员去郊区执业。一些学者也开始思考缩小区域差异、促进卫生资源优化配置的相关措施,如完善投入方式,加强后续评估和监督工作;加强对农村地区和经济欠发达地区扶持等。我国对各地区卫生资源配置的问题十分重视,31个省级行政区先后完成了卫生资源配置标准制定,相应地级市也制定和完成了区域卫生规划,并对各自区域卫生资源进行调整。各地区卫生部门、大专院校专家学者每年会对其所在地区的卫生资源配置现状进行统计和定量分析,为卫生资源配置政策制定和修正提供有力依据。

（三）卫生资源配置效率研究

效率是指在生产过程中最有效地使用各种资源,即在有限资源下实现系统产出最大化。卫生资源配置效率是卫生资源投入与所取得的产出之间的对比关系,评价是否可以更经济、更少的资源投入获得同样的产出,或者以有限的资源获得更大的产出。在效率评价方面学者综合使用多种方法进行实证研究,其中最为常见的方法是通过选取投入、产出指标运用数据包络分析法(data envelopment analysis,DEA)对卫生资源配置效率进行评价。

国外众多研究讨论数据包络分析法在医院和医疗卫生系统中的应用。诸如:利用数据包络分析法对美国马萨诸塞州的多家教学医院外科科室进行经济效益评价;对瑞典公立眼科医疗机构1988—1993年的数据进行动态分析,评价卫生政策措施对医疗机构生产率的影响;研究20世纪90年代芬兰卫生筹资改革对医院生产率变化的影响,认为卫生筹资改革是推动医院不断自我完善的主要因素;以巴西教学医院2003—2006年的数据,分析巴西筹资改革对医院效率的影响,探索改善医院管理水平、筹资变化效率的影响因素;采用生产率指数法对西班牙安达卢西亚自治区实行按人头付费改革的医院进行效率分析,研究医院效率与医疗质量的相关关系。

国内诸多学者通过围绕卫生费用、卫生人力资源和卫生设备等方面构建指标体系,从省、市、医院等宏观和微观层面对卫生资源配置的效率进行了研究。这些研究包括利用中国统计年鉴和中国卫生统计年鉴数据,运用数据包络分析法结合聚类分析法,对横向即全国31个省级行政区2016年和纵向即1995—2016年卫生资源配置效率进行分析,研究分析总体配置效率;利用2016年吉林省卫生统计资料摘要,采取数据包络分析法和TOPSIS(technique for order preference by similarity to an ideal solution)法相结合,对吉林省9个地级行政区的基层医疗卫生机构资源配置情况进行综合评价,发现吉林省地区基层医疗卫生机构资源配置综合效率有待提高,卫生资源配置存在的区域分布不均等现象仍需改善等。

二、卫生资源配置原则与方法

（一）卫生资源配置的原则

经过对卫生资源配置相关理论教材进行梳理,卫生资源配置应遵循以下原则:

1. 与国民经济和社会发展相适应的原则

国民经济和社会的良好发展是卫生事业可持续发展的保证,是国家卫生资源配置过程中必须思考的问题。国家经济体制改革的不断深入和社会经济环境的不断发展变化,势必会对我国卫生资源配置产生深远影响。首先,随着我国老龄化程度不断加剧,疾病谱不断发生变化,由以往的以急性传染病为主向慢性非传染性疾病转变,但由于重大疫情的暴发具有不确定性,在重视慢性传染病防治的同时,绝不能忽视传染病的防控,这就要求卫生资源配置要兼顾这种变化。其次,随着百姓生活水平的不断提高,国家医疗保障水平不断优化,居民对卫生服务的支付能力不断增强,要求卫生服务提供者提供更多、更好的卫生服务,因而对卫生服务质量的要求也就更高。最后,居民对卫生服务需求的增加,必然会导致卫生资源配置数量的增加。

2. 公平与效率相统一原则

在卫生服务领域,公平有两种含义:一是卫生资源配置的公平性;二是卫生服务利用的公平性。卫生资源配置的公平性要求严格按照各地实际的卫生服务需求或者需要来配置卫生资源,在满足基本医疗卫生服务需求的基础上,每个居民都有获得医疗卫生服务的机会。卫生服务利用的公平性主要体现在居民在任何地域、任何时间、任何群体都能享受到合理的卫生服务。所谓卫生资源配置的效率性有三层含义:一是保证资源不浪费;二是具有成本效果;三是配置效率。因此,卫生资源配置公平与效率兼顾就是既要保障人人可以公平地获得基本医疗卫生服务,同时又要保证能够以较少的投入使更多人获得医疗卫生服务。

3. 成本效益原则

成本效益原则是指以较少的卫生资源投入而获得最大的卫生产出,这有利于将有限的卫生资源投入最大收益的卫生领域和活动中,最大限度地满足居民卫生服务需求和提高居民健康水平,达到社会边际成本与边际效益相等的状态,如健康教育、预防接种等,这些措施就是以较少的经济投入达到产出较大的社会和经济效益目标。

4. 以基层为重点兼顾全局的原则

2016年,中共中央、国务院印发《"健康中国"2030规划纲要》,将习近平在全国卫生健康大会上讲话中的"以基层为重点,以改革创新为动力,预防为主,中西医并重,将健康融入所有政策,人民共建共享"确立为新时期我国卫生与健康工作方针。我国基层医疗卫生技术水平仍然相对落后,加强基层医疗卫生机构建设是缓解居民看病难、看病贵的有效手段。因此我国在卫生资源配置过程中应将优质卫生资源向基层倾斜,加强全科医生培养力度,引导医务人员到基层就业,让居民就近享受到高质量的医疗卫生服务。

5. 健康需求原则

满足不同人群、不同疾病谱和不同层次的医疗需求,提高居民健康水平,是卫生资源配置应遵循的指导原则。因此,在卫生资源配置过程中需以健康需求和解决人民群众主要健康问题为导向,以调整布局结构、提升能级为主线,适度有序发展,强化薄弱环节,科学合理确定各级各类医疗卫生机构的数量、规模及布局。

（二）卫生资源配置方式方法

根据不同标准，卫生资源配置方法可划分为不同种类。根据卫生资源的种类，可以分为医疗卫生机构设置法、医院床位配置法、卫生人力资源配置法和卫生设备配置法等。以系统理论为基础可分为系统分析法、卫生资源规模发展需求预测法和卫生资源布局研究法等。按经济学原理，可划分为市场配置法、计划配置法、市场与计划相结合配置法。根据需求原则可分为卫生资源需要量（需求量）配置法和卫生服务目标配置法等。下面重点介绍基于经济学原理分类的卫生资源配置方法。

1. 计划配置法

计划配置法是卫生资源配置的重要手段，常被称为宏观配置或者二级配置。计划配置法是以政府指令性计划或者以行政手段来进行卫生资源配置的方法。在一定条件下，这种配置方法可从整体上去协调资源的配置，可统一分配卫生资源，统一安排卫生机构、发展规模、服务项目和收费标准等。此种配置方法的优点在于从全局和整体利益出发规划卫生事业发展规模和配置卫生资源，体现卫生事业整体性和公平性。其缺点是配额排斥选择，统管取代竞争，市场处于消极被动地位，从而易于出现资源闲置或者浪费的现象，导致卫生服务利用效率下降，更多的卫生服务需求难以得到满足。

2. 市场配置法

运用市场运行机制进行卫生资源配置的方式，是卫生资源配置的基础手段，常被称为微观配置或者一级配置。根据市场供求关系变化，市场上商品价格信息在竞争中实现卫生资源在不同部门、不同级别卫生机构和不同类型卫生服务项目之间的分配。市场配置的优点在于考虑了市场的实际情况和经济效益，体现了卫生服务作为特殊商品的效益性，能较好地体现效率原则，满足不同层次人群的卫生保健需要。市场配置法的局限性在于该机制不能够有效解决卫生资源配置不公平的问题。因此，只有发挥政府的调控职能，才能有效减少市场机制进行资源配置的盲目性和医疗服务"市场失灵"对医疗卫生事业带来的不利影响。

3. 计划和市场相结合的配置法

以计划调节为主、市场调节为辅的卫生资源配置方式是指在政府宏观调控下，充分发挥计划调节的主导作用，辅以市场调节为补充的卫生资源配置方法，即建立起在政府宏观调控下的社会主义市场经济卫生资源配置模式。实践表明，仅仅依靠单一的市场配置法或者计划配置法来进行卫生资源配置都不利于卫生资源配置的有效性，也不利于卫生事业的良好发展。计划与市场的有机结合能够充分发挥计划调节与市场调节的优点，是实现卫生资源配置的有效手段。

参考文献

[1] 卜寒奇.外生性卫生资源配置研究述评[J].解放军医院管理杂志,2010(7):681-683.

［2］陈伟,吴方怡,穆晓敏,等.吉林省基层医疗卫生机构卫生资源配置效率综合评价［J］.医学与社会,2018,31(9):26-29.

［3］陈文.卫生经济学［M］.北京:人民卫生出版社,2017.

［4］程晓明.卫生经济学［M］.2版.北京:人民卫生出版社,2007.

［5］胡善联.卫生经济学［M］.上海:复旦大学出版社,2003.

［6］井淇.新医改以来山东省卫生资源配置与发展策略研究［M］.天津:天津科学技术出版社,2018.

［7］李士雪.合理配置城市卫生资源之我见［J］.中国卫生经济,1996(10):60-61.

［8］李阳,段光锋,熊林平.2012—2016年上海市卫生资源配置公平性分析［J］.中国卫生资源,2017,20(5):390-393.

［9］刘小利,许小兰,周乐明,等.2011—2015年重庆市卫生资源配置公平性分析［J］.中国卫生统计,2017,34(1):99-101.

［10］万崇华,姜润生.卫生资源配置与区域卫生规划的理论与实践［M］.北京:科学出版社,2013.

［11］熊瑶,谢金亮,邹俐爱.数据包络分析法在医院运营效率评价中的应用［J］.医学与社会,2015,28(11):27-30.

［12］严宇珺,严运楼.全国卫生资源配置效率研究［J］.现代医院管理,2010(5):6-11.

［13］Bose M, Dutta A. Inequity in Hospitalization Care: A Study on Utilization of Healthcare Services in West Bengal, India［J］. International Journal of Health Policy and Management (IJHPM), 2015, 4(1):29-38.

［14］Bossert T, Larrañaga O, Giedion U, et al. Decentralization and Equity of Resource Allocation: Evidence from Colombia and Chile［J］. Bulletin of World Health Organization, 2003, 81(2): 95-100.

［15］García-Lacalle J, Pina V, Royo S. The Unpromising Quality and Evolution of Spanish Public Hospital Web Sites［J］. Online Information Review, 2013, 35(1):86-112(27).

［16］Linna M. Health Care Financing Reform and the Productivity Change in Finnish Hospitals［J］. Journal of Health Care Finance, 2000, 26(3):83-100.

［17］Lobo M S D C, Ozcan Y A, Silva A C M D, et al. Financing Reform And Productivity Change in Brazilian Teaching Hospitals: Malmquist approach［J］. Central European Journal of Operations Research, 2010, 18(2):141-152.

［18］Tambour M. The Impact of Health Care Policy Initiatives on Productivity［J］. Health Economics, 1997, 6(1):57-70.

［19］Varghese J, Varatharajan D, Thankappan K R. Local Factors Influencing Resource Allocation to Health Under the Decentralised Planning Process in Kerala［J］. Journal of Health and Development, 2007,3(1/2):217-226.

(李阳、熊林平)

第二章
卫生资源配置需求与方法

【本章提要】卫生资源配置是卫生经济学研究的重要内容,而卫生资源配置需求是卫生资源配置的重要依据和基础,因此研究卫生资源配置要从研究卫生资源需求开始,而人群的卫生服务需求又决定了卫生资源需求。本章首先介绍卫生服务需求的相关概念、特点和影响因素,再详细阐述卫生资源需求的内涵、原则及影响因素,最后介绍卫生资源配置的基本方法。通过本章学习,要求理解卫生服务需求的基本理论、卫生资源配置原则及基本方法。

人类面临的基本问题就是自身无限的需要和有限的资源之间的矛盾。在卫生领域,卫生资源配置是以各种可供选择的方式配置有限的卫生资源,以满足人们对健康的需要。卫生资源配置是卫生政策与体制的基础,而卫生资源需求是卫生资源配置的重要依据。对于某区域内的卫生资源需求而言,其直接主体是医院、社区卫生服务机构以及公共卫生预防控制部门等所有卫生服务供给机构,人群卫生服务的需要和需求表现了区域卫生资源的需要和需求。因此,通过研究人群卫生服务需求了解区域内卫生资源的需求,从而为卫生资源配置提供现实依据。

第一节　卫生服务需求理论概述

一、卫生服务需求相关概念

(一)卫生服务需求

卫生服务需求(health services demand)是从经济和价值观念出发,指在一定时期内、一定价格水平上人们愿意购买而且有能力购买的卫生服务量。其形成有两个基本条件。一是使用卫生资源的愿望。当人的健康受到损害,通常会考虑利用卫生服务来治疗和康复,这就是人们使用卫生服务的愿望。二是消费者具有支付能力。卫生服务是一种特殊商品,消费者要想获得这种服务就必须付出相应的代价。有效的卫生服务需求满足以上两个条件。在实际中,卫生服务需求通常用消费者实际使用卫生服务的数量来衡量。

（二）卫生服务需要

卫生服务需要（health services need）主要取决于居民的自身健康状况,是依据人们的实际健康状况与"理想健康状态"之间的差距而提出的对医疗、预防、保健、康复等服务的客观需要,包括个人察觉到的需要和由医疗卫生专业人员判定的需要,两者有时是一致的,有时是不一致的。只有当一个人察觉到有卫生服务需要时,才有可能去寻求利用卫生服务。例如,某个人实际存在健康问题或患有疾病但尚未被察觉,只有当医学检查确诊存在某种疾病或障碍时才需要得到卫生服务,如贫血、高血压、糖尿病、乳房肿块、心理障碍等。对这部分人而言,就不会有寻求卫生服务的行为发生,这种情况对健康极为不利。发现未察觉的卫生服务需要最有效的方法就是进行人群健康筛查,以确定哪些是已经发现了的需要,哪些是还没有察觉到的潜在需要,这无论对于医疗服务还是预防保健工作都有重要意义。

卫生服务要求（health services want）反映居民要求预防保健、增进健康、摆脱疾病、减少致残的主观愿望,不完全由自身的实际健康状况所决定。居民的卫生服务要求可以从两方面体现:一是公众对政府卫生、环保等相关部门和机构的希望、要求和建议等;二是在专门组织的健康询问调查中收集到的居民卫生服务要求。

（三）卫生服务需要和需求的区别与联系

卫生服务需要是卫生服务需求的基础。当人们的卫生服务需要全部转化为卫生服务需求,且所有需求都是以实际卫生服务需要为基础,达到既满足人们健康的需要,又没有造成资源浪费的目标。但是在实际的经济生活中卫生服务需要、卫生服务需求并没有达到这种最优状态,往往存在以下几种情况。

如图 2-1 所示,假定集合 I 表示卫生服务需要,集合 II 表示卫生服务需求,两者的交集 C 表示一方面消费者愿意并有购买卫生服务的能力,同时从健康的角度出发又是实际的卫生服务需要。A 表示人们有对卫生服务的需要,但这种需要却没有转化为实际的卫生服务需求,构成了卫生服务的潜在需求,潜在需求在某种程度上反映了卫生服务利用障碍的大小,应采取相应的措施使之转化为需求。B 表示没有需要的需求,是从健康角度而言没有卫生服务需要的基础上发生的,如诱导需求,没有需要的需求会带来资源的低效利用,是一种资源的浪费。

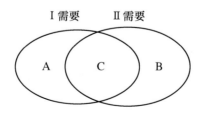

I 需要　　II 需要

图 2-1　卫生服务需要和需求

二、卫生服务需求分类

(一)根据需求的来源分类

1. 由需要转化而来的需求

人们的卫生服务需要只有转化为需求时,才有可能去利用卫生服务。但在现实生活中,并不是所有的卫生服务需要都能转化为需求。需要能否转化为需求,除了与居民本身是否察觉到某种或某些卫生服务需要外,还与其收入水平、社会地位、享有的健康保障制度、交通便利情况、风俗习惯以及卫生机构提供的服务类型和质量等多种因素有关。

2. 没有需要的需求

这种需求通常由不良的就医和行医行为造成。有时候居民提出的一些"卫生服务需求",可能经医疗卫生专家按服务规范判定是不必要的要求。例如,享受医疗保险的患者,利用保障制度不健全和信息不对称的情况多开药、延长住院时间等。此外,在不规范的卫生服务市场条件下,这种需求是由医疗卫生人员诱导出来的。例如,由于经济利益的驱使,医生往往给患者做了很多不必要的检查和化验、开大处方等。上述非所需和供非所求的两种情况均导致没有需要的需求大量增加,这部分人群与真正需要卫生服务的人竞争有限的卫生资源,造成了卫生资源的浪费和短缺。

(二)根据需求的迫切性和重要性分类

1. 维护生命的卫生服务需求

这类需求主要指危及患者生命的疾病与损伤引起的卫生服务需求。它一般不受卫生服务价格的影响,即不会因价格的上升(下降)而导致该类需求的大幅度下降(上升)。

2. 一般性的卫生服务需求

主要指不威胁生命的急慢性疾病引起的需求。卫生服务价格的变化对这类需求可产生较大的影响。

3. 预防和保健性的卫生服务需求

主要指因预防疾病、健康保健而产生的需求。这类需求不迫切,一般情况下对价格变化的反应不大。

三、卫生服务需求特点

(一)卫生服务需求的被动性

在一般的商品市场中,消费者根据自己的经验,按意愿来购买某种商品。在购买商品前对商品的质量、购置数量和价格等信息有一定的了解,在大多数情况下会有目的、有针对性地进行消费,因而消费者在一定程度上有主动权。在卫生服务的消费过程中,消费者由于缺乏医学知识和信息,无法像购买普通商品一样事先进行比较和选择,只能依赖卫生服务的提供者(医生)。因此,卫生服务需求不完全取决于消费者本人的意愿和支付能力,往往是被动接受医生为他们提供的服务。

（二）卫生服务需求的外在性

消费者在购买普通商品后,从中得到一定程度的满足,这种效果不会涉及他人。卫生服务消费则不同,如传染病患者的治疗和易感人群的预防接种,对个人而言是切断感染途径和预防疾病,但是个人的这种卫生服务需求产生的效果不仅使消费者本身获益,而且受益面影响到与之接触的整个人群。同样,其他临床科室提供的卫生服务可以使患者得到恢复并增进健康,从而减少了由于疾病给个人、家庭乃至社会带来的经济负担和负面影响。

（三）卫生服务需求的不确定性

对于在一定区域内的一定人群,其发病率或患病率可以通过流行病学方法进行测量和预测,但是无法预测个人何时会生病。此外,由于存在个体差异,同一患者在不同时期患同种疾病,或者患同一类型疾病的患者,在临床症状、体征、生理生化指标方面存在不同,使得疾病表现非常复杂。因此,卫生服务需求没有计划、难以预测,具有不确定性,卫生服务的需求因人而异。

（四）卫生服务需求的差异性

首先是需求时间的差异性。例如流行性乙型脑炎、细菌性痢疾和阿米巴痢疾等疾患,多发生于蚊蝇猖獗的夏秋季节。由此决定了卫生服务需求具有相应的季节性。

其次是需求的地域差异性。例如血吸虫病主要发生在长江以南的一些地区,单纯性甲状腺肿则多发生于离海洋较远的边远山区。因而导致这类卫生服务需求具有地区差异。

最后是需求的内容和数量上的差异性。引起这种差异的原因,主要包括需求者的年龄、性别、身体素质、民族、宗教信仰、生活习惯、经济收入水平、文化教育程度以及所患疾病的种类等因素,从而决定了对医疗服务消费需求在内容和数量上必然产生差异性和不均等性。

正因为卫生服务需求有上述特点,才使卫生服务领域内的经济活动变得更加复杂。因此,在进行卫生服务需求分析时,必须充分考虑其特性,以保证需求分析全面、准确和有效。

四、卫生服务需要、需求影响因素

（一）卫生服务需要影响因素

研究影响卫生服务需要的因素,对于发现高危人群（包括患者）、确定疾病防治重点、有针对性开展健康教育和健康促进活动、合理组织卫生服务、发挥卫生资源的作用和提高卫生服务社会公平性具有重要意义。

1. 社会经济因素

社会经济因素不仅可以直接影响居民的健康状况,而且可以通过卫生服务间接地对居民健康产生影响。不同的社会经济发展水平是造成不同国家或地区居民健康水平差异的一个重要原因。从几次较大规模的卫生调查可以发现,我国城市居民主要的卫生服务需要量指标高于农村居民。可见,随着社会经济发展和生活水平的提高,人们的健康意识增强,对卫生服务的需要量会明显增加。

2. 医疗保障制度

不同的保障制度会影响卫生服务需要量,公费医疗患者不论在就诊率、住院率和医药费用上均高于自费医疗患者,公费劳保者能够获得定期的免费健康检查或疾病普查的机会,有助于及时发现潜在的不良健康问题,从而认识到有卫生服务需要。

3. 人口学特征

在其他因素不变的情况下,服务人口越多,卫生服务需要量越大。一般而言,老年人的慢性病患病率高;女性在月经期、孕期、哺乳期和更年期等有特殊需要,因而对卫生服务需要的时间跨度要多于男性。

4. 文化教育程度

受教育较多者对预防保健和疾病自我意识的能力及早期治疗的愿望强于受教育少者。从表面看,这会增加卫生服务需要,但实际上最终仍将会降低卫生服务需要。在家庭健康咨询调查中,城镇居民自报的患病率往往高于农村居民,其中一个重要原因是前者文化程度较高,对疾病的自我认识能力要强于后者。

5. 其他影响卫生服务需要的因素

除以上所述,影响卫生服务需要的因素还包括卫生政策、气候地理、行为因素、婚姻家庭因素、宗教信仰、风俗习惯和生活方式等。恰当运用多因素分析法有助于从众多可能的因素中找出主要的影响因素及内在联系,从而实施有效干预措施,改善卫生服务状况。

(二)卫生服务需求影响因素

影响卫生服务需求量的因素有很多。非经济因素有文化水平、人口学因素,经济因素包括患者的收入、医疗服务的价格水平(包括替代品及互补品的价格)、医疗保险类型和范围以及利用卫生服务所需要消耗的时间成本等。现将主要因素做简要介绍。

1. 人口因素

医疗服务消费需求的主体是人,它包括人口数量、人口分布、年龄结构和人口构成(包括职业构成和受教育程度等)。其中,人口数量和年龄结构具有决定意义。

(1)人口数量。从人口学角度考虑,在其他因素不变的情况下,人口总量与卫生服务需求的数量呈同一方向变化,即人口总量越多,对卫生服务消费需求的数量也越大。目前,我国人口已达14亿,人口数量成为决定卫生服务需求最重要的因素之一。

(2)人口年龄结构。人口年龄结构,是指一个国家或地区总人口中各年龄组人口所占的比例。不同年龄组的人,对卫生服务的需求是有差别的。在一般情况下,老年人和婴幼儿对服务卫生的消费需求比青壮年更多。特别是老年人口在总人口中所占比例的大小,对卫生服务消费需求的影响最大。这是因为各种老年性疾病、慢性病的发病率增高,住院时间长,因此对卫生服务的需求提高。

(3)人口文化教育程度。这一因素的影响作用主要表现在对健康和疾病的认识差异上。一般而言,未受过教育或文化水平低的个人和家庭,由于缺乏健康和卫生保健知识,对一般卫生服务的需求不高,一旦健康出现问题就比较严重,对卫生服务的利用就会更多。受教育较多,文化科学知识水平较高的个人和家庭,健康意识一般都较强,并能注意识别疾病的早期症状,会增加对卫生服务的需求,但自我保健和自助医疗的水平也较高,从而会减少对卫生服务的利用,这使得影响他们生存和健康的因素以及所患疾病的种类等也必然有所不同,导致对医疗服务需求的内容和数量也会有差别。

2. 经济因素

(1)居民的经济收入。经济收入水平决定着人们有支付能力的需求,它不仅影响卫生服务需求的总额,也影响卫生服务需求的构成和水平。当居民的经济收入较少,吃穿等基本物质生活需要尚未得到解决之前,除了急救性的卫生服务消费外,其他卫生服务则由于支付能力有限而常常被推迟或自我抑制。当居民的经济收入水平较高时,人们对卫生服务消费需求不但总量会有所增加,对服务质量和项目也将提出更高更新的要求。这些情况表明人们对卫生服务的需求受到收入水平的明显制约,并表现出不同的需求层次性。

(2)卫生服务的价格水平。卫生服务的需求,是指有支付能力的需求,支付能力不仅与经济收入水平直接相关,而且与价格水平也有密切关系。一般情况下,需求量与价格的关系是:价格与需求量呈相反方向变动,这就是需求规律。这个规律在卫生服务消费需求中,虽然也同样存在并发生作用,但由于卫生消费需求具有其自身的特殊性,不但使得需求的内容和数量具有不可替代的"刚性",同时也使得不同的服务消费需求对价格变动所做出的反映程度并不完全一样,即具有不同的弹性。正确认识和研究价格与需求之间的这种内在联系,对制定卫生服务价格政策,正确发挥价格杠杆对卫生服务需求的调节作用,具有重要的现实意义。

3. 物质技术因素

医疗机构拥有的物质技术手段,是卫生技术人员开展医疗服务活动的物质基础。在其他条件既定的情况下,物质技术手段的拥有量和先进程度,对满足卫生服务消费需求的数量和质量具有重要影响。

4. 就医方便程度

所谓就医的方便程度,一是就诊过程的各个环节是否简便、省时、省力;二是医疗服务网点的布局与居住区的集中程度是否适应。

第二节　卫生资源配置需求

一、卫生资源配置需求内涵

（一）卫生资源需求

同卫生服务需求类似,卫生资源需求(health resources demand)也是从经济和价值观念出发,建立在一定时期和一定价格水平基础上,为满足人们卫生服务需求而需要的卫生人力、经费、设施等各种资源的总和。研究卫生资源需求,必须紧密联系卫生服务的需求和利用。通过研究卫生服务利用,区分卫生服务的有效需求及其影响因素,并进一步把对卫生服务的需求转换成对卫生资源的需求。

（二）卫生资源需求分类

根据卫生服务需求的不同,卫生资源需求也可分为有效需求和无效需求两种不同的类型。

1. 有效需求

卫生资源的有效需求指在健康的角度确实有卫生服务需要,且自身也有能力和意愿消费,由这部分卫生服务需求引起的对卫生资源的需求。提高卫生资源有效需求在整个卫生资源需求中的比例,有利于卫生资源配置效率和公平性的提高。

2. 无效需求

引起对卫生资源的无效需求主要有两种原因。一是卫生服务需方产生的过度需求引起对卫生资源的过度需求,主要表现为卫生服务消费者的不良就医,例如要求多开药、多做不必要的检查等;二是卫生服务供方产生的诱导需求引起对卫生资源的过度需求,主要表现为医疗卫生人员由于经济利益驱动而开大处方等。无效需求实质上是由没有需要的卫生服务需求产生的,这部分需求与有效需求一起竞争有限的卫生资源,造成卫生资源浪费和短缺并存,降低了卫生资源配置的公平性和利用效率。

二、卫生资源需求特点

与卫生服务需求和利用相比,卫生资源需求有其自身的特点。

（一）卫生资源需求的负外部性

卫生服务消费具有正外部性,即个人卫生服务需求产生的效果不仅使消费者本身获益,而且受益面影响到整个人群。但卫生资源由于其自身的稀缺性,对资源的需求和利用自然就具有负外部性。其负外部性主要表现为卫生设备资源的折旧,床位资源和经费资源的有限,卫生人力资源数量和工作时间的有限等。卫生资源需求的负外部性是产生资源短缺和效率低下的原因之一,所以优化卫生资源配置,降低负外部性和增大产出效率是解决问题的有效途径。

(二)卫生资源需求的相对确定性

在一定区域内,一定人群的卫生服务需求可以通过流行病学方法对其发病率或患病率进行测量和预测,但居民个人对卫生服务的需求是不确定的。而卫生资源需求面对的是一定区域内的整个人群,它可以通过卫生服务的需求和利用情况来进行测算。因此和卫生服务需求相比,卫生资源需求有更大的确定性和可预见性。

(三)卫生资源需求的差异性

由于人口社会学特征、经济健康状况、疾病模式改变等因素,人群对卫生服务需要具有时间、地域、内容、数量等方面的差异。因此,对卫生资源的需求,不同人群、不同季节、不同地域也具有差异性。卫生资源的配置应该依据资源需求的差异而采取不同的配置模式。

三、卫生资源需求影响因素

(一)疾病模式的流行病学转变

人口结构变化与疾病发病率、死亡率模式的改变相关联,通常被称为"流行病学转变"(epidemiologic transition)。人群年龄结构改变与发病、死亡率改变之间的相互作用使得健康转型发生质的变化。早在 20 世纪 60 年代后期,大城市出现慢性非传染性疾病取代传染性、感染性疾病成为主要死亡原因,中国绝大部分地区已经完成了疾病谱的转变。

1. 疾病死亡结构的变化

2018 年中国部分城市和农村地区居民死亡原因统计结果显示,在中国城市地区,恶性肿瘤、脑血管病、心脏病、呼吸系统疾病在居民死亡原因中位居前四,占死亡总数的 80.61%;在中国大部分农村地区,心脏病成为疾病死亡的首位死因(占死亡总数的 23%),脑血管病、恶性肿瘤、呼吸系统疾病、损伤和中毒列为第二至第五位死因,占死亡总数的 64.84%,传染性疾病也列为主要死因,是导致农村居民死亡的第十位死因。

2. 疾病患病结构变化

疾病患病结构与疾病死亡结构变化相一致,也表现为传染性、感染性疾病患病率快速下降,慢性非传染性疾病患病率迅速上升。对比 1993 年、1998 年、2013 年三次国家卫生服务调查慢性病患病率(指调查前半年内有医生明确诊断的疾病)的变化情况发现,尽管城市患病率明显高于农村,但无论城市还是农村,五年期间各种传染性、感染性疾病患病率均呈明显的下降趋势,与人口老龄化有关的慢性非传染性疾病患病率呈明显上升趋势。2013 年,城市居民在慢性非传染性疾病中,高血压、糖尿病、急性上呼吸道感染患病率上升最为明显。慢性非传染性疾病患病率迅速上升,高血压和糖尿病已成为城乡居民的常见病、多发病。这些疾病不仅增加了失能和残障的可能,也加速了疾病诊断和治疗费用的上涨,加重了社会和家庭的疾病经济负担。

3. 传染性疾病的变化

过去的40多年,我国传染病、寄生虫病和地方病的发病率或患病率大幅度下降,但仍是当前疾病防治的重点。在陆续消灭或基本消灭了古典生物型霍乱、鼠疫、天花、回归热、斑疹伤寒、黑热病等严重危害人民健康的传染病后,扩大计划免疫基本控制或消灭了诸如白喉、百日咳、脊髓灰质炎和麻疹等呼吸系统传染病,绝大多数传染病发病率已下降到较低水平。进一步考察传染病传播途径的变化可以发现,截至2015年,呼吸道传播和自然虫媒传播的传染病在城市居民主要疾病死亡构成中所占比例合计不到1%,消化道传播的传染病所占比例提高到65%,血源性或性传播的传染病上升到19%。传染病传播方式变化提示卫生服务,特别是卫生预防和卫生干预要有相应的转变。

(二)居民健康和经济状况

1. 健康因素对卫生资源需求的影响

(1)人口社会学特征。在其他因素不变的情况下,人口数量是决定卫生服务需求最重要的因素之一。人口数量的增加会导致卫生服务的利用增加,从而引起对卫生资源需求的增加。相关资料文献表明,人口总量变化对医疗服务需求的影响较大,提示在考虑医疗服务需求增加和测算卫生资源需求时,应注意分析医疗服务增加的自然因素,即使其他社会因素没有变化,人口的自然增长将在很大程度上影响医疗服务的需求。在人口社会学特征中,老年人口的构成比例也是影响卫生服务需求的重要因素。这是由于老年人生理机能衰退、健康水平下降、患病率较高、慢性病较多,导致老年人口对医疗服务的需要远高于其他人群,对医疗服务的利用也相对较多。医疗服务需求包括门诊和住院,其针对不同老龄化程度的弹性有一定的差别,提示在老龄化程度不同的地区,医疗服务需求变化随老年人口的增加变化的速度是不同的。那些尚未进入老龄社会的地区,更应注意老年人口增加对医疗服务需求带来的影响。

(2)居民健康状况。健康状况决定居民的医疗服务需要,通过对两周患病率、慢性病患病率、年住院率等健康状况指标进行多因素分析,找出其影响因素,对于评价卫生资源需求具有重要作用。各地对这方面的相关研究有很多,综合近年的资料文献不难发现,性别、年龄、文化程度是影响两周患病率最重要的因素。在卫生服务需求方面,城乡居民差异不明显,两周患病率和慢性病患病率年龄高者均高于年龄低者,文化程度低者均高于文化程度高者。而在卫生服务利用方面,城乡居民具有明显不同:农村居民两周就诊率和年住院率与年龄均呈正相关,与文化程度均呈负相关;城镇居民两周就诊率与年龄呈负相关,年住院率在年龄分布上呈U形,与文化程度呈正相关。

2. 经济因素对卫生资源需求的影响

(1)城镇化水平。由于经济水平、文化程度、交通条件等因素的差异,城镇居民的卫生保健意识、卫生服务利用等高于农村居民,有利于卫生资源需求的增加。伴随着城市化进程,卫生服务系统也必然有大的发展,社区卫生服务的完善、卫生服务的可及性提高、医疗服务质量提高,将促进居民对医疗服务的利用。通过需求弹性分析,虽然城镇人口比例的需求缺乏弹性,但在不同的城镇化程度上,医疗服务需求变化的速率差别较大。特别是当城镇化由较低水平向较高水平变化时,医疗服务需求尤其是住院服务需求变化较大。因此在城镇化进程较快的地区,医疗服务需求的变化更加剧烈,提示在这些地区卫生资源需求会有较大幅度的上升。

(2)城镇居民收入水平。经济水平决定了居民的就医意愿、就医能力、就医地点等,同样决定了卫生服务机构的设备、卫生人力、管理水平及医疗质量。相关资料显示,医疗服务需求虽然与人均 GDP 呈正相关,但人均 GDP 的医疗服务需求缺乏弹性。这可能存在两方面原因:一方面,对收入较低的消费者而言,其收入的增加被更多地用于购买满足最基本的生产和生活必需品,对卫生服务投入的增加量往往低于收入的增加量;另一方面,收入较高的消费者由于最基本的生产和生活必需品已得到满足,他们可以将更多的收入用于购买高质量的卫生服务,购买更多的非治疗性保健服务,对卫生服务投入的增加量往往高于收入的增加量。国内外多年来的卫生服务研究结果均表明,经济发展水平对居民卫生服务需求有一定的增量效应。因此,在评价卫生服务需求和卫生资源需求时,应注意分析导致医疗服务增加的社会经济发展因素,满足人民群众随着社会与经济发展而产生的大量医疗卫生服务需求。

(3)当地居民医疗保健消费价格指数。居民医疗保健消费价格指数是反映居民购买医疗保健项目费用价格变动趋势和程度的相对数。价格指数对需求的影响表现为正相关。这是因为一方面医疗卫生服务是一种特殊的商品,它反映了居民的一种心理状态:基于人们对生命价值预期的提高,认为药品越贵越好,医疗服务越贵越好。所以,对于有支付能力的人来说,其更有可能选择更贵的医疗服务和药品。2018 年数据显示:城市居民人均医疗保健费用为 2045.7 元、农村居民平均医疗保健费用为 1240.1 元。另一方面是由于消费者道德风险的存在,我国基本医疗保险制度还有不完善的地方,在一定范围内被保险人的医疗服务需求可能比其支付全部医疗费用要高,造成医疗服务的过度消费和卫生资源的浪费。

(三)医疗服务提供

1."健康相关"因素

在各种卫生资源中,卫生技术人员和病床是卫生服务过程中提供服务的主体,卫生技术人员和床位数的增加在一定意义上反映了医疗机构数量的增多,医疗服务的可及性增强;卫生技术人员的增加可能会导致诱导需求的增加,从而增加医疗服务的需求量。从医疗服务需求弹性系数来看,可以把卫生技术人员和床位的增长与医疗服务需求的关系分成富有弹性段与缺乏弹性段。在某一时期内,随着卫生技术人员的增加,医疗服务需求变化程度较大。当卫生技术人员和床位增加到一定程度后,医疗服务需求的变化程度将降低。因此,如

27

果通过增加卫生技术人员和床位提高卫生服务利用,必须考虑其效果的大小,避免人员和床位配置过多导致的人力、物力资源浪费。另外,医疗机构在当地的诊治水平和地位也在很大程度上影响着对该医疗机构的卫生服务需求。医疗设备好、卫生技术人员诊治水平高、医疗机构整体水平在当地处于领先地位,那么当地对该医疗机构的卫生服务需求就趋高。

2.“非健康”因素

“非健康”因素是指卫生服务接受者对卫生机构的主观适应度。“非健康”因素在医疗机构中主要体现为患者在接受卫生服务时是否受到尊重、个人隐私和医疗信息是否受到保护、是否实现知情权和服务项目选择权。更进一步,还包括就医环境的优良、交通的便利以及社会支持程度。以上这些方面,都是卫生服务的本质要求,提高“非健康”因素的水平,有利于提高医疗机构的核心竞争力,增强卫生服务接受者的满意度,在激烈的市场竞争中不断扩大卫生服务需求,促进卫生机构的可持续发展。

第三节　卫生资源配置方法

一、卫生资源配置原则

首先,卫生资源配置要与社会经济发展相适应。改革开放之后,社会经济虽然取得了快速发展,但我国依然处于社会主义初级阶段。卫生资源配置要从国情出发,确定资源优化配置标准,在与国民经济和社会发展相一致的原则下,尽可能满足广大人民群众的基本卫生服务需求。其次,坚持公平与效率相互兼顾、统一原则。医疗卫生制度的改革就是为了从根本上保证每个社会成员都能公平地享有卫生服务,这是由于公平的实现既是社会主义卫生服务的立足点和出发点,也有助于推动社会经济持续发展和社会全面进步。正是基于这种认识,在我国目前的情况下,卫生资源利用的公平性仍应被放在优先考虑的地位。最后,坚持成本效益原则,任何卫生资源配置都要考虑以最小的成本获得最大的卫生产出。同时,也要坚持以基层为重点兼顾全局,这是我国新时期卫生工作方针的基本要求,在卫生资源配置过程中要将优质资源向基层倾斜,缓解看病难、看病贵的现状。

二、卫生资源配置的基本方法

卫生服务需要和需求是制定卫生政策和计划的出发点,但二者产生的作用有所不同。在各个时期都有人主张,卫生资源的配置应以人口的卫生服务需要为基础。然而,人们是否利用卫生服务,除了从健康角度考虑是否应该获得卫生服务外,还受到服务价格、质量、消费者的收入、消费偏好等多种因素的影响,如果仅仅根据卫生服务需要决定卫生资源的配置,可能导致资源配置的失当。当按需要配置的资源超过实际利用时,会造成资源浪费;如果少于人们的实际使用量,则呈现资源短缺,造成不能及时获得所需要的服务、浪费消费者时间并影响其卫生服务利用的情况。如单纯根据需求制定政策和计划,会导致卫生服务公平性下降。从国内公费医疗改革实践中可以看出,原有的公费医疗制度缺乏对卫生服务需求者的经济约束机制,导致大量不合理利用,造成资源浪费,通过采取共付的方式,增加了患者对医疗费用的敏感性,减少了不合理利用。因此,卫生资源的优化配置不能单纯依靠以需求为导向的市场配置方式,也不能单纯依靠以需要为导向的政府宏观调控的计划配置方式。要合理、优化配置卫生资源,必须兼顾卫生服务需要与卫生服务需求,科学测算卫生资源需求。

(一)宏观总量配置方法

1. 卫生服务需要量法

卫生服务需要量法指社会人群健康对卫生服务的需要,也可称为健康需要,包括表现出来的需要和未表现出来的需要,即现实需要和潜在需要。卫生服务需要量等于健康的现实需要量和潜在需要量之和。目前,常用疾病指标和死亡指标来反映社会人群的卫生服务需要。

(1)死亡指标。在死亡指标中,婴儿死亡率、孕产妇死亡率和平均期望寿命是综合反映社会发展水平、居民健康水平及医疗卫生保健水平的敏感指标,因而常用这三项指标反映某个国家或地区居民的卫生服务需要量水平。此外,死因顺位及死因构成也是反映居民卫生服务需要量的重要指标,可以从中找出危害居民健康的疾病,确定居民的主要卫生服务需要。但是,死亡是疾病或损伤对健康的影响达到最严重时的结局,因而用死亡指标反映居民健康问题不太敏感,还需要结合疾病指标进行分析,特别是在了解人群对医疗、预防、护理、康复、健康教育与咨询等卫生服务需要中消耗资源最多的医疗服务需要时,疾病指标就显得更为重要。

(2)疾病指标。疾病指标是反映居民医疗服务需要量和疾病负担的指标,主要由疾病的频率(度)和严重程度两类指标组成,通常需通过调查方法得到,如家庭健康询问抽样调查法。

(3)疾病频率(度)指标。卫生服务研究所定义的"患病"是从居民的卫生服务需要角度考虑,并非严格意义上的"患病",主要是依据被调查者的自身感受和经培训的调查员的客观判断综合确定。常用指标包括两周患病率、慢性病患病率、健康者占总人口百分比。两周患病率是前两周内患病人(次)数/调查人数×100%或1000‰。我国卫生服务总调查将"患病"的概念定义为:①自觉身体不适,去医疗卫生单位就诊、治疗。②自觉身体不适,未去医疗卫生单位诊治,但采取了自服药物或一些辅助疗法,如推拿、按摩等。③自觉身体不适,未去就诊治疗,也未采取任何自服药物或辅助疗法,但因身体不适休工、休学或卧床1天及以上者。以上三种情况有其一者为"患病"。调查期限回顾采用1周、2周或1个月不等,为保证回顾患病清晰和确保具有足够患病频数,国际上通用以2周为回顾期限。慢性病患病率是半年内患慢性病人(次)数/调查人数×100%或1000‰。"慢性病"的概念被定义为:①被调查者在调查的前半年内,经过医务人员明确诊断有慢性病。②半年以前经医生诊断患有慢性病,在调查的前半年内时有发作,并采取了治疗措施,如服药、理疗等。以上两者有其一者为"慢性病"。回顾期限有 3 个月、6 个月或 1 年,通常以 6 个月为回顾期限。健康者占总人口百分比,即每百名调查人口中健康者所占的百分比。健康者是指在调查期间无急性疾病、慢性疾病、外伤和心理障碍,无因病卧床及正常活动受限制者,无眼病和牙病等。

(4)疾病严重程度指标。居民的医疗服务需要不仅反映患病频率的高低,同时还表现在所患疾病的严重程度上。通常,家庭健康询问调查了解的疾病严重程度不是临床医学上的概念,而是通过询问被调查者在过去的某一个时期内患病伤持续天数和因病伤卧床、休工、休学天数,来间接了解疾病的严重程度、对劳动生产力的影响以及推算因病伤所造成的经济损失。常用的指标有以下几个方面:

两周卧床率＝前两周内卧床人(次)数/调查人数×100% 或 1000‰

两周活动受限率＝前两周内活动受限人(次)数/调查人数×100% 或 1000‰

两周患病天数＝前两周内患病总天数/调查人数

类似的指标还有失能率、残障率,以及两周卧床天数、休工天数、休学天数等。

对于预防保健的需要量,通常可以用传染病的发病率来反映。传染病发病率高的地区对于预防保健的需要量高;反之则低。传染病发病资料一般可以通过疾病登记卡获得。

表 2-1 列出了全国三次卫生服务调查城乡居民医疗服务需要量的结果。从数据看出,农村和城市的两周患病率和慢性病患病率都有不同程度的增加,慢性病已成为 21 世纪危害人们健康的主要问题,也是我国居民死亡的主要原因。城市慢性病患病率一直高于农村,但农村的增长幅度近年来大于城市,两者差距逐渐缩小。该数据反映了城乡居民对医疗服务需要量有所增加,慢性病的防控需要全社会共同参与,卫生资源配置也应该有所侧重。

表 2-1 我国城乡居民医疗服务需要量

指标	2003 年		2008 年		2013 年	
	农村	城市	农村	城市	农村	城市
两周患病率/%	13.9	15.3	17.7	22.2	20.2	28.2
慢性病患病率/%	12.1	24.0	17.1	28.3	29.5	36.7
千人患病天数	1043	1238	1428	1842	1865	2628
千人休工天数	218	84	97	59	177	94
千人休学天数	54	35	48	29	29	19
千人卧床天数	169	175	193	164	181	156

资料来源:国家卫生服务调查。

2. 卫生服务需求量法

居民利用卫生服务受到许多因素影响，一些卫生服务的需要难以转化为需求，因此可以用卫生服务利用作为需求者实际满足的有效需求。卫生服务利用是卫生服务需求的实现和反映，所以在一定程度上决定了卫生资源需求，即卫生服务利用程度有多大，卫生资源需求就有多大。但是当卫生服务需求远超过卫生服务利用，即资源配置覆盖率低、卫生服务利用程度趋于满负荷时，此时的卫生服务利用也只反映了一部分卫生资源需求。因此，对卫生资源需求的测算，除了要联系卫生服务利用外，还要关注尚未实现的卫生服务需求，也要考虑到潜在需求。

卫生服务利用指标主要包括门诊服务利用指标（两周就诊率、两周患者就诊率、两周患者未就诊率等），住院服务利用指标（住院率、人均住院天数、未住院率等）和预防保健服务利用指标等。

（1）门诊服务利用。掌握居民就诊的水平、流向和特点，分析其影响因素，可以为合理组织门诊服务提供主要依据。居民门诊服务利用主要指标有两周就诊率、两周就诊人次数或年人均就诊次数（可根据两周就诊人次数推算得到，这是估计门诊需求量的重要指标）、患者就诊率以及患者未就诊率（反映就诊状况的负向指标）等，以此反映居民对门诊服务的需求水平和满足程度。其主要指标计算方法为：

$$两周就诊率＝前两周内就诊人次数/调查人数×100\%$$

$$两周患者就诊率＝前两周内患者就诊人次数/两周患者总例数×100\%$$

$$两周患者未就诊率＝前两周内患者未就诊人次数/两周患者总例数×100\%$$

（2）住院服务利用。反映住院服务利用的指标主要有住院率、住院天数及未住院率，可用于了解居民对住院服务的利用程度，还可以进一步分析住院原因、住院医疗机构与科别、辅助诊断利用以及需住院而未住院的原因等，从而作为确定医疗卫生机构布局、制定相应的病床发展及卫生人力规划的依据。主要指标计算方法为：

$$住院率＝前1年内住院人次数/调查人数×100\%$$

$$人均住院天数＝总住院天数/总住院人数$$

$$未住院率＝需住院而未住院患者数/需住院患者数×100\%$$

表2-2列出了全国三次城乡卫生服务抽样调查有关居民医疗服务利用量的结果，通过比较可以发现：①城市、农村居民两周患者未就诊率呈降低趋势；②农村居民年住院率从1998年的3.1%上升到2008年的6.8%，2013年上升到9.0%，平均住院天数明显少于城市，且呈下降态势；③无论是农村还是城市，三次调查显示，需住院而未能住院的比例均有所下降。三次调查说明城市、农村居民卫生服务利用量均有所增加，这些数据可作为确定医疗卫生机构布局、制定相应病床发展及卫生人力规划的依据。

表2-2 我国城乡居民医疗服务利用量

指标	1998 年		2008 年		2013 年	
	农村	城市	农村	城市	农村	城市
两周就诊率/%	16.5	16.2	15.2	12.7	12.8	13.3
两周患病未就诊率/%	33.2	49.9	37.8	37.3	16.9	14.5
年住院率/%	3.1	4.8	6.8	7.1	9.0	9.1
平均住院天数	16.2	22.7	10.1	16.6	10.7	12.5
需住院而未住院率/%	34.5	27.5	24.7	26.0	16.7	17.6

资料来源:国家卫生服务调查。

(3)预防保健服务利用。预防保健的服务利用包括计划免疫、健康教育、传染病控制和妇幼保健等。与医疗服务相比,测量预防保健服务利用比较复杂困难。预防保健服务利用常常发生在现场,资料登记收集有一定的困难。有些预防保健服务利用率低,且有一定的季节性,对少数人群进行一次横断面调查,常常不易获得满意的结果。采取卫生机构登记报告和家庭询问调查相结合的方法收集资料,可通过比较居民实际接受的服务与按计划目标应提供的服务量进行测量与评价。例如以1998年和2008年两次全国卫生服务总调查中获得部分妇幼卫生服务利用指标为例,可说明我国城乡妇幼保健服务的一般特征。

由表2-3可知,虽然10年期间农村居民在妇幼保健服务利用方面有了很大提高,但城市孕产妇产前检查率及平均检查次数、住院分娩率以及婴幼儿预防接种指标都明显优于农村,而农村孕产妇在家分娩率、婴儿低出生体质量率高于城市,说明城乡妇幼保健服务存在明显差别。

表2-3 我国城乡居民妇幼保健服务利用

指标	1998 年		2008 年	
	农村	城市	农村	城市
产前检查覆盖率/%	77.6	86.8	93.7	97.6
孕早期检查覆盖率/%	50.9	70.2	63.2	73.8
平均产前检查次数/次	3.2	6.4	4.5	8.1
住院分娩率/%	41.4	92.2	87.1	95.1
在家分娩率/%	55.9	6.5	9.9	1.2
产后访视率/%	50.2	61.4	54.3	61.0
婴儿低出生体质量率/%	3.7	3.4	2.8	2.1
儿童计划免疫建卡率/%	91.8	97.3	97.8	98.4

资料来源:国家卫生服务调查。

（二）微观结构配置方法

很多省市利用各地的卫生服务数据编制了卫生资源配置标准，有学者利用第一次卫生服务调查数据并结合区域卫生人力和床位配置量的研究提出了对医院床位和卫生人力的配置方法。现将配置依据和计算方法介绍如下：

1. 医院床位资源配置

医院病床是指乡镇卫生院及以上各级各类医院病床的统称，不包括疗养院和预防保健机构的床位。医院病床配置是区域卫生规划的主要指标，也是确定各医疗机构规模的重要指标，由此决定这个医疗机构的性质、功能、科室设置、人员配备、资金投入等。病床配置依据主要涉及以下四个方面的因素：

（1）居民医院病床需要量、需求量和潜在需要量。

（2）医院病床使用效率和合理利用度。

（3）医院病床合理布局和结构比例。

（4）医院病床要考虑城市地区人口流动因素和基层患者逐级转诊住院治疗。

床位资源需求指标相应地包括医院病床需求量、医院病床潜在需求量和流动人口医院病床需求量。

$$医院病床需要量（需求量）=\frac{\sum（年龄别人口数\times年龄别需要（需求）住院率）\times平均住院天数}{平均年床开放日数}$$

其中，年龄别人口数和年龄别需要（或需求）住院率指区域内各年龄别人口数和各年龄别需要（或需求）住院率，年龄别可按 5 岁或 10 岁划分，如果没有年龄别人口数和年龄别住院率可用实际人口总数和需要（需求）住院率的乘积来估计。

平均住院天数指出院人数实际住院总天数与实际出院人次数之比。规范平均住院日要考虑不同规模城市和不同级别医疗机构的差异。

平均年病床开放日数指区域内各医院年内每日晚 12 点钟开放病床数之和与 365 之比。在规划中，应对不同规模的城市、不同级别的医疗机构病床年均开放日数进行规定，一般市级医院病床使用率不低于 85%，年平均病床开放日数不低于 310.25 天。

除此之外，还要考虑医院病床的潜在需求量。根据 1993 年第一次国家卫生服务调查结果，进行未住院原因及其影响因素分析、需求弹性的测算（城市 0.36、农村 0.17），估算城市医院病床潜在需求量为实际利用量的 20%、农村为 30%。

在城市地区要考虑人口流动因素。计算总的病床需要（或需求）数量，应单独计算流动人口的病床需要（或需求）数。根据第一次国家卫生服务调查和流动人口调查结果估算，流动人口医院病床需求量相当于本地居民需要（或需求）量数的比例，大城市为 10%、中等城市为 5%、小城市为 3%。

考虑上述因素，床位资源需求推荐指标为：医院病床需求量＋医院病床潜在需求量＋流动人口医院病床需求量。

2. 卫生人力资源配置

卫生人力资源相比床位资源更加复杂。卫生人力在不同地区、不同层次、不同类型、不同专业和学历等方面均有具体要求。在医疗服务方面，以医生需求量的指标为重点，包括门诊医生需要（需求）量、住院医生需要（需求）量。医疗机构医生需求量指标应包含以下几个方面因素：

(1)居民就诊医生需要（需求）量和潜在需求量。

(2)医生结构、工作负荷、医生标准工作量和合理利用程度。

(3)城市流动人口因素和基层病人逐级转诊治疗、边远地区地广人稀的特点。

医生需要（需求）量的基本计算公式如下：

$$医生需要（求）量 = 门诊医生需要（求）量 + 住院医生需要（求）量$$

$$门诊医生需要（求）量 = \frac{\sum(年龄别人口数 \times 年龄别两周患病率 \times 两周平均就诊次数 \times 26 \times 就诊需要（求）量 \times (1 + 非日常医生比))}{每个全时门诊医生年均处理门诊人次数}$$

$$住院医生需要（求）量 = \frac{\sum(年龄别人口数 \times 年龄别需（求）住院率 \times 平均住院日 \times (1 + 非日常医生比)) \times k}{每个住院医生年均负责病床日}$$

(1)年龄别两周患病率指区域内居民调查前两周内各年龄别每千人口患病人次数与各年龄别人口数的乘积之和，是两周区域内居民患病总人次数。

(2)两周平均就诊次数指患者在两周内因病伤就诊，平均就诊的次数；不同城市和不同类型地区两周平均就诊次数略有差异，一般在 1.5～2.0 次。26 是固定参数，指一年中有 52 周，即 26 个 2 周。

(3)就诊需要量：我们定义为两周内自感身体不适，有去看医生（就诊）和治疗的愿望，因各种因素未去看医生（就诊），但采用了自我医疗（包括自我服药、自我治疗等）的人数占患病总人数的比例。

(4)就诊需求量：指两周内去各级各类医疗机构就诊的患者占患者总人数的比例。

(5)非日常医生比：指从事非日常临床医疗工作的医生数（即从事科研、教学、专业进修、学术会议、抢险救灾、支边、支农和病事假等活动的医生）占医生总数的比例。1998 年世界银行中国卫生贷款的研究表明，非日常医生比为 10%，范围为 8%～13%。

(6)调整系数 k：住院医师与主治医师、副主任医师、主任医师的比例按照原卫生部规定县级以上医院为 8∶4∶2∶1，即主治医师及以上医师与住院医师之比为 7∶8。由于不同城市和农村的比例不同，据此计算出调整系数 k，如大城市高中级医师比例较原卫生部规定的高，调整系数为 15×8/7＝17。

(7)每个全时门诊医生年均处理门诊人次数：每个全时门诊医生法定工作日为 254 日乘以规定的每个门诊医生每天处理门诊人次数的乘积。每个门诊医生每天处理门诊人次数由各地确定，如规定日均处理门诊人次为 15，则年均处理门诊人次数为 3810。

(8)每个住院医生平均负责病床日:此指标是每个全时住院医生平均分管病床数与每床年均使用日数的乘积,每个全时住院医生平均分管病床数由各地根据实际确定,城市一般在9～10张,县在8～9张。每床年均使用日数依据各地规定的病床使用率确定,如规定病床使用率为85%,则每床年均使用日数为85%×365天＝310.25天。

3. 考虑因素

(1)潜在需求:根据1993年第一次国家卫生服务调查,对未就诊患者或采用自我医疗的患者进行影响因素分析,并进行需求弹性的测算,估算城市医院医生潜在需求为实际利用量的30%、农村为15%。

(2)人口流动:在城市地区要考虑人口流动因素。与计算病床需要(或需求)数相同。由于流动人群是不特定人群,流动量和居住时间不好掌握。流动人口医生需要(或需求)数相当于本地居民需要(或需求)数的比例,大城市为10%、中等城市为5%、小城市为3%。

(3)人口密度:在制定医生配置标准时,也要充分考虑区域人口密度,尤其是西北和西南各省、自治区的一些市(县),人口密度较低的城乡地区,应适当增加配置比例。

(4)卫生改革:城乡医疗保障制度改革和社区卫生服务的建立,将改变住院患者流向。大多数患者将留在基层,注意布局和结构比例。

(5)乡镇(街道)卫生院及以上医疗机构医生需要(求)量:由于各级卫生主管部门比较注重医院(包括卫生院)医生数量,计算时可根据患者就诊的流向,从就诊患者中扣除在村卫生室、个体开业、门诊部所和各单位卫生室等基层就诊数。具体方法是在门诊医生需求量公式的分子中乘以$(1-X/100)$,$X/100$是患者在基层卫生机构就诊比例。

参考文献

[1] 程晓明. 卫生经济学[M]. 北京:人民卫生出版社,2011.

[2] 龚幼龙. 卫生服务研究[M]. 上海:复旦大学出版社,2002.

[3] 国家卫生健康委员会. 2019中国卫生健康统计年鉴[M]. 北京:中国协和医科大学出版社,2019.

[4] 胡善联. 卫生经济学[M]. 上海:复旦大学出版社,2003.

[5] 田文华,刘宝海. 卫生经济分析[M]. 上海:复旦大学出版社,2008.

[6] 田文华,张晓玉. 军队卫生经济理论与方法[M]. 上海:第二军医大学出版社,2014.

[7] 嵇怡. 卫生资源优先次序配置研究[M]. 北京:中国社会科学出版社,2017.

[8] 卫生部统计信息中心. 中国卫生服务调查研究—第三次国家卫生服务调查分析报告[R]. 北京:中国协和医科大学出版社,2004.

[9] 卫生部统计信息中心. 中国卫生服务调查研究—第四次国家卫生服务调查分析报告[R]. 北京:中国协和医科大学出版社,2008.

[10] 吴明. 卫生经济学[M]. 北京:北京大学医学出版社,2011.

[11] 张鹭鹭. 军队卫生发展现况与趋势[M]. 北京:人民军医出版社,2011.

(李婷)

第三章

医疗机构资源配置

【本章提要】本章简要介绍了医疗机构资源配置的相关概念、方法及政策。通过本章的学习,要求熟悉医疗机构的分类、各级医疗机构的床位配置要求、医疗机构优化配置的意义以及我国医疗机构及床位的配置标准;了解常用的医疗机构资源,特别是床位资源的优化配置方法。通过实例学习,能够运用适当的方法模型对医疗机构资源配置中的相关问题进行评价分析。

我国医疗卫生机构可以分为医院、基层医疗卫生机构、专业公共卫生机构和其他机构四类。医院包括综合医院、中医医院、中西医结合医院、民族医院、各类专科医院和护理院,不包括专科疾病防治院、妇幼保健院和疗养院。基层医疗卫生机构包括社区卫生服务中心(站)、乡镇(街道)卫生院、村卫生室、门诊部、诊所(医务室)。专业公共卫生机构包括疾病预防控制中心、专科疾病防治机构、健康教育机构、妇幼保健机构、急救中心(站)、采供血机构、卫生监督机构、计划生育技术服务机构。其他医疗卫生机构包括疗养院、医学科研机构、医学在职教育机构、医学考试中心、人才交流中心、统计信息中心等卫生健康事业单位。住院服务是医疗卫生机构的重要功能之一,由医院和基层医疗卫生机构提供,其服务能力由机构的床位决定。本章主要讨论医院和基层医疗卫生机构住院服务的相关资源优化配置。

第一节　医疗机构资源配置概述

一、医疗机构分类

(一)按等级分类

医疗机构等级分类是机构资源配置的主要依据。按照医疗机构功能和服务内容分类,医疗机构可分为综合医院、专科医院、社区医院等。综合医院一般是指具有一定数量的病床,分设内科、外科、妇科、儿科等各种科室及药剂、检验、放射等医技部门,拥有相应人员、设备、面向社会承担医疗保健全方位服务的综合性医院。与综合医院相比,专科医院主要是针对某一类疾病而专门设置的医院,具有规模小、功能专、技术精等特点。社区医院主要指以社区、家庭和居民为服务对象,以居民健康为中心,提供常见病、多发病和慢性病的基本医疗服务和基本公共卫生服务的非营利性医疗机构。

根据医疗机构的功能、任务、设施条件、技术建设、医疗服务质量和科学管理的综合水平,综合医院又可以分为一级综合医院、二级综合医院、三级综合医院。按照《医院分级管理标准》,我国医院设置三级五等。一级医院住院床位数为20~99张,二级医院住院床位数为100~499张,三级医院床位数在500张以上。

1. 一级医院

一级医院是直接为社区、乡(镇)提供常见病、多发病的医疗、预防、保健、康复、健康教育、计划生育综合服务的基层医院,是初级医疗卫生机构。主要功能是对人群提供一级预防,在社区内管理常见病患者并做好疑难重症患者的转诊工作,一般是指农村、乡镇卫生院和社区卫生中心。

2. 二级医院

二级医院是以提供医疗服务为主,兼顾预防、保健和康复服务功能,承担一定的医学院校教学、实习和科研任务,指导和培训下级医院卫生技术人员开展诊疗活动的地区性医院。一般是指市、县医院及省辖市的区级医院。

3. 三级医院

三级医院是从事急危重症和疑难疾病的诊疗,承担高等医学教育和国家级或省级科研工作并开发适宜技术,培养高层次卫生技术人员,承担临床实习与教学、毕业后教育、继续医学教育,指导和培训下级医院卫生技术人员开展诊疗活动的全方位、多功能医院。

(二)按登记注册类型分类

医院按登记注册类型分为公立医院和民营医院,公立医院指经济类型为国有和集体办的医院,民营医院指公立医院以外的其他医院,包括联营、股份合作、私营、台港澳投资和外国投资等医院。

(三)按分类管理方式分类

按分类管理方式,医院分为非营利性和营利性医疗卫生机构。非营利性医疗机构是指为社会公众利益服务而设立和运营的医疗机构,不以营利为目的,其收入仅用于弥补医疗服务成本,实际运营中的收支结余只能用于自身的发展,如改善医疗条件、引进技术、开展新的医疗服务项目等。营利性医疗机构是指医疗服务所得收益可用于投资者经济回报的医疗机构,通常由企业或私人举办,政府不举办营利性医疗机构。

(四)按主办单位分类

以医疗机构登记注册为依据,分为政府办、社会办和私人办。政府办医是指由国家出资举办,不以营利为目的的医疗机构,包括卫生健康、教育民政、公安、司法等行政部门举办的医疗卫生机构。社会办医通常是指由社会资本出资举办的医疗机构,包括企业、事业单位、社会团体和其他社会组织办的医疗卫生机构。私人办医主要指以个人资本为主、营利目的性明确的医疗机构,包括私立医院等。

二、医疗机构床位分类

参照《医疗机构基本标准》(1994)文件,我国医院床位设置要求在 20 张病床数以上。床位是医院开展诊断、治疗、护理等活动的第一场所,其数量与质量也关系到一家医院的综合实力。目前我国床位类别暂无统一的硬性标准,就一般情况而言,医院床位常按照功能进行划分,主要包括综合科室床位、专科床位、康复床位、护理床位和研究型病床等。

(一)综合科室床位

一般是指按照内科、外科、妇科、儿科等科室设置的床位,主要收治患有普通、常见和相关疑难杂症的患者。医院中常见的监护床位、日间床位等也归于这一类,这类科室的床位通常占医院总床位数的大部分。按照《三级综合医院医疗服务能力指南》(2016 版)规定,三级综合医院中,外科床位数占医院实际开放床位数的比例应大于等于 30%,重症医学科(含所有专业 ICU)的床位数占医院实际开放床位数的 2%~8%。

(二)专科床位

较综合科室床位而言,主要针对专科(如中医科、口腔科、眼科、精神病科、肿瘤科室等)所设置的床位,通常也包括传染病床位、职业病床位等特殊疾病专科床位,根据科室功能不同收治不同的患者。

(三)康复床位

主要指以促进患者身体功能恢复或改善为主要目的,为慢性病、老年病以及疾病治疗后患者或身体功能障碍患者,提供包括医学康复、功能锻炼在内的功能性服务及基础医疗措施的基本康复功能床位。

(四)护理床位

以老年医学科为主要供给,为老年人或其他患有慢性重症疾病患者提供康复、护理服务,体现基本照护功能的床位,具有时间长、以护理为主的特点。按照《关于建立完善老年健康服务体系的指导意见》规定,到 2022 年,基层医疗卫生机构护理床位占比须达到 30%。

(五)研究型病床

研究型病房的重要依托,是在具备条件的医院内,医务人员开展药物和医疗器械临床试验、生物医学新技术临床应用观察等临床研究的场所,是重要的医疗资源和科技基础设施,率先在北京市进行试点建立。按照《北京市关于加强研究型病房建设的意见》(2019 版)规定,研究型病床一般不少于 30 张,床位数一般掌握在依托医院现有编制床位数的 10% 左右。

三、医疗机构优化配置的意义

(一)现实意义

医疗机构资源优化配置不仅关注机构的数量与分布,更关注其拥有床位的配置情况。床位配置是人力、经费、设备等其他卫生资源的前提和依据,是保障人群核心医疗需求的关键。我国社会主要矛盾已经转化为人民日益增长的美好生活需要和不平衡不充分的发展之间的矛盾。伴随健康中国和乡村振兴战略的实施,虽然我国医疗机构资源配置的基本矛盾得到了解决,但仍面临着诸多挑战。目前我国卫生资源配置仍存在优质卫生资源总量相对不足、分布不均衡等问题,医疗机构资源还没有形成合理的结构框架。

从城乡分布看,2020 年中国城镇人口占比为 63.89%,卫生资源占比约为 52%;农村人口占比为 36.11%,卫生资源占比约为 48%。农村卫生资源短缺、部分贫困地区缺医少药的基本问题得到解决。虽然农村医疗机构数量持续上行,但床位配置、基础医疗设施配备、卫生人员配置等医疗机构核心功能设施仍面临质量不高的问题。

从地域分布看,区域间分布尚不均衡。按照医疗机构设置原则,打造城市医疗卫生服务圈是目前各地最为主流的卫生资源配置方式。东部地区经济基础较好,人员分布密集,医疗卫生资源基础好,以都市生活圈为基础建立医疗服务圈格局条件更为优越。而中西部地区由于人口、地理等天然因素的限制,三级诊疗体系合理分布仍存在不同程度的矛盾问题。

从机构等级结构看,卫生资源在经济发达地区、大中城市和综合医院高度集中,农村和城市社区等基层的卫生资源配置不足。在基层医疗机构服务能力薄弱的形势下,城市大医院“人满为患”,被动承担了大量常见病、多发病的诊疗任务,弱化了大医院在解决疑难杂症问题上的优势,一定程度上浪费了有限的卫生资源。一方面,城市大中型医院配备了高精尖的仪器设备和高端技术,推动了医疗成本和医疗费用的飞速上涨;另一方面,卫生资源配置与公众健康需求呈现明显的“倒金字塔模式”,基层卫生资源被进一步闲置和浪费。

从机构类型结构看,我国逐步探索通过建立区域医疗中心、推进“互联网＋医疗健康”、建立分级诊疗制度、推行家庭医生签约等措施来解决看病难、看病贵的难题。2019 年国务院办公厅《关于印发促进社会办医持续健康规范发展意见的通知》,明确在上海等 10 座中大型城市开展诊所备案管理试点。以上海为例,截至 2020 年年底,全市社会办医机构近 3000 家,约占医疗机构总数的 50%,民营医院数量达 232 家,同比增加 26 家,民营医院床位数为 3.54 万张,同比增加 0.57 万张;外资医疗机构有 31 家。从错位补充到重要组成,社会办医正逐步成为我国医疗服务体系的重要组成部分。

新医改的一系列举措正不断推进我国医疗保障制度的完善，为方便群众就医、减轻看病用药负担、不断提高医疗卫生水平、满足人民群众的健康需求注入了新的动力。

（二）理论意义

1. 实现规模经济

实现规模经济包括医疗卫生资源的区域聚集程度和医疗机构系统有效运转的最佳规模及其影响因素。宏观层面上指区域卫生资源的总量规模。医疗服务市场具备"市场集聚"的显著特征。要控制合理规模的区域卫生资源总量，制定并实施区域医疗卫生资源的配置标准。微观层面上，通常是指医疗机构合理配置规模，包括医疗服务的功能、范围及效率要求，医疗机构资源规模配置首先要与三者相适应。

2. 实现布局经济

实现布局经济即医疗服务体系的生产要素等诸多资源在区域空间上的最优组合状态。包括两个部分：一是医疗服务的可及性，使医疗卫生服务对象能够方便地接触医疗保健服务是医疗机构布局的重要目的，医疗机构的设置应与区域经济社会发展布局相适应；二是层次分布的合理性，从医疗卫生服务需求出发，设置相适应的医疗机构，提供不同的医疗卫生服务。就具体机构而言，其内部科室分布、服务设施、设备及服务与管理流程的布局也存在合理性和科学性。

3. 实现结构经济

实现结构经济即实现不同层次医疗机构最佳配置的协作与数量比例关系，以此来满足不同的医疗服务需求，发挥医疗服务体系的整体功效。在考虑医疗服务系统结构时，有部分研究者引入了"进入壁垒"的概念，即建立区域医疗卫生服务机构的影响因素（包括必要的资本量、成本优势、差异化服务、政策法规因素等），这些因素在很大程度上决定区域内医疗机构的数量。制定区域卫生发展规划时，注意分析医疗服务体系内部的合理结构关系，如不同层次服务功能医疗机构之间的合理配置结构、不同层次医疗机构内部不同资源的配置结构以及不同层次医疗机构内部同一资源的配置结构等，实现医疗机构间的良性竞争。

四、我国医疗机构设置的主要指标

根据《医疗机构设置规划指导原则（2021—2025 年）》，医疗机构的设置以医疗服务需求、医疗服务能力、千人口床位数（千人口中医床位数）、千人口医师数（千人口中医师数）和千人口护士数等主要指标进行宏观调控，具体指标值由各省、自治区、直辖市根据实际情况确定，但不得超过《规划纲要》的控制指标（见表 3－1）。

表 3-1　2025 年全国医疗机构设置规划主要指标

主要指标	2025 年目标	指标性质
每千人口医疗卫生机构床位数/张	7.40～7.50	指导性
其中:市办及以上公立医院	1.90～2.00	指导性
县办公立医院及基层医疗卫生机构/张	3.50	指导性
每千人口公立中医类医院床位/张	0.85	指导性
每千人口执业(助理)医师数/人	3.20	预期性
每千人口中医类别执业(助理)医师数/人	0.62	预期性
每千人口注册护士数/人	3.80	预期性
每千人口药师(士)数/人	0.54	预期性
医护比	1:1.20	预期性
床人(卫生人员)比	1:1.62	预期性
二级及以上综合医院设置老年医学科的比例/%	≥60.00	预期性
县办综合医院适宜床位规模/张	600～1000	指导性
市办综合医院适宜床位规模/张	1000～1500	指导性
省办及以上综合医院适宜床位规模/张	1500～3000	指导性

注:1. 医院床位含同级妇幼保健院和专科疾病防治院(所)床位。

　　2. "省办"包括省、自治区、直辖市举办;"市办及以上"包括省办及以上和市办,其中"市办"包括地级市、地区、州、盟举办;"县办"包括县、县级市、市辖区、旗举办。

　　3. 适宜床位规模指综合医院单个执业点的床位规模。

第二节　医疗机构资源优化配置理论与方法

一、医疗机构分布优化理论基础

(一)医疗服务地理市场

不同市场间的医疗服务产业进入壁垒各不相同,医院要进行市场细分,据此来确定自己的目标市场,通常医疗服务产业的市场细分标准主要包括地理因素和人口因素。

根据《医疗机构设置规划指导原则(2021—2025 年)》,我国对不同市场内医疗机构的设置已做了详细规定,主要内容包括:根据地域实际,综合考虑城镇化、人口分布、地理交通环境、疾病谱等因素,合理布局各级各类公立医院的规划设置。合理控制公立综合性医院的数量和规模,对于需求量大的专科医疗服务,可以根据具体情况设立相应的专科医院。有条件的区域,可跨区域统筹设置医疗机构,推动资源优化调整,实现大区域范围内的资源共享,提高配置效率。

在县级区域依据常住人口数,原则上设置1个县办综合医院和1个县办中医类医院(含中医医院、中西医结合医院、民族医医院等,下同)。中医类资源缺乏,难以设置中医类医院的县可在县办综合医院设置中医科或民族医科室。民族地区、民族自治地方的县级区域优先设立民族医医院。100万人口以上的县可适当增加公立医院数量。

在地市级区域依据常住人口数,每100万~200万人口设置1~2个地市办综合性医院(含中医类医院,下同),服务半径一般为50千米左右。地广人稀的地区人口规模可以适当放宽。其中,每个地市级区域原则上至少设置1个市办中医类医院,暂不具备条件的,可在市办综合医院设置中医科或民族医科室。在地市级区域应根据需要规划设置儿童、精神、妇产、肿瘤、传染病、康复等市办专科医院(含中医类专科医院)。

在省级区域划分片区,依据常住人口数,每1000万~1500万人口规划设置1个省级区域医疗中心,同时可以根据需要规划设置儿童、妇产、肿瘤、精神、传染病、职业病以及口腔、康复等省办专科医院(含中医类专科医院)。在省级区域内形成功能比较齐全的医疗服务体系。

(二)医疗服务相关产品

依据医疗服务市场特点的不同,各级医疗机构所承担的任务也存在差异。按照《国务院办公厅关于推进分级诊疗制度建设的指导意见》文件要求,城市三级医院主要提供急危重症和疑难复杂疾病的诊疗服务。城市三级中医医院充分利用中医药(含民族医药,下同)技术方法和现代科学技术,提供急危重症和疑难复杂疾病的中医诊疗服务和中医优势病种的中医门诊诊疗服务。城市二级医院主要接收三级医院转诊的急性病恢复期患者、术后恢复期患者及危重症稳定期患者。县级医院主要提供县域内常见病、多发病诊疗,以及急危重症患者抢救和疑难复杂疾病向上转诊服务。基层医疗卫生机构和康复医院、护理院等(以下统称慢性病医疗机构)为诊断明确、病情稳定的慢性病患者、康复期患者、老年病患者、晚期肿瘤患者等提供治疗、康复、护理服务。

二、医疗机构优化配置原则

我国的医疗卫生服务坚持以人为本,以人人享有基本医疗卫生服务为根本出发点和落脚点,坚持统筹兼顾、协调发展的科学发展观,建立覆盖全城乡居民的医疗服务体系,为群众提供安全、有效、方便、价廉的医疗服务。根据《医疗机构设置规划指导原则(2021—2025年)》,我国的医疗机构设置应当遵循以下原则:

(一)公平可及原则

医疗机构服务半径适宜,交通便利,形成全覆盖医疗服务网络,布局合理。从实际医服务需求出发,面向城乡居民,注重科学性与协调性、公平与效率的统一,保障全体居民享有基本医疗卫生服务。

(二)统筹规划原则

各级各类医疗机构必须符合属地医疗机构设置规划和卫生资源配置标准,局部服从全局,提高医疗卫生资源整体效益。

(三)科学布局原则

明确和落实各级各类医疗机构功能和任务,实行"中心控制、周边发展",即严格控制医疗资源丰富的中心城区的公立医院数量,新增医疗机构鼓励设置在中心城区周边居民集中居住区,以及交通不便利、诊疗需求比较突出的地区。

(四)协调发展原则

根据医疗服务需求,坚持公立医院为主体,明确政府办医范围和数量,合理控制公立医院数量和规模。公立医院实行"综合控制、专科发展",政府合理确定公立医院发展水平,控制公立医院的不合理增长,鼓励新增公立医院以儿童、妇产、肿瘤、精神、传染、口腔等专科医院为主,促进康复、护理等服务业快速增长。

(五)中西医并重原则

遵循卫生计生工作基本方针,中西医并重,保障中医、中西医结合、民族医疗机构的合理布局和资源配置,充分发挥中医在慢性病诊疗和康复领域的作用。

三、医疗机构分布优化结构理论

根据《医疗机构设置规划指导原则(2021—2025年)》,各区域各级医疗机构设置应以合理配置利用地区医疗卫生资源、公平地向全体居民提供高质量的基本医疗服务为目的,综合考量区域内人口数量、经济发展水平、常见病种类等相关因素的影响,避免医疗卫生资源配置重复,充分合理利用医疗资源,以满足区域内居民日益增长的医疗服务需求。但由于各种原因的综合限制,我国医疗机构分布在不同程度上存在问题,其中就医疗机构分布与地区关系层面而言,研究者们通常将医疗机构分布结构分为三类,包括倒三角结构、哑铃形结构和正三角结构。

(一)倒三角结构

此类机构资源结构主要特点是资源分布不均衡,配置结构和布局不合理。医疗资源集中于经济发达地区、中大城市和中大型医院,高级医疗机构资源配置占比高,中层医疗机构占比较低,基层医疗卫生机构资源占比最低,呈现倒金字塔状态,大量患者涌入三级医院,一、二级医院患者数量少,主要医疗卫生服务集中于三级医院等高等级医疗机构。

(二)哑铃形结构

哑铃形结构是介于由倒三角结构向正三角结构转变过渡时期的特殊结构。2015年,国务院办公厅发布了《关于推进分级诊疗制度建设的指导意见》,在分级诊疗的制度框架下,医疗卫生资源将进一步下沉到基层,大中型医院的普通门诊功能被淡化,基层社区医疗卫生机构的"首诊"作用被最大化凸显。此时,基层医疗卫生机构资源与高级医疗机构资源呈现相对平衡状态,中级医疗机构资源较少,呈现出哑铃型结构。

(三)正三角结构

正三角结构是将人才、资源、经费等资源数量按一、二、三级医院依次递减,各级医院各司其职,基层医疗卫生机构成为我国医疗卫生服务系统中的主要组成部分。合理配置社区资源和适宜技术,促进基层卫生机构发展,社区医疗服务可以解决大部分疾病,大中型医院集中治疗疑难重症病例,医疗服务市场和结构都达到优化状态,卫生资源配置达到合理状态,这种结构称为正三角结构。

四、医疗机构资源优化配置方法

(一)配置依据

1. 按供给配置

按供给配置即依据供给水平配置卫生资源,不考虑卫生需求和需要,以供给能力和规模为配置依据。我国在计划经济时代就是以此种方式配置卫生资源。国外最具鲜明特征的是英国国家卫生服务系统(National Health Service,NHS)。在 20 世纪 70 年代采用 Crossman 公式进行卫生资源配置,这一配置目的是消除地区间医疗服务的不公平性,使有相同需要的人群得到相同的卫生服务。Crossman 公式主要包括人口、床位数和病例数三个因素(包括门诊患者和住院患者),这三个因素的权重分别为 0.5、0.25 和 0.25。该公式主要从上述直接反应需求的指标出发,依靠前期的资源配置而忽略地区间人口结构和发病率的变化,因而利用该公式进行资源配置很难达到为相同需求的人群提供相同卫生服务的目的。相反,地区间卫生服务供给、卫生费用分配的不公平现象日益加剧。

2. 按需要配置

按需要配置的基本原则是以健康需要为依据,强调具有相同健康需要的人群应具有相同的卫生服务。较为典型的是英国国家卫生服务系统在 20 世纪 80 年代采用的"资源配置工作"(resource allocation working party,RAWP)方法。该方法以人口规模、人口构成、标准化死亡比指标、费用加权指标和患者流动等五类指标测量人群的相对健康需要,其目标是实现"具有相同健康需要的人群应具有相同的卫生服务可及性"。RAWP 考虑了不同地区人群对卫生资源的需要,并以标准化死亡比(standardized mortality ratio,SMR)代替。RAWP 方法既考虑了行政区域的人口构成,也考虑了疾病的潜在变化,同时还注意了不同地区间卫生服务需要的差异,故其较全面地反映了卫生服务需要的全貌。

3. 按利用配置

按利用配置也称按需求配置,以人群卫生服务需求为依据,以实际利用卫生服务量(如就诊率)反映需求,强调资源的利用效率。较为经典的是以约克大学卫生经济研究中心为主的研究学者在 RAWP 公式的基础上,提出了卫生服务利用、供给和卫生保健需要三者相互作用的模型(即约克模型)。该模型包括三部分:

(1)利用近三年(针对住院服务和白天住院服务的 12 类疾病患者不同年龄组的平均费用和平均住院日)数据计算年龄费用加权系数。

(2)衡量健康需要。将健康分为急性服务需要和非急性服务需要,包括 5～6 个反映需要的指标,并估计出这些指标的弹性系数,将资源总量分别以 0.64、0.12 和 0.24 的权重分配给一般和急性服务、非急性服务和无须加权的服务三大领域。

(3)对不同地区采用综合指数调整。英国国家卫生服务系统 70% 的预算都通过此公式进行分配,对公式进行微调即可使分配的资源数量发生较大变化。

如果按照卫生经济政策强调的效率(efficiency)、公平(impartiality)与稳定(stability)三原则来评价上述三种配置依据的话,按供给配置的稳定性好,但公平和效率低下;按需要配置能满足公平和稳定性,但效率不高;按利用配置效率高,但公平和稳定性差。

(二)基本评价指标

1. 效率

帕累托最优效率(Pareto efficiency)是经济学中较为常见的效率理论。医疗卫生服务最优效率指同样状态下用最少的医疗资源达到同样的卫生服务效果,或者达到更优的卫生服务效果。

医疗资源配置效率可以分为配置效率和技术效率,技术效率一般又可称为生产效率,当得到相同数量的产出而生产投入最少或者使用相同的生产投入获得的产出最大时,决策单元达到了技术效率,医疗卫生资源配置中的技术效率一般是指在给定的医疗卫生服务资源背景下,通过多种决策手段或技术方法来达到卫生服务产出最大化的过程。

2. 公平

卫生服务中的公平常指卫生服务利用的公平性。卫生服务利用的公平性包括两个方面:一是卫生服务提供的公平性,即按需要提供卫生服务,包括水平公平性和垂直公平性,前者指具有同样卫生服务需求的人可以得到相同的服务,后者是指卫生服务需求多的人比需求少的人应获得更多所需的卫生服务。二是可及性的公平性,即真正实现的卫生服务是否按需利用。可及性将卫生服务系统与服务人群联系在一起。

(三)测算方法

1. 医疗机构配置标准测算

医疗资源标准测算的基本步骤是研究医疗资源供需,确定反映医疗资源的供需指标,分析医疗资源供需关系,建立供需平衡模型,从而进一步求解模型获得医疗资源供需平衡点,并以此测算出医疗资源具体标准。

(1)总量测算。医疗机构的核心要素是床位,在研究中,常采用床位的总量来衡量区域内医疗机构的总量。可以根据需要(需求)法计算各类地区卫生床位需要(需求)的基础值。

$$卫生总床位需要量 = \frac{区域人口数(人) \times 居民年人均实际住院率 \times 出院者平均住院天数}{每床年均开放天数}$$

其中,居民年人均实际住院率指区域年总住院人数与区域人数之比,出院者平均住院天数指出院人数实际住院总天数与实际出院人数之比,每床年均开放天数指区域内各医院每日夜晚12点开放病床数之和与365的乘积。

(2)密度测算。卫生资源密度指数(health resource density index,HRDI)是基于卫生资源在人口和地理面积的均衡分布提出的资源配置模型,用于评价某地区卫生人力资源的缺乏量和需要量。

$$HRDI = \sqrt{\frac{某地卫生机构数}{某地人口数} \times 1000 \times \frac{某地卫生机构数}{某地幅员面积数}}$$

$$某区域卫生机构需要量 = 某区域现有机构数 \times \frac{标准\ HRDI}{某地\ HRDI}$$

其中,标准HRDI是利用全样本综合资料计算而来。

例3-1 根据《中国卫生统计年鉴(2018年)》,可以获得四川、上海、辽宁、湖南四地的医疗机构数量、人口数及辖区面积数量,具体如表3-2所示。

表3-2 上海等四地卫生机构数量相关数据

地区	卫生机构数/个	人口数($\times 10^4$)	辖区面积($\times 10^4$)/km²	HRDI
四川	81537	8302.0	48.500	0.406
上海	5293	1462.3	0.634	0.550
辽宁	36029	4368.9	14.570	0.452
湖南	56239	6860.2	21.180	0.467

由表3-2可知,在卫生机构资源配置方面,上海地区资源密度最高,湖南地区次之,四川地区最低,综合地区实际情况,上海地区经济发展水平较高,辖区面积小,人员密度高,医疗机构资源最为丰富;四川处于盆地地区,辖区面积广,经济发展水平较低,且少数民族分布较广,医疗机构资源分布较为分散。

(3)供需平衡法。医疗资源的供给与社会人群健康对医疗资源的需求和需要之间达到动态平衡,即医疗资源的总供给量与总需要量相等。卫生服务要求投入,投入转变为供给,供给提供利用,利用产生效果,即卫生服务是"投入—供给—利用—效果"的过程。因而,卫生服务供需平衡研究可以转换为投入与利用、利用与效果数量相等的研究。

在实际研究中,可以通过计算公式获得区域内医院床位需求数,与实际医院床位供给数进行比较,根据两者比值进行供需评价。具体公式如下:

$$病床需求量 = \frac{区域内人口数 \times 需求住院率 \times 平均住院天数}{平均每张床位年开放日数}$$

$$供需平衡比 = \frac{病床实际量}{病床需求量} \times 100\%$$

其中,需求住院率按照年实际住院率计算,实际住院率＝年入院人数/人口数,平均每张病床年开放日数＝病床使用率×365。

供需比越接近于1,供需平衡状态越好;反之,供需比越偏离1,则平衡状态越差。

例 3-2　根据《中国卫生统计年鉴(2018年)》,可以获得四川、上海、辽宁、湖南四地的年住院人数、人口数、病床使用率、居民年住院率和床位数,具体如表3-3所示。

表3-3　上海等四地卫生机构资源及利用相关数据

地区	年住院人数/人	人口数($\times 10^4$)	病床使用率/%	床位数/张
四川	18352921	8302.0	88.7	598898
上海	4183576	1462.3	95.9	138029
辽宁	7416783	4368.9	78.1	314440
湖南	15373194	6860.2	84.3	482439

利用表3-3中的数据,通过上述公式计算,可以得到表3-4中的数据。

表3-4　上海等四地供需比之比较

地区	平均每张病床年开放日数/天	平均住院日/天	实际住院率/%	供需平衡比/%
四川	32375.5	10.5	22.11	100.62
上海	35003.5	10.2	28.61	113.22
辽宁	28506.5	10.3	16.98	117.34
湖南	30769.5	9.2	22.41	104.96

由表3-4中的数据可知,四川、上海、湖南三地的供需比处于基本平衡的状态,辽宁地区供应过剩。

2. 医疗资源投入产出分析

应用投入产出原理与方法,合理筛选投入与产出指标,通过建立医疗资源投入产出数学模型,运用最优化方法求解,达到医疗资源最优化配置的过程,是研究医疗卫生系统各个部分间表现为投入与产出的相互依存关系的经济数量分析方法。

(1)投入产出指标:常用的投入产出指标包括每千人口床位数、床位使用率、床位周转次数等。

$$每千人口床位数＝(区域内床位数/区域人口数)×1000$$
$$床位使用率＝(实际占用的总床日数/实有总床日数)×100\%$$

其中,实有总床日数指的是医院固有床位100%被利用时可服务患者的总天数,与通常所说的编制床位数、开放床位数有关,是体现医院规模、医院所拥有医疗资源数量的客观指标;而实际占用的总床日数指的是医院运营过程中实际服务患者的总天数。

(2)投入产出模型:一般而言投入产出模型分为实物型和价值型,但由于医疗资源的特殊性即非物质生产活动,其不能直接应用这两类模型。现有的研究一般将医疗资源的投入产出指标进行指数化或百分制处理后,再建立医疗资源投入产出模型,这样既有利于数据处理计算,也便于分析得到结果。

3. 医疗机构资源效率测算

国内外测量医院资源效率的方法主要有两种:参数法和非参数法。参数法主要以随机前沿分析(stochastic frontier approach, SFA)为代表,非参数法主要包括数据包络分析法、比率分析法、计量经济学回归分析等,以下重点介绍随机前沿分析法与数据包络分析。

(1)随机前沿成本模型。前沿成本是指在产出水平一定的情况下,所能达到的最小成本。随机前沿成本模型采用一种组合误差模型来测量实际生产成本与"前沿"成本的距离,即低效率损失。在医疗资源配置中,效率即利用最佳的生产要素组合和最佳管理方式,在给定的资金条件下,生产出最大量的符合消费者需要的卫生服务。高效率机构实际成本与前沿成本相等,低效率机构实际成本大于前沿成本。随机前沿成本模型目前被认为是"多投入产出系统"效率测量的最佳方法。

(2)数据包络分析法。该方法是基于最优生产前沿面的理论基础上发展而来的融合经济学、运筹学、管理科学的研究方法,被广泛用于医院管理和卫生经济领域的医疗机构效率综合评价。DEA方法是一种非参数的统计分析方法,是运用数学规划模型比较决策单元(decision-making units,DMU)的相对效率,对多个投入和产出的决策单元间的相对有效性做出评价。适用于医院这种具有多种投入和多种产出的复杂系统,所需指标较少,能够同时考虑反映在病例组合中的多重产出和多重投入,获得对医院技术效率的总体估计。从帕累托最优的概念出发,借鉴计量经济学的边际效益理论和线性规划模型,通过对决策单元的投入和产出的综合分析,利用决策单元各个投入和产出指标的权重构建分段性生产前沿面,并根据决策单元与有效生产前沿面的距离,判断决策单元是否DEA有效。若决策单元观察值落在有效生产前沿面上,则认为决策单元为完全有效,效率值为1;反之则认为决策单元相对无效,效率值为0~1。

针对数据包络分析和随机前沿分析的模型应用范围、基本分析步骤将在第十三章中进行具体说明,本章不再赘述。

4. 医疗机构资源公平性测算

(1)洛伦茨曲线。洛伦茨曲线被用来反映收入分配的平均程度。近年来,洛伦茨曲线开始逐渐应用于社会卫生领域,可用于定性分析卫生资源(如人力、床位、设备等)分布的公平性。它是以人口的累积百分比为横坐标,以收入的累积百分比为纵坐标绘制成的一条曲线,对角线表示绝对公平,它离对角线越近则表示越公平。

(2)基尼系数。基尼系数是根据洛伦茨曲线提出的判断社会财富分配平均程度的指标。在经济学领域中,当基尼系数为 0 时,表示收入分配完全平等;系数为 1 时,表示收入分配绝对不平等。基尼系数可在 0 和 1 之间取任何值。收入分配越是趋向平等,洛伦茨曲线的弧度越小,基尼系数也越小;反之,收入分配越是趋向不平等,洛伦茨曲线的弧度越大,基尼系数也越大。一般认为,基尼系数在 0.2 以下,表示绝对平均;0.2~0.3 表示比较平均;0.3~0.4表示相对合理;0.4~0.5 表示差距过大;0.5 以上表示相差悬殊。基尼系数应用于卫生领域,作为评价机构、人力、床位等资源分布公平性的参考指标。在卫生资源配置研究中,作为参考,一般认为当基尼系数在 0.3 以下时为最佳的平均状态,0.3~0.4 为正常状态,超过 0.4为警戒状态,0.6 及以上则为高度不公平的危险状态。

五、医疗机构资源布局研究方法

根据城市区域社会经济发展水平、地理条件、人口状况、居民卫生服务需求及卫生资源分布状况,以卫生服务的可及性、公平性为基本原则,充分考虑卫生资源布局发展因素,运用系统科学研究理论方法,建立空间布局模型,确定网络中不同层次卫生资源最优布局方案及结果。

以城市医疗服务体系为研究对象,从系统长远和最优目标出发,通过分析城市医疗服务网络系统发展现状,将城市区域划分为若干医疗服务片区,运用线性规划法,建立网络布局模型,在有效医疗服务半径的前提下,按照控制卫生总费用最小的原则进行布局,以实现卫生资源利用最大化、提高卫生服务系统效率。

(一)目标函数

$$\text{Min} Z = \sum_{i=1}^{m} C_i X_i, i = 1, 2, 3, \cdots, m \qquad (3-1)$$

式中,i 代表服务区域个数;X_i 代表第 i 个服务区域;C_i 代表第 i 个服务区域综合布局系数,即在使得服务点数极小时,各服务点在布局时的总效益最大。C_i 值越小,医疗服务点设在第 i 服务区域的可能性越大,C_i 的计算采用文献法、专家咨询法,从反映城市经济社会发展状况、区域地理特征、人口状况、居民文化生活状况、卫生服务提供及利用等指标中,根据指标灵敏性、特异性、可得性、准确性和完整性进行选取;利用回归分析、主成分分析筛选从影响居民健康需求和卫生资源及利用因素中确定系统布局的指标,采用综合指数计算可得。

(二)约束条件

$$\sum_{j=1}^{n} a_{ij} X_i \geqslant 1, i = 1, 2, 3, \cdots, m, j = 1, 2, 3, \cdots, n \qquad (3-2)$$

$$X_i = \begin{cases} 1, \text{服务点设置在第} i \text{服务区域} \\ 0, \text{服务点不设置在第} i \text{服务区域} \end{cases} \qquad (3-3)$$

$$a_{ij} = \begin{cases} 1, i \in N_j \\ 0, i \in \overline{N}_j \end{cases}, N_j = \{i \mid d_{ij} \leqslant R\} \qquad (3-4)$$

式中，N_j 为约束条件系数矩阵，即在所有可布局医疗服务点的服务区域集合中服务点设在第 j 服务区域内时满足有效服务半径的服务区域的集合。即表示在特定规划区内，假设服务点设在 j 服务区域内，到达其他服务区域 i 的距离 $d_{ij}(i=1,2,\cdots,m,j=1,2,\cdots,n)$，不超过该服务区域有效服务半径 R 时，$a_{ij}=1$，否则 $a_{ij}=0$；R 表示有效医疗服务半径。d_{ij} 表示服务点设在第 j 服务区域时，到达 i 服务区域的距离。

（三）求解

利用分枝定界法求解整数线性规划布局模型，整个求解过程可利用 Excel 规划求解功能。

（四）意义

该模型的建立是为了求解医疗服务机构的最优地域分布，模型中 X_i 是每个服务区域的变量，当 $X_i=1$ 时，表示服务点应设立在第 i 服务区域内，当 $X_i=0$ 时，表示第 i 服务区域不需设置服务点。因此，最优解中的 $X_i(i=1,2,3,\cdots,m)$ 的值就表示了区域内的布局结果。

在医疗卫生领域，规模经济用于研究医疗系统有效运转的合理规模及其制约因素。规模问题实际上就是效率问题，在一定范围内，规模的增大可以提高卫生服务的技术效率。但在实际应用中，必须考虑到卫生服务范围约束条件，受服务范围的限制，资源的利用率也会在一定程度上被限制而造成浪费，所以在确定区域卫生资源规划时，政府应优先核定相应卫生机构的功能定位和效率。卫生资源布局研究方法较好地反映了区域卫生资源配置中医疗机构布局经济的影响，考虑到了不同医疗机构层次的可及性，模拟结果较好。但该模型主要依靠统计学分析确定的影响布局因素指标来决定，这也在一定程度上制约其推算结果的准确性。

第三节　我国医疗机构资源配置问题与优化

医疗机构资源配置实际是决定在何处筹集、组织、消耗医疗资源的一种决策过程。资源在总量上是稀缺的，资源的稀缺性迫使社会做出选择。例如，整个经济必须共同决定生产多少医疗服务，谁又能优先得到这些服务，而对于每一种卫生服务而言，提供者必须决定采用适合的方法生产卫生服务。卫生服务的总量不是一成不变的，随着专业技术的发展，一种特效靶向药的生产、一种新的放射治疗技术的发展都将改变卫生资源配置的过程。卫生资源按照时序分类可以被分为存量和增量,存量是指以前所拥有的卫生资源总量,增量是指即将拥有的卫生资源补充量。对医疗机构资源配置而言,主要关注医院床位、区域数量和布局,其配置也分为增量配置和存量调整两部分。增量配置即对新增的医疗机构资源按照一定的标准在布局和数量上进行合理配置。存量调整即根据区域医疗卫生发展情况和卫生服务需求利用情况,对现存的医疗机构资源通过一系列措施进行调整来达到更好适应经济社会发展水平目标的过程。

一、我国医疗机构配置的主要问题

目前,我国医疗机构资源配置存在"总量不足与浪费并存"的现象,主要表现在以下两方面:

(一)医疗资源配置存在失衡

卫生资源配置的优良状态应该是呈"正三角形",即卫生资源需要在预防服务、初级卫生保健和医疗服务三者之间进行合理配置,使居民中最常见、最易患的小病能在基层医疗机构得到治疗。疾病预防服务(包括慢性非传染性疾病和传染性疾病的预防)是最有经济效率的卫生服务,而基层医疗卫生机构是预防服务最直接的提供者,卫生资源必须更多地投入基层。目前,卫生资源的配置却恰恰相反,呈现"倒三角"配置,卫生资源主要集中在城市经济发达地区,农村地区由于环境艰苦、待遇差而得不到卫生人才的青睐。虽然近年来,国家正大力推进全科医生的培养,不断加强基层社区卫生机构配置,通过分级诊疗政策强化社区卫生机构的作用,但面对医疗卫生服务市场的变化,条件差、环境差的基层卫生机构还是难以留住人才,这一现象直接导致大量患者涌入城市三级医院寻求更高更好的卫生服务。卫生资源利用也随资源配置状况呈现"倒三角"的情况,小病挤在大医院的现象普遍存在。造成这种现象的原因主要是居民更信任三级医疗机构,小医院因常常被贴上"技术水平差"的标签而直接被消费者忽视,造成招不到技术人员,得不到患者信任的问题。同时,医保政策和社会保险制度建设还需不断完善,小病上大医院一方面造成基层医疗卫生资源的闲置,另一方面造成大医院高端医疗资源的浪费,供需矛盾依然突出。

(二)医疗资源配置效率较低

卫生资源配置效率主要表现在微观技术效率较高和宏观配置效率不高并存。以上海为例,研究显示,其医疗机构的微观技术效率较高,无论是医疗机构总体还是医师个体都处在高负荷状态。同时,分级诊疗秩序尚未有效建立,大量常见病和多发病涌入三级医院,优质资源得不到合理使用,部分资源不能充分共享,重复检查依然存在。医疗资源配置仍存在"头重脚轻"现象,基层医院与综合三级医院在医护比、床位比等方面仍存在着不小差距。由于大量常见病患者涌入三级医院,导致基层医院作用发挥处于较低水平。基层医院医疗要素资源结构比例相对而言仍偏低,如卫生技术人员中高、中、低级结构比例就远低于我国医院人员编制规定,存在严重缺编现象。同时,按照原国家卫计委发布的《2016年深入落实进一步改善医疗服务行动计划重点工作方案的通知》要求,普通病房护士总数与实际开放床位比不低于0.4：1,同世界卫生组织标准和发达国家相比还有很大差距,但即使是这样的标准,对一家普通医院而言也很难实现。典型的"床多人少"状况也导致了单位病床功能作用发挥较差,利用效率低下,故也反映出资源微观结构不合理的问题。

二、我国医疗机构优化配置主要政策

医疗机构资源配置的过程与国家经济发展水平息息相关,自1978年实行改革开放以来,我国的卫生资源配置也从新中国刚刚成立时的按供给配置,开始慢慢向按利用配置和按需求配置的阶段演变,国力的不断增强和人民日益增长的卫生服务需求,都不断推动着卫生资源配置方法的改进。从20世纪末开始启动的医改,到2009年新医改"一个目标、四梁八柱"的主要核心政策,再到新医改政策的持续推进,在医疗机构资源优化配置方面也出现大量相关政策制度,其中以分级诊疗为目标的区域医疗中心建设和医联体建设最受社会关注。

(一)区域医疗中心建设

根据《区域医疗中心设置原则(试行)》(征求意见稿),区域医疗中心被定义为:为一定区域内居民提供代表该区域先进水平的医疗服务,承担一定的人才培养、医学科研、教学等任务的医院,同时承担服务区域突发公共卫生事件的医疗救治和技术支持。意见稿同时对区域医疗中心进行了区分,分为综合性医疗中心和专科性医疗中心。综合性医疗中心突出临床综合优势和整体水平;专科性医疗中心突出专科服务能力和服务水平,主要包括心血管、传染病、儿童、妇产、眼科、耳鼻咽喉科、肿瘤、口腔等专业。区域医疗中心按照服务的地域范围和医疗辐射能力分为国家、省级、地市级和县级医疗中心。根据《区域医疗中心建设试点工作方案》,计划在北京、上海等医疗资源相对富集的地方选择一批优质医疗机构,通过建设分中心或者分支机构,促进医师多点执业等多种方式;在患者流出多、优质医疗资源相对比较薄弱的省区作为试点省,建设区域医疗中心。

(二)医联体建设

2017年,原国家卫计委发布《关于开展医疗联合体建设试点工作的指导意见》,要求各地结合区域内医疗资源结构与布局、人民群众医疗服务需求,充分考虑医疗机构地域分布、功能定位、服务能力、业务关系、合作意愿等因素,分区域、分层次就近组建医联体。同年,《国务院办公厅关于推进医疗联合体建设和发展的指导意见》正式出台,进一步明确了医联体建设的目标:2017年,基本搭建医联体制度框架,全面启动多种形式的医联体建设试点;到2020年,在总结试点经验的基础上,全面推进医联体建设,形成较为完善的医联体政策体系。所有二级公立医院和政府办基层医疗卫生机构全部参与医联体。意见中同时明确了医联体建设的四种模式:城市医疗集团、县域医共体、跨区域专科联盟和远程医疗协作网。典型代表包括:深圳"罗湖模式"、安徽天长医共体、北京区域专科联盟、舟山群岛网络医院等。

伴随新医改政策的不断深入,"看病难,看病贵"的难题也正逐渐被破解,医疗机构资源配置的过程更加优化,更加适应人民的卫生服务利用需求。

三、我国医疗机构资源优化配置趋势

医疗资源优化配置是一个动态变化的过程,是在医疗资源达到一个合理配置的基础上,通过制定配置标准,优化配置模式,对资源的总量、结构、布局和功能进行宏观控制和调整,使医疗资源发挥最大的效能,即能够满足服务对象的卫生健康需求。我国也正不断调整政策,积极适应不断变化的人民健康需求。

(一)合理布局,优化结构

调整资源结构,下沉优质资源。结合不同区域实际情况(包括社会经济发展状况和卫生服务需求情况)探索科学、合理的资源配置政策,及时更新资源配置标准。宏观层面调整资源结构,做到资源向基层流动,向高级医疗机构流动,控制机构层次,增加我国医疗卫生保障体系疾病前期筛查预防与病情晚期安宁疗护两端力量。适度控制医院床位规模的发展速度,注重医教研全面发展,提升综合实力。发展短缺医疗资源,促进多学科发展;坚持预防为主、防治结合,构造相互促进、协同发展的公共卫生体系,更好地发挥疾病预防和保健康复功能。微观层面上,不断优化调整增加床工比、医护比,体现卫生服务可及性和公平性,应充分考虑服务半径、保障人群和交通便利程度,调整优质医疗资源在空间上的布局,提高居民医疗服务的可及性。

(二)移动重心,调整存量

存量资源调整是区域内人群医疗资源配置的重点,区域存量资源调整主要包括两方面:一是横向调整改变配置结构,资源向预防保健、健康教育、康复服务等薄弱领域倾斜,对机构布局不合理进行调整。二是纵向调整改变配置重心,资源向基层、边远地区和卫生设施差的地区倾斜,将保障能力和技术效率低的医院资源,在区域统筹规划的基础上,以合并、改制的方式整合区域内部分散、远、小的医疗机构,提高资源利用效率;同时卫生资源适量向大型机构转移倾斜,加强大型医疗机构的技术辐射能力。

区域内优化策略是"规划总量,调整存量,优化增量,提高质量"。区域医疗资源配置的总量包括存量资源和规划期内所能获取的增量资源。增量资源是有限的,通过对新增医疗资源投向选择可以促进资源的结构优化。因此,增量资源在配置前必须经过充分的可行性论证,要符合国家区域卫生规划的方向。

参考文献

[1] 国务院办公厅.国务院办公厅关于印发全国医疗卫生服务体系规划纲要(2021—2025年)的通知(国卫生发〔2022〕3号)[R/OL].(2022-01-12)[2022-04-12].http://www.gov.cn/zhengce/zhengceku/2022-02/01/content_5671603.htm

[2] 李顺平,孟庆跃.卫生服务公平性及其影响因素研究综述[J].中国卫生事业管理,2005(3):

132 - 134.

[3] 刘飞跃.公立医院适宜规模及财政保障机制研究[M].北京:中央编译出版社,2014:68 - 69.

[4] 吕承忠,盖永华,李贞.缩短平均住院日与提高病床使用率及经济效益的关系[J].中国医院统计,2001(1):53 - 52.

[5] 沈建华,刘云兴,梁宇恒.从西方发达国家区域卫生规划论影响中国区域卫生规划实施的因素及对策[J].中国妇幼保健,2002(6):8 - 10.

[6] 王小合.不同层次医疗机构资源配置的实证研究[J].中华医院管理杂志,2004(10):13 - 15.

[7] 王小合,高建民,高振乾.城市医疗服务网络布局发展研究[J].卫生经济研究,2002(7):25 - 27.

[8] 肖峰.我国医疗卫生资源优化配置的经济学分析[J].经济研究导刊,2018(6):177 - 178.

[9] 徐凌中,邴媛媛.卫生服务的公平性研究进展[J].中华医院管理杂志,2001(5):8 - 10.

[10] 张航,赵临,刘茜,等.中国卫生资源配置效率 DEA 和 SFA 组合分析[J].中国公共卫生,2016,32(9):1195 - 1197.

[11] 张鹭鹭.高级医院管理学[M].上海:第二军医大学出版社,2003:133 - 165.

[12] 张鹭鹭,胡善联,魏颖,等.医院医疗服务供给的经济学实证研究概述[J].中华医院管理杂志,2000(5):5 - 7.

[13] 张彦琦,唐贵立,王文昌,等.基尼系数和泰尔指数在卫生资源配置公平性研究中的应用[J].中国卫生统计,2008(3):243 - 246.

[14] Ahn I W, Yang D H. An Investigation of Factors Affecting Management Efficiency in Korean General Hospitals Using DEA Model [J]. Korean Journal of Hospital Management, 2005, 10(1):71 - 92

[15] Aydin N. Pareto Efficiency in Individualistic vs. Altruistic Society [J]. Humanomics, 2014, 30(4):304 - 324.

[16] François F, Al-mouksit A, Harouna W. DEA and SFA Research on the Efficiency of Microfinance Institutions: A Meta-analysis [J]. World Development, 2018, 107:176 - 188.

[17] Gayer G, Gilboa I, Samuelson L, et al. Pareto Efficiency with Different Beliefs[J]. Foreder Institute for Economic Research Working Papers, 2013(3).

[18] Ha O H, Jeong W S, Jung Y M. Relationship Between DEA Efficiency and Management Performance of National University Hospitals[J]. The Korean Journal of Health Service Management, 2015, 9(1):17 - 29.

[19] Huang M Y, Luo D, Wang Z H, et al. Equity and Efficiency of Maternal and Child Health Resources Allocation in Hunan Province, China [J]. BMC Health Services Research, 2020, 20(1):32 - 36.

[20] Im H B, Lim J Y. Evaluation of Efficiency of Outpatient Clinic in a General Hospital Using Data Envelopment Analysis (DEA) [J]. Journal of Korean Academic Society of Home

Health Care Nursing，2012，19(1):11-18.

[21] Martin G，Gareth M. Resource Allocation for Equity in the British National Health Service，1948—89: An Advocacy Coalition Analysis of the RAWP[J]. Journal of Health Politics，Policy and Law，2018，43(1):69-108.

[22] Reinhard S，Lovell C A K，Thijssen G J. Environmental Efficiency with Multiple Environmentally Detrimental Variables: Estimated with SFA and DEA [J]. European Journal of Operational Research，2000，121(2):287-303.

[23] Seo S K，Kwon S M. Efficiency Benchmarking of Hospitals Using DEA[J]. Korean Journal of Hospital Management，2000，5(1):84-104.

[24] Stevens E R，Zhou Q L，Nucifora K A，et al. Measuring Population Health in a Large Integrated Health System to Guide Goal Setting and Resource Allocation: A Proof of Concept[J]. Population Health Management，2019，22(5):385-393.

[25] Yi M，Peng J C，Zhang L，et al. Is the Allocation of Medical and Health Resources Effective? Characteristic Facts from Regional Heterogeneity in China[J]. BioMed Central，2020(1).

（马玉琴、杜宽）

第四章

卫生床位资源配置

【本章提要】本章简要介绍卫生床位资源基本概念、床位资源配置及计算方法、我国卫生资源配置现状及利用情况。通过本章学习,熟悉卫生床位资源相关概念、床位资源配置原则与方法,以及我国床位资源配置现状。

卫生床位资源是连接医疗机构和卫生人力的关键指标,是提供医疗服务的功能主体,可作为人力、医疗设备等资源配置的重要参考依据。医疗机构床位的规模及其利用情况直接影响医疗机构整体运行,进而影响卫生服务资源的利用效果。此外,一个地区床位资源配置和利用情况可作为衡量该地区经济水平、卫生事业发展状况的重要指标,关系到居民的健康水平,是区域卫生规划必须重视的问题。

第一节　卫生机构床位资源

一、基本概念

医院床位资源通常分为编制床位和实际展开床位两类。编制床位是指医疗机构取得《医疗机构执业许可证》时核准的床位,它依据卫生服务覆盖范围及其功能来制定。实际展开床位则受多种因素的影响,如区域人群数量、年龄结构、文化结构以及经济发展情况、地理、环境等。

常用的床位资源指标概念如下:

(1)床位数:年底固定实有床位(非编制床位),包括正规床、简易床、监护床、正在消毒和修理床位、因扩建或大修而停用的床位,不包括产科新生儿床、接产室待产床、库存床、观察床、临时加床和病人家属陪床。

(2)每千人口床位数:医疗卫生机构床位数/人口数×1000,人口数为统计常住人口。

(3)实际开放总床日数:指年内医院各科每日夜晚12点开放病床数总和。不论该床是否被病人占用,都应计算在内。包括消毒和小修理等暂停使用的病床、超过半年的加床。不包括因病房扩建或大修而停用的病床及临时增设病床。

(4)平均开放病床数:实际开放总床日数/本年日历日数(365)。

(5)实际占用总床日数:指医院各科每日夜晚 12 点实际占用病床数(即每日夜晚 12 点住院人数)总和,包括实际占用的临时加床。病人入院后于当晚 12 点前死亡或因故出院的病人,作为实际占用床位 1 天进行统计,同时亦应统计"出院者占用总床日数"1 天,入院及出院人数各 1 人。

(6)出院者占用总床日数:指所有出院人数的住院床日数总和,包括正常分娩、未产出院、住院经检查无病出院、未治出院及健康人进行人工流产或绝育手术后正常出院者的住院床日数。

(7)病床周转次数:每月(年)出院人数/科(院)床位数。

(8)病床工作日:实际占用总床日数/平均开放病床数。

(9)病床使用率:实际占用总床日数/实际开放总床日数×100%。

(10)平均住院日:出院者占用总床日数/出院人数。

二、床位分类

(一)按医疗机构规模分类

根据原卫生部 1994 年颁布的《医疗机构基本标准(试行)》,我国将 20 张病床以上的医疗机构称为医院。开设床位的医疗机构主要包括综合医院、乡(镇)与街道卫生院等,其床位规模按编制实行不同的等级标准。

1. 不同等级医院床位

一级综合医院床位总数为 20~99 张,二级综合医院床位总数为 100~499 张,三级综合医院床位总数为 500 张以上。

2. 乡(镇)、街道卫生院床位

乡(镇)、街道卫生院床位分两个等级,一是床位总数在 19 张床以下的乡(镇)、街道卫生院,二是床位总数为 20~99 张的乡(镇)、街道卫生院。

(二)按床位功能分类

根据我国实际情况,按床位使用功能,通常把医院、卫生院的床位分为以下四类。

1. 综合科室床位

综合科室床位主要是按内科、外科、妇科、儿科设置的综合科室床位,收治患有普通常见疾病和相关疑难杂症患者,这几个科室的床位通常占医院床位总数的大部分。

2. 专科床位

专科床位是按中医科、口腔科、眼科、耳鼻喉科、皮肤科、精神病科、肿瘤科等科室设置的专科床位,主要根据科室诊疗范围收治患者。

3. 防保床位

防保床位是按传染科、结核病科、职业病科等具有防保功能科室设置的床位。此部分床位也可归入专科床位。

4. 其他床位

除按以上科室分类的其他科室床位，包括康复床位、护理床位等。

第二节　床位资源配置

一、床位资源配置特点

（一）重点解决区域卫生资源配置问题

卫生床位资源配置是卫生资源的一个重要衡量指标，也是卫生机构扩张和收缩的重要标志。卫生床位的功能决定了卫生床位资源配置重点针对区域内医疗卫生机构总床位和区域内各类医疗卫生机构床位数、各类医疗卫生机构床位的比例，即"配多少、怎么配"的问题。

（二）与医院功能密切相关

卫生床位资源是医疗资源的基本单位及医院工作规模的计算单位，其利用情况是反映医院工作质量和管理效益的重要内容之一。床位的规模及其利用情况直接关系到医院整体经济的运营及卫生服务提供功能的发挥，进而影响人群对卫生服务的利用。国内外均有学者研究表明医院床位数直接影响到医院经济运营及其社会功能的进行。

（三）床位资源配置反映住院服务需求

卫生床位资源配置部分或大部分是由区域乃至宏观卫生服务系统中的住院服务需求决定的。对卫生床位资源的需求，反映出人群疾病严重程度；对卫生床位资源的利用，则反映出对卫生资源利用的程度，同时也体现医疗卫生机构总体服务质量水平。

二、床位资源配置基本原则

（一）公平可及原则

医疗机构服务半径适宜，交通便利，形成全覆盖医疗服务网络，布局合理。床位资源的配置应从实际医疗服务需求出发，面向城乡居民，注重科学性与协调性、公平与效率的统一，保障全体居民公平、可及地享有基本医疗卫生服务。

（二）统筹规划原则

床位资源必须符合医疗机构设置规划和卫生资源配置标准。根据区域卫生规划期间的社会经济发展水平和居民卫生服务实际需求及变化趋势来确定配置标准，局部服从全局，提高医疗卫生资源整体效益。所有新增卫生资源,必须按照区域卫生规划的要求和管理程序,严格审批。

(三)科学布局原则

在了解地区人口规模结构、人群疾病谱的基础上,结合住院医疗服务实际需求,明确和落实各类床位布局、功能和任务,最高限额不得超过居民卫生服务实际住院需要量。

(四)中西医并重原则

遵循卫生工作基本方针,中西医并重,保障中医、中西医结合、民族医疗机构床位的合理布局和资源配置,充分发挥中医在慢性病诊疗和康复领域的作用。

三、床位资源配置计算方法

(一)服务目标法

服务目标法主要是依据医疗机构已有的卫生统计年鉴数据计算标准床位数,再考虑人口增长带来的医疗资源的潜在增长因素,对目标年床位数进行预测。

$$年理想床位数=年实际床位数×年床位使用率$$

$$基年标准床位数=\sum(各级医院年实际占用病床日数/365)$$

$$预测年床位数=基年标准床位数×(1+年人口自然增长率)^n×(年潜在需求增长率)^n$$

(二)床位需要量法

$$医院床位总需要量=人口数×年均需要住院率×平均住院天数/每床年均开放日数$$

$$医院床位需求数=人口数×年实际住院率×平均住院天数/每床年均开放日数$$

(三)供需平衡法

床位供需平衡评价采用供需比方法,即将当地实际医院床位供给数与医院卫生院床位需要(需求)数进行对比,求出比值再进行评价。

$$病床需求量=人口数×需求住院率×平均住院天数/每床年均开放日数$$

$$供需平衡比=病床实际量/病床需求量$$

其中,需求住院率按照年实际住院率计算,

$$实际住院率=年入院人数/人口数$$

$$每床年均开放日数=365×病床使用率$$

供需比值在(1.00±0.05)范围内为供需平衡;供需比值超过(1.00±0.05)范围,但在(1.00±0.15)范围内,视为基本平衡;供需比值超过(1.00±0.15),视为供需不平衡。

第三节 卫生机构床位资源配置现状

一、卫生床位资源总量

截至 2018 年年底,我国医院总数共计 3.3 万家,占医疗卫生机构总数的 3.40%。医院床位数共计 651.97 万张,占我国医疗卫生机构床位总数的 77.58%,基层医疗卫生机构床位数共计 158.36 万张,占我国医疗卫生机构床位总数的 18.84%。城市和农村医院床位数分别为 383.66 万张、268.32 万张,比例约为 1.43:1。公立、非公立医院床位数分别为 480.22 万张、171.76 万张,比例约为 2.80:1(见表 4-1)。

表 4-1 2018 年各类医疗卫生机构床位数 单位:张

类别	合计	按城乡分		按登记注册类型分	
		城市	农村	公立	非公立
医院	6519749	3836553	2683196	4802171	1717578
综合医院	4378892	2494169	1884723	3337023	1041869
中医医院	872052	415735	456317	762845	109207
中西医结合医院	110579	87074	23505	70356	40223
民族医院	38917	11910	27007	34898	4019
专科医院	1054107	775839	278268	589784	464323
护理院	65202	51826	13376	7265	57937
基层医疗卫生机构	1583577	173304	1410273	1539981	43596
社区卫生服务中心(站)	231274	165532	65742	199950	31324
卫生院	1345628	4152	1341476	1337575	8053
门诊部	6338	3432	2906	2329	4009
护理站	337	188	149	127	210
专业公共卫生机构	274394	135804	138590	271978	2416
专科疾病防治院(所、站)	40845	23747	17098	39486	1359
妇幼保健院(所、站)	232848	111698	121150	231793	1055
急救中心(站)	701	359	342	699	2
其他医疗卫生机构	26358	18462	7896	24986	1372
疗养院	26308	18462	7846	24986	1322
总计	8404078	4164123	4239955	6639116	1764962

资料来源:《中国卫生健康统计年鉴(2019)》。

按地区来看(见表4-2),受地区经济发展水平和人口分布的影响,除民族医院外,我国东部地区医院床位数明显多于中部和西部地区。

表4-2　2018年各地区医院床位数

单位:张

地区	综合医院	中医医院	中西医结合医院	民族医院	专科医院	护理院
东部	1721342	326973	53871	590	465971	57973
中部	1395360	294983	24423	1032	303229	4439
西部	1262190	250096	32285	37295	284907	2790
总计	4378892	872052	110579	38917	1054107	65202

资料来源:《中国卫生健康统计年鉴(2019)》。

从城乡分布来看,我国城乡卫生床位资源配置不均衡,城市医疗卫生机构床位数从2010年的230万张增长至2018年的416万张,增加了186万张;农村医疗卫生机构床位数从2010年的248万张增长至2018年的424万张,增加了176万张(见图4-1)。

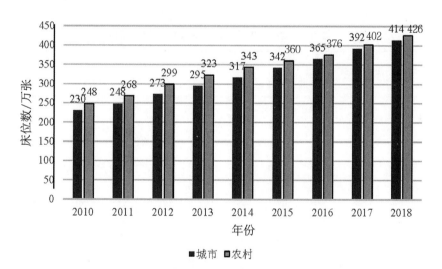

图4-1　2010—2018年我国城乡医疗卫生机构床位数

结合具体地区来看,东部地区城市医疗机构床位数高于农村地区,而中部和西部地区农村床位数高于城市。东部和中部地区每千农村人口乡镇卫生院床位数低于西部地区(见表4-3)。

表 4 - 3　我国 2018 年各地区床位数　　　　　　　　　　　　单位:张

地区	医疗卫生机构床位数			每千农村人口乡镇卫生院床位数
	合计	城市	农村	
东部	3253527	1920520	1333007	1.26
中部	2687513	1191760	1495753	1.37
西部	2463048	1029147	1433901	1.57
总计	8404088	4141427	4262661	1.43

资料来源:《中国卫生健康统计年鉴(2019)》。

二、卫生床位资源结构

截至 2018 年,我国具有标准床位的医院数为 33009 所(见表 4 - 4),比 2010 年增长了 57.8%,其中 500 张及以上床位数的医院为 3731 家,比 2010 年增长了 108.8%,可见近年来我国的卫生投入多倾向于大医院。

表 4 - 4　2018 年各地区按床位数分组医院数　　　　　　　　　单位:家

地区	合计	0~49 张	50~99 张	100~199 张	200~299 张	300~399 张	400~499 张	500~799 张	800 张及以上
东部	13036	5157	2846	1764	840	490	376	762	801
中部	9481	3192	2340	1494	645	394	251	547	618
西部	10492	3567	2934	1544	684	453	307	548	455
总计	33009	11916	8120	4802	2169	1337	934	1857	1874

资料来源:《中国卫生健康统计年鉴(2019)》。

从卫生机构分科床位数构成来看,截至 2018 年(见表 4 - 5),床位占比前五位由高到低分别为内科(26.41%)、外科(17.37%)、中医科(12.51%)、妇产科(8.78%)、儿科(6.44%)。

三、床位资源配置趋势

2010—2018 年我国医疗卫生机构床位数增长显著(见图 4 - 2),医疗卫生机构床位数从 478.68 万张增长至 840.41 万张,增长了 76%;其中,医院床位数从 1978 年的 110 万张增长至 2018 年的 652 万张,增加了 542 万张,占医疗卫生机构床位数的比重由 1978 年的 54% 增长至 2018 年的 78%。

表 4-5　2018 年医疗卫生机构分科床位数及构成

科室	医疗卫生机构		其中:医院	
	床位数/张	构成/%	床位数/张	构成/%
预防保健科	15916	0.19	4558	0.07
全科医疗科	454480	5.41	84777	1.30
内科	2219619	26.41	1639053	25.14
外科	1459875	17.37	1241831	19.05
儿科	541303	6.44	346859	5.32
妇产科	737526	8.78	473166	7.26
眼科	130397	1.55	122356	1.88
耳鼻咽喉科	91099	1.08	86604	1.33
口腔科	38108	0.45	33911	0.52
皮肤科	31045	0.37	24673	0.38
医疗美容科	13594	0.16	12901	0.20
精神科	506637	6.03	492503	7.55
传染科	143236	1.70	131655	2.02
结核病科	29716	0.35	22071	0.34
肿瘤科	228607	2.72	228547	3.51
急诊医学科	52984	0.63	45445	0.70
康复医学科	246316	2.93	201481	3.09
职业病科	16311	0.19	9054	0.14
中医科	1051041	12.51	965627	14.81
民族医学科	33893	0.40	33880	0.52
中西医结合科	134523	1.60	134402	2.06
重症医学科	52568	0.63	52560	0.81
其他	175294	2.10	131835	2.00
总计	8404088	100.00	6519749	100.00

资料来源:《中国卫生健康统计年鉴(2019)》。

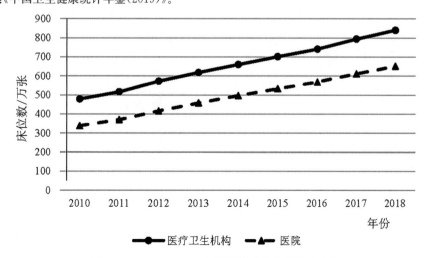

图 4-2　2010—2018 年我国医疗卫生机构床位数

2018 年综合医院、中医医院、专科医院床位数分别为 437.89 万张、87.21 万张、105.41 万张(见表 4-6),较 2010 年分别增长了 79%、106%、129%,专科医院床位数增长幅度明显。2018 年社区卫生服务中心(站)、乡镇卫生院床位数分别为 23.13 万张和 133.39 万张,比 2010 年分别增长了 37%、34%。由此可见,医院床位数增幅要高于基层医疗卫生机构床位数增幅。

表 4-6 2010—2018 年我国各类医疗卫生机构床位数变化情况 单位:万张

年份	医院			基层医疗卫生机构	
	综合医院	中医医院	专科医院	社区卫生服务中心(站)	乡镇卫生院
2010	244.95	42.42	45.95	16.88	99.43
2011	267.07	47.71	49.65	18.71	102.63
2012	297.99	54.80	55.74	20.32	109.93
2013	325.52	60.88	62.11	19.42	113.65
2014	349.99	66.50	68.58	19.59	116.72
2015	372.10	71.54	76.25	20.10	119.61
2016	392.79	76.18	84.46	20.27	122.39
2017	417.24	81.82	94.56	21.84	129.21
2018	437.89	87.21	105.41	23.13	133.39

资料来源:2011—2019 年中国卫生健康统计年鉴。

由于我国农村人口基数较大,农村每千人口医疗卫生机构床位数要远低于城市(见图 4-3),2010 年农村每千人口医疗卫生机构床位数不到城市的一半,但是差距在逐渐缩小,2018 年城市每千人口医疗卫生机构床位数为 8.7 张、农村为 4.56 张。

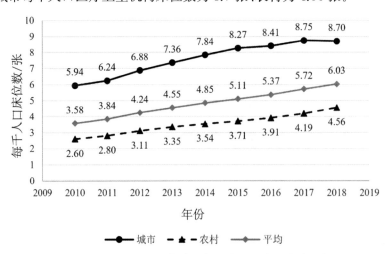

图 4-3 2010—2018 年我国每千人口医疗机构床位数

从医院登记注册类型来看(见表 4-7),2018 年我国公立医院床位数为 480.22 万张,占医院床位总数的 73.66%;民营医院床位数增幅明显,2018 年民营医院床位数为 171.76 万张,与 2014 年相比上升了 105.59%,占比也从 16.84% 增长至 26.34%,表明国家扶持民营医院发展成效初步显现。从不同等级医院来看,一级医院和三级医院床位数占比呈上升趋势,二级医院床位数占比则略有下降。

表 4-7 2014—2018 年全国各类医院床位数变化情况

类别	2014		2015		2016		2017		2018	
	床位数/张	占比/%	床位数/张	占比/%	床位数/张	占比/%	床位数/张	占比/%	床位数/张	占比/%
按登记注册类型分										
公立医院	4125715	83.16	4296401	80.60	4455238	78.31	4631146	75.67	4802171	73.66
民营医院	835446	16.84	1034179	19.40	1233637	21.69	1489338	24.33	1717578	26.34
按医院等级分										
三级医院	1878267	37.86	2047819	38.42	2213718	38.91	2359911	38.56	2567138	39.37
二级医院	2053896	41.40	2196748	41.21	2302887	40.48	2450707	40.04	2554366	39.18
一级医院	387207	7.80	481876	9.04	517837	9.10	584911	9.56	630281	9.67
按机构类别分										
综合医院	3499924	70.55	3721036	69.81	3927857	69.04	4172353	68.17	4378892	67.16
中医医院	665005	13.40	715393	13.42	761755	13.39	818216	13.37	872052	13.38
中西医结合*	67277	1.36	78611	1.47	89074	1.57	99680	1.63	110579	1.70
民族医院	22768	0.46	25408	0.48	26484	0.47	33460	0.55	38917	0.60
专科医院	685839	13.82	762519	14.30	844580	14.85	945576	15.45	1054107	16.17
护理院	20348	0.41	27613	0.52	39125	0.69	51199	0.84	65202	1.00
合计	4961161	100.00	5330580	100.00	5688875	100.00	6120484	100.00	6519749	100.00

注:这里指中西医结合医院。

资料来源:2015—2019 年中国卫生健康统计年鉴。

2014—2018 年,我国基层医疗卫生机构多为公立非营利性,个人办基层医疗卫生机构占比较小(见表 4-8)。截至 2018 年,我国公立基层医疗卫生机构床位数约为 154 万张,占比 97.25%,其中社区卫生服务中心(站)床位数约占基层医疗卫生机构床位总数的 14.60%,卫生院床位数占大多数,约为 84.97%。

表 4-8 2014—2018 年各类基层医疗卫生机构床位数 单位:张

类别	2014	2015	2016	2017	2018
按登记注册类型分					
公立	1342843	1375150	1403522	1487774	1539991
非公立	38354	38692	38418	40754	43596
按主办单位分					
政府办	1302817	1335057	1364587	1445721	1494425
社会办	47284	48383	47694	51401	55510
个人办	31096	30402	29659	31406	33652
按管理类别分					
非营利性	1372550	1406143	1435220	1521785	1577220
营利性	8647	7699	6720	6743	6367
按机构类别分					
社区卫生服务中心(站)	195913	200979	202689	218358	231274
社区卫生服务中心	171754	178410	182191	198586	209024
社区卫生服务站	24159	22569	20498	19772	22250
卫生院	1176641	1204989	1232623	1303695	1345628
街道卫生院	9396	8867	8732	11619	11719
乡镇卫生院	1167245	1196122	1223891	1292076	1333909
总计	1381197	1413842	1441940	1528528	1583587

资料来源:2015—2019 年中国卫生健康统计年鉴。

从基层医疗机构床位数分布来看,社区卫生服务机构大部分未配备床位,乡镇卫生院床位数大多在 10~49 张(见表 4-9)。

表 4-9 2014—2018 年基层医疗机构数(按床位数分)

床位数	2014		2015		2016		2017		2018	
	社区卫生服务机构	乡镇卫生院	社区卫生服务机构	乡镇卫生院	社区卫生服务机构	乡镇卫生院	社区卫生服务机构	乡镇卫生院	社区卫生服务机构	乡镇卫生院
无床	26973	1427	27357	1519	27334	1532	27556	1532	27769	1547
1~9	2301	5515	2053	5358	2053	5240	1993	5004	1962	4918
10~49	3701	22162	3573	21785	3575	21453	3538	20313	3630	19772
50~99	998	6214	1057	6486	1086	6780	1235	7496	1282	7832
≥100	265	1584	281	1669	279	1730	330	2206	354	2392

资料来源:2015—2019 年中国卫生健康统计年鉴。

四、床位资源配置国际比较

(一)每千人口床位数

从世界范围看,2014—2018 年我国每千人口床位数逐年上升,2018 年我国每千人口床位数为 6.0 张,已经超过加拿大、瑞典、英国、美国等国家,但与日本、韩国、波兰、德国、俄罗斯等国家还存在一定的差距(见表 4 - 10)。

表 4 - 10　2014—2018 年每千人口床位数国际比较　　　　　　　　　　单位:张

国家	2014	2015	2016	2017	2018
加拿大	2.7	2.6	2.6	2.5	2.6
法国	6.2	6.1	6.1	6.0	5.9
德国	8.2	8.1	8.1	8.0	8.0
日本	13.2	13.2	13.1	13.1	13.0
韩国	11.6	11.6	12.0	12.3	12.4
波兰	6.6	6.6	6.6	6.6	6.5
瑞典	2.5	2.4	2.3	2.2	2.1
英国	2.7	2.6	2.6	2.5	2.5
美国	2.8	2.8	2.8	2.9	2.8
俄罗斯	8.8	8.4	8.2	8.1	7.1
中国	3.6	3.8	4.0	4.3	6.0

资料来源:OECD 数据库。

(二)ICU 床位数

从 ICU 床位数规模来看,美国每 10 万人 ICU 床位数位居世界第一(见图 4 - 4)。主要原因包括:一是与美国的医学发展模式有关,美国日间手术和 ICU 比例均占较高比例,患者日间手术结束后到具有护理资质的旅馆;二是与美国医疗经济相匹配,美国住院医疗费用极高,这不仅包含医生、设备、药品等费用,也包括注册护士的费用;三是与美国的医疗保险模式有关,针对普通疾病的诊治,保险公司需要进一步压缩成本,所以保险公司极力推动能够缩短住院时间的医疗模式;四是与创新发展有关,ICU 是美国众多高精尖诊疗技术的基础和平台,因此美国的私立医院和保险公司愿意选择在 ICU 领域投资。

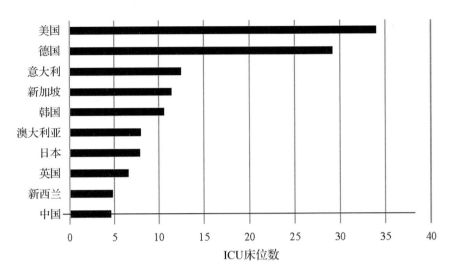

图 4 - 4　每 10 万人 ICU 床位数国际比较

（三）床位资源增加模式

1. 我国床位资源增加模式

从床位资源增加的模式来看，我国主要有以下六种：

（1）原地扩建。直接在原址翻新或加盖新的医疗建筑用房来扩增床位，这是我国最为常见的床位增加方式。我国目前床位数超过 3000 张的医院不在少数，如华西医院、中国人民解放军总医院和郑州大学第一附属医院等。

（2）迁址新建。指由于区域卫生规划或原址发展受限，原处于繁华地段的大医院迁址新建。其优点是重新规划、选址科学，有利于新址所在区域的医疗资源合理配置。

（3）建立分院。指当地或全国有一定品牌效应的大型医院，利用自身的人才、学科、技术、品牌等优势，在本地区或其他地区直接开设分院，扩大床位数量。例如复旦大学医学院附属肿瘤医院先后在浙江温岭、萧山、上海闵行等地设立分院。

（4）联盟协作。主要见于多家相似级别大医院以协议或契约的方式进行合作，形成医疗联盟。其优势在于实现共享资源、优势互补，且避免重复投资、设备闲置、不规范竞争等问题，有利于提高疾病整体防治效率。例如上海瑞金医院以集团化模式集中卫生资产，统一管理瑞金医院、卢湾分院、闵行区中心医院等医疗机构。

（5）兼并重组。指一家或几家核心医院对其他各类医疗机构进行吸收、兼并，重组成为一个统一的医疗体。例如青岛市市立医院兼并市建材医院、建工医院、东部医院等，成立青岛市市立医疗集团，被兼并的医院被核心医院纳入统一管理。

（6）纵向结合。主要见于同一地区各不同等级医疗机构从提供医疗服务的供应链上进行垂直联合。例如各地区相继成立的区域纵向紧密医联体。

2.国际上床位资源增加模式

从国际视角来看,国外不少地区的医疗服务市场在 20 世纪 60—80 年代也存在医疗机构规模无序扩张、医疗费用过快上涨的情况。随着政府对医疗费用控制问题的重视和医疗体制改革的不断深入,其医疗机构规模的发展逐渐趋向科学化。

(1)美国。美国大型医院的床位数大都在 1000 张左右,远小于我国大医院的平均规模。以全美排名第一的约翰·霍普金斯大学附属医院为例,该医院主动将医疗工作下沉至社区,成立了约翰·霍普金斯健康系统(John Hopkins Health System,JHHS)。该系统除约翰·霍普金斯医院外,还管理着 3 所承担急性病治疗的社区医院、4 所郊区卫生保健和手术中心、25 所初级卫生保健门诊部。

(2)英国。英国医院由较大的公立医院联合体主导着医疗市场。例如位于伦敦的史密斯医院托拉斯,由 500 张床位的国家级教学医院史密斯医院、450 张床位的地区性三级医院克劳斯医院(Clause Hospital)、150 张床位的地区二级医疗机构夏洛特医院(Charlotte Hospital)和 100 张床位的地区一级医疗机构阿基塔医院(Akita Hospital)组成。与整合前相比,该医院托拉斯在服务效率和公众满意度等方面均有了明显的提高。

(3)新加坡。新加坡在 20 世纪 80 年代进行了医院的重组,按照东部和西部将公立医院划分为国立健保集团和保健服务集团,每个集团下设综合医院、专科医院、专科中心和综合诊所。东部医院集团包括 4 所医院、5 个专科中心、9 个综合诊所,最大的陈笃生医院床位数为 1200 张。西部医院集团包括 3 所医院、5 个专科中心,最大的中央医院床位数为 1500 张。

从医院床位数的绝对规模来看,国外医院单体床位规模远不及国内大型综合医院的床位规模。从床位增长模式来看,国外更加注重医院与基层医疗机构的垂直整合。这在很大程度上是因为人们越来越认识到应该从注重"治疗"向注重"预防"或"健康管理"转变,更加主张从全方位对疾病进行控制和干预,实现全过程的健康维护。

第四节 卫生机构床位资源利用现状

一、总体床位利用情况

2018 年我国医院实际开放总床日数为 22.4 亿日(见表 4-11),平均开放病床 615 万张,实际占用总床日数为 18.9 亿日,出院者占用总床日数为 18.4 亿日,平均病床周转 28.1 次,平均病床工作日为 294.1 日,病床使用率为 80.6%,平均住院日为 10.5 日。

表 4－11　2018 年各类医疗机构病床利用情况

机构分类	实际开放总床日数/日	平均开放病床/张	实际占用总床日数/日	出院者占用总床日数/日	病床周转次数/次	病床工作口/日	病床使用率/%	平均住院日/天
医院								
综合医院	1534689133	4204628	1306654469	1275186798	35.7	310.8	85.1	8.5
中医医院	305397931	836707	258820079	253339456	31.8	309.3	84.8	9.5
中西医结合医院	37451363	102606	29975681	29819983	28.1	292.1	80.0	10.4
民族医院	13117870	35939	9396139	8997126	25.5	261.4	71.6	9.8
专科医院	354113867	970175	287943335	270362342	19.5	296.8	81.3	14.3
基层医疗卫生机构								
社区卫生服务中心（站）	73874398	202396	37989070	34413764	17.5	187.7	51.4	9.7
卫生院	465365480	1274974	277012814	257547822	31.4	217.3	59.5	6.4
专业公共卫生机构								
专科疾病防治院（所、站）	13916566	38128	9445663	8718038	12.5	247.7	67.9	18.3
妇幼保健院（所、站）	81157827	222350	55112410	53699019	44	247.9	67.9	5.5

资料来源:《中国卫生健康统计年鉴(2019)》。

二、各地区床位利用情况

从不同地区病床利用情况来看,上海、湖北、浙江、四川、河南等地病床工作日较高,病床使用率较高,贵州、甘肃、新疆、云南、福建等地平均住院日较低(见表 4－12)。

表 4－12　2018 年各地区医院病床利用情况

地区	病床工作日/天	病床使用率/%	平均住院日/天
平均	307.4	84.2	9.3
东部	307.0	84.1	9.3
中部	307.5	84.3	9.4
西部	307.8	84.3	9.1
北京	304.5	83.4	10.1

（续表）

地区	病床工作日/天	病床使用率/%	平均住院日/天
天津	283.0	77.5	9.2
河北	301.8	82.7	9.0
山西	290.5	79.6	10.5
内蒙古	277.6	76.1	9.6
辽宁	285.0	78.1	10.3
吉林	277.5	76.0	9.3
黑龙江	269.5	73.8	10.2
上海	349.9	95.9	10.2
江苏	315.2	86.4	9.6
浙江	326.5	89.5	9.6
安徽	303.9	83.3	8.7
福建	306.3	83.9	8.6
江西	316.5	86.7	8.9
山东	301.3	82.5	8.8
河南	319.8	87.6	9.5
湖北	338.2	92.7	9.4
湖南	307.6	84.3	9.2
广东	303.1	83.0	8.9
广西	319.8	87.6	8.7
海南	290.5	79.6	8.9
重庆	300.0	82.2	9.4
四川	323.8	88.7	10.5
贵州	298.4	81.8	8.1
云南	313.0	85.8	8.6
西藏	235.8	64.6	8.9
陕西	306.4	84.0	8.9
甘肃	297.9	81.6	8.4
青海	267.0	73.2	9.0
宁夏	291.5	79.9	8.9
新疆	312.3	85.6	8.5

资料来源:《中国卫生健康统计年鉴(2019)》。

三、各类别床位利用情况

从整体来看(见表4-13),医院等级越高,病床利用率越高。2014—2018年各级医院病床利用率均呈逐年下降趋势。主要原因包括:一是医院床位增长快于人口增长速度,二是出院者平均住院天数逐渐缩短。

床位使用率按年度来看(见表4-14),2009—2012年,医院病床使用率逐年上升,2013年开始呈波动下降的趋势。2009—2018年,医院平均住院日逐年下降。

表4-13 2014—2018年各类医院病床利用率 单位:%

类别	2014	2015	2016	2017	2018
按医院等级分					
三级医院	101.8	98.8	98.8	98.6	97.5
二级医院	87.9	84.1	84.1	84.0	83.0
一级医院	60.1	58.8	58.0	57.5	56.9
按机构类别分					
综合医院	88.8	86.1	86.2	86.0	85.1
中医医院	87.3	84.7	84.9	85.0	84.8
中西医结合医院	84.2	81.5	80.5	80.7	80.0
民族医院	71.3	71.4	70.7	68.3	71.6
专科医院	86.2	83.2	82.6	81.6	81.3
护理院	78.5	76.5	76.3	75.2	72.7

资料来源:2015—2019年中国卫生健康统计年鉴。

表4-14 2009—2018年综合医院和中医医院病床使用情况

年份	病床使用率/%		平均住院日/天	
	综合医院	中医医院	综合医院	中医医院
2009	93.0	83.1	9.7	10.4
2010	94.9	85.7	9.7	10.7
2011	96.6	88.1	9.6	10.5
2012	98.2	90.4	9.3	10.1
2013	96.9	90.5	9.1	10.1
2014	95.8	89.1	8.9	9.9
2015	93.1	86.6	8.9	9.9
2016	93.7	87.1	8.6	9.8
2017	94.0	87.8	8.5	9.6
2018	93.5	88.1	8.4	9.5

资料来源:《中国卫生健康统计年鉴(2019)》。

第五节 卫生机构床位资源配置问题与建议

一、卫生床位资源配置存在的问题

(一)结构不合理,利用过度与不足并存

我国医院床位资源配置总体呈供需平衡状态,但各级医院间床位使用率差别较大,同时存在使用过度与使用不足的现象。病床使用率属于相对数据,因此在比较不同级别医疗机构利用情况时,可以反映出病床使用率的差异。适宜的病床使用率能保证床位的合理运转,过高的病床使用率不仅会增加医护人员的工作量,同时还有加大院内感染的风险,而过低的病床使用率则会造成床位资源的浪费。

近年来基层医疗机构的床位使用率远低于综合医院,三级医院与一级医院的病床使用率形成鲜明反差。面临日益增长的患者就医需求,根据医院层次的不同,病床使用率出现了两极分化的情况:三级医院已经超负荷运转,而一级医院则处于利用不足的状态。当前患者对基层医疗水平认可度仍然不高,部分患者考虑就医时,无论其疾病种类及病情严重程度,均首选大型综合医院,导致大型综合医院收治患者数量增多,加大了综合医院的诊治压力。

(二)床位利用与配置不科学

医院床位资源配置是卫生人力、医疗设备等卫生资源配置的主要参考依据,只有在合理规划医院床位资源的基础上,才能依照一系列配置标准对卫生人力、医疗设备等卫生资源进行优化配置。完善的床位评价体系是合理规划卫生机构床位资源的前提和基础。目前我国各个医院在进行自身床位利用评价时指标的选取不尽相同,主要利用医院等级、出院人数、医院总床位数、床位使用率、病床周转次数和平均住院日等指标对卫生机构整体住院利用效率进行评价,这些评价尚未考虑不同卫生机构的病种结构和病情程度的差异,难以准确评价医疗资源利用效率的高低,不利于被评价卫生机构发现自身资源利用中存在的问题,进而不利于资源的配置和管理绩效的持续改进。

二、床位资源优化配置建议

(一)提高医疗技术水平,优化整体服务效率

各级医疗卫生机构都需要不断提高医疗技术水平,如通过临床路径等方法,在确保最佳医疗服务质量的同时提升治疗效率,规范医院工作流程,降低平均住院日,发展基层医疗服务,分流医院诊疗负担。建议进一步明确医院与基层卫生机构之间的诊疗层次与职能导向。将提供预防、保健、健康教育等基本公共卫生服务和常见病、多发病的诊疗服务以及部分疾

病的康复、护理服务作为基层医疗服务的主体,并向上级医院转诊超出自身服务能力的常见病、多发病及疑难杂症、危重患者。对已投入的基层床位,着力改善医疗服务质量,重点加强护理、康复病床的设置,承担老年病、慢性病等疾病的康复职能。

(二)多渠道加大基层医疗卫生机构床位利用率

一是要开放医师多岗位工作的权限,最大程度调动现有医疗卫生人力资源,鼓励并引导拥有执业资格的医师在基层医疗卫生机构兼职,加大分级诊疗人才支撑力度。二是要加快落实家庭医生签约制度,为基层医疗机构打下坚实的组织基础。三是要促进社区医疗服务新模式与医保支付方式相配套,从政策角度为分级诊疗提供支持。四是要提高基层医疗卫生机构信息化程度,为医师远程诊疗的顺利开展提供技术保障。

(三)调整专科医院床位量

近年来恶性肿瘤患病率有增长的趋势,需要专业性极高的医师,且诊疗时间长,对病床的需求时间也长。建议着重增加肿瘤医院床位资源,注重对薄弱专科领域的扶持,持续引进专业化医护人员,最大程度保证医疗服务质量。同时,对于床位利用率低的医疗卫生机构,可通过将一部分病床床位转变为护理型床位的方式实现转型,增加精神卫生、养老、护理、康复床位,形成诊疗、康复、定期复诊和护理一体化的服务模式。

参考文献

[1] 陈丽金,杜纯艳,黄奕祥.医疗床位及相关资源供给趋势分析:基于中美对比分析思考我国医疗卫生领域的供给侧改革[J].中国卫生经济,2017,36(3):70-73.

[2] 范玉改.我国与经合组织国家医院床位数比较及其对我国分级诊疗制度建设的启示[J].中国全科医学,2017,20(22):2694-2697.

[3] 方来英.我国公立医院规模扩张的现状与对策[J].中华医院管理杂志,2019(3):177-180.

[4] 耿珊珊,陶红兵,谢舒,等.我国医院床位配置与利用现状及对策分析[J].中国医院管理,2012,32(5):16-17.

[5] 国家卫生和计划生育委员会.2013中国卫生和计划生育统计年鉴[M].北京:中国协和医科大学出版社,2013.

[6] 国家卫生和计划生育委员会.2014中国卫生和计划生育统计年鉴[M].北京:中国协和医科大学出版社,2014.

[7] 国家卫生和计划生育委员会.2015中国卫生和计划生育统计年鉴[M].北京:中国协和医科大学出版社,2015.

[8] 国家卫生和计划生育委员会.2016中国卫生和计划生育统计年鉴[M].北京:中国协和医科大学出版社,2016.

[9] 国家卫生和计划生育委员会.2017中国卫生和计划生育统计年鉴[M].北京:中国协和医科大学出版社,2017.

［10］国家卫生健康委员会.2018 中国卫生健康统计年鉴［M］.北京:中国协和医科大学出版社,2018.

［11］国家卫生健康委员会.2019 中国卫生健康统计年鉴［M］.北京:中国协和医科大学出版社,2019.

［12］刘丽华,王珊,鲍玉荣.国内外医院床位资源变化比较［J］.解放军医院管理杂志,2012,19(2):179-181.

［13］王珊,饶克勤.国际视角下的国内医院床位规模［J］.中国医院,2012,16(9):13-16.

［14］王书平,王耀羚,黄二丹.中国 2020 年床位数医疗资源结构分析研究［J］.中国卫生资源,2015,18(3):160-162.

［15］王秀峰.卫生资源配置国际比较及启示［J］.中国卫生人才,2014(6):79-84.

［16］张馨予.基于公平与效率的我国卫生资源配置和服务供给研究［D］.天津:天津医科大学,2017.

［17］赵临,汪雅璇,张馨予,等.我国医院床位资源利用现状与供需分析研究［J］.中国医院管理,2017,37(8):13-15.

［18］中华人民共和国卫生部.2011 中国卫生统计年鉴［M］.北京:中国协和医科大学出版社,2011.

［19］中华人民共和国卫生部.2012 中国卫生统计年鉴［M］.北京:中国协和医科大学出版社,2012.

(段增杰)

第五章

临床学科资源配置

【本章提要】本章简要介绍临床学科资源概念,临床学科资源要素构成、特点,临床学科资源配置原则、模式及未来发展方向,临床学科资源配置评价方法。通过本章学习,熟悉临床学科资源配置基本理论,能够利用本章理论分析和解决医院内部临床学科资源配置的相关问题。

医院临床学科发展程度可直接反映医院的整体水平、学术地位以及在医疗服务市场中的核心竞争力。因此,着力推进医院临床学科建设是医院发展的核心所在。随着社会经济的发展,疾病谱的不断变化和人们健康观念的不断革新,势必影响临床学科资源的配置发展方向。如何使投入到公立医院临床学科建设中的资源得到优化配置,提高资源利用效率,发挥资源的规模效应,是公立医院临床学科资源配置的重点和难点问题。了解和掌握临床学科资源的关键要素、临床学科资源特点以及临床学科要素配置原则及方法,对指导医院临床学科资源建设有重要作用。

第一节 临床学科资源配置概述

一、临床学科资源概念

学科(discipline)是科学的分支,是根据一定的学科理论组织起来的科学知识体系。中国社会科学院语言研究所词典编辑室所编写的《现代汉语词典》中对学科的定义是:"按学问的性质而划分的门类。"《牛津高阶英语词典》对其的定义是:"知识的分支、教学科目。"1993年7月1日实施的国家标准《学科分类与代码》中的定义是:"学科是相对独立的知识体系。"由此可见,"学科"一词本身具有双重含义:一是知识体系结构或学术分类,含义较广;二是为培养人才而设立的教学科目。我们通常意义上所讲的学科应包含此双重含义。

临床学科(clinic subject)是指配备一定床位或设备,直接为患者诊断治疗疾病的学科。

临床医学属于医学门类的一级学科,其又分为 18 个二级学科,分别是内科学、儿科学、老年医学、神经病学、精神病与精神卫生学、皮肤病与性病学、影像医学与核医学、临床检验诊断学、护理学、外科学、妇产科学、眼科学、耳鼻咽喉科学、肿瘤学、康复医学与理疗学、运动医学、麻醉学、急诊医学。三级学科是在二级学科基础上继续划分学科,如外科学包括普通外科、泌尿外科等。随着医学科学技术的发展和医学知识的增长,一些大型三级医院进一步细分二级或三级学科,设置了亚学科。

在医院学科建设中,医院根据学科分类、疾病诊治和功能管理的需要设置科室,包括临床科室、医技科室以及职能科室等,其中临床科室、医技科室是以学科发展为核心的功能和管理单元。三级和二级医院科室设置通常包括:心血管内科、呼吸内科、肾内科、消化内科、血液内科、内分泌科、神经内科、普通外科、心胸外科、骨科、神经外科、泌尿外科、整形外科、烧伤科、移植科、肿瘤科、妇产科、儿科、眼科、口腔科、耳鼻喉科、皮肤科、麻醉科、急诊科、中医科、传染科、药剂科、检验科、放射科、病理科、核医学科、输血科、营养科、医学工程科、信息科、预防保健科等。科室可以依据多种因素划分,但必须以学科建设作为其存在和发展的技术支撑条件。科室是学科的外在形式,而学科才是科室发展的内在精髓。

临床学科资源(clinic subject resource)是一种复合性资源,是人力、物力、财力、技术等各类要素的集合,是围绕治疗某一系统、某一类疾病,甚至是某种疾病而组成的相对独立、结构最小、功能唯一的组合性卫生资源。

二、临床学科资源要素及特点

(一)临床学科资源要素构成

资源性要素是临床学科在发展中形成或获得的各项对技术能力要素提供支持和保障的因素,临床学科组成要素可以分为三个部分。

1. 人力资源

人力资源包括高级、中级、初级卫生技术人员,是学科开展医疗服务的前沿、核心力量,是学科建设中最重要、最关键的技术资源,决定了学科的发展能力。其中,强有力的学科带头人和技术骨干构成了临床学科的人力资本,处于核心地位。

2. 床位、设备及其他硬件资源

临床学科配备的该资源要素为学科开展服务提供诊疗支撑条件。医疗设备是否可以满足专科开展相应等级医院临床项目的要求,是否具有先进性和适宜性,设立专科实验室及研究设备配置状况等,这些设施及空间上的硬件条件在很大程度上影响着学科发展。

3. 其他资源

由财力、信息等构成,是临床学科实现正常功能的基础保障。

（二）临床学科资源特点

1. 复合性

临床学科资源是一种复合性资源，是各类资源要素的集合，包括人力、物力、财力、技术等各项管理要素。各项要素如达到最优配置，能够使得医疗服务产出最大化，包括：医疗服务量、临床科研成果量、经济效益以及社会效益的产出量。

2. 共享性

临床学科资源是一种技术资源。在临床和科研实践中，新的医疗技术不断涌现，在技术交流中使得新技术不断向外扩展传播，带动该临床学科技术向前不断发展。此外，医院临床学科通过培养各层次医学人才使该临床学科医疗技术不断传承，因此临床学科资源具有共享性的特点。

3. 整合性

20 世纪 80 年代，美国人提出了"医学整合"的概念。医学整合在临床工作中的具体表现是在诊疗过程中实现多学科的交叉协作，并要把对患者的关爱和对人性的尊重融入到诊疗中，为病人提供全方位、专业、规范、合理的诊疗服务，从而提升医疗服务质量。近年来，国内越来越多的跨学科医学中心出现在大型综合医院，这些医学中心涉及多学科、多系统、多器官的诊断和治疗，其出现很大程度上避免了因现代医学分科过细而产生的头痛医头、脚痛医脚的现象。多学科整合这种崭新的临床医学模式为医院管理带来了新的思路，因此临床学科资源具有整合性的特点。

4. 可重复性

临床学科资源可形成医疗服务产品向居民提供，以满足居民的医疗卫生服务需求。在一定时期内和一定的医疗服务技术水平下，可反复向居民提供，具有可重复性的特点。

三、临床学科资源建设发展的作用机理

临床学科资源是医疗行业特性突出、专业技术含量丰富的标志性资源，它以医院管理、后勤保障、信息建设等公共平台作为支持条件（见图 5-1）。

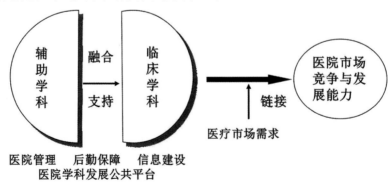

图 5-1　临床学科资源建设发展作用机理

学科中的辅助学科对临床学科的成长提供支持,并随着学科的不断发展与临床学科融合交叉,临床学科之间也不断发生分化、交叉及融合。临床学科在公共平台和辅助学科的支持下,通过运用学科的知识技术资源及其不断的创新增长,来满足医疗市场的需求增长;临床学科通过参与医疗市场竞争,不断提高医疗技术水平,将其医疗知识技术资源与医疗需求链接,其满足医疗市场需求的程度构成了市场竞争能力。

第二节　临床学科资源配置原则与模式

医院临床学科资源各类要素的数量、结构及利用方式等,对临床学科的发展产生重要影响。研究分析医院临床学科的优化配置,需从地区宏观角度和医院微观角度出发,掌握资源配置变化规律和发展趋势,这对提高医院资源利用效率、加快技术进步、推动学科快速发展、提升医院发展能力具有重要意义。

一、临床学科资源宏观配置原则

(一)注重公平,兼顾效率

临床学科资源配置必须遵循宏观卫生资源配置的原则,以公平性为基础,满足群众的基本医疗需求,促进临床专科能力均衡发展,使医疗资源分布与区域医疗需求更加适配。同时,要补齐产科、儿科、精神等基础专科或传统薄弱领域的资源短板。此外,也应关注效率、精简高效,提升主要临床专科能力。

(二)需求牵引,注重应急

实现临床学科资源优化配置,在提高效率、减少限制的同时,要面向群众,围绕对群众影响大的疾病,强化相关学科,解决好常见病、多发病的防治问题。同时,要开展疾病监测,及时掌握和了解新发重大突发疾病、重大传染病等对人民健康造成重大危害的疾病,医疗机构需做好学科相关资源储备,完善应急处置预案,确保完成突发公共卫生事件应急医疗保障任务。

(三)整体优化,系统发展

区域医院学科优化配置,应把各种临床学科资源作为整体资源,从全局角度谋划,充分利用系统优势,发挥技术辐射功能,开展技术帮带和协作,形成区域学科整体优势。

(四)突出特色,发展优势

培养和发展特色临床学科,是推动医疗卫生事业快速发展、高质量发展和实现医院可持续发展的必然途径。临床学科发展,要特别注重技术含量的作用,强调生长功能。既要强化现有特色学科,增加优势;又要根据需求、政策导向等因素,培养新的优势学科,形成特色优势学科群体。

二、临床学科资源微观配置模式

(一)临床学科资源配置方式的转变

随着医院学科发展步入优化增长期,其资源配置结合和利用方式也随之发生变化。宏观上,对具有重要社会、经济效益的重点学科以及优势学科群、各级机构都加大了资源配置力度,强化发展资源平台。微观上,医院对临床学科资源配置的方式逐步由固定比例资源配置向激励—共享的弹性资源配置方式转变(见图5-2),主要体现在两个方面:

(1)运用激励竞争机制,人力资源配置实现优化组合,以技术资源与医疗需求匹配为切入点,以医疗技术骨干力量为支撑,以科室管理为基础,通过实施病人选医生、主诊医师负责制等方式,成立适应市场需求、灵活而富有弹性的医疗项目小组,完善激励约束机制,带动学科医疗人力资源的优化重组,并以此促进学科知识资源的整合,形成充满竞争和活力的人才资源使用新模式。进一步优化护理、设备等资源,不断提高资源利用效率。

(2)其他资源以床位资源整合为牵引,实现优化共享。同时实行床位统一调配使用等制度,床位由过去指定医生管理和使用变为医院统一协调使用,在大专科的范围内模糊小专科的界线;病人实行相对集中收治,病人较多时可以跨科室收治;床位由科室专管专用向科室管理全院共用转变,打破了过去学科床位资源难以共享、护理单元忙闲不均等现象,极大地提高了临床学科资源整体利用效率。

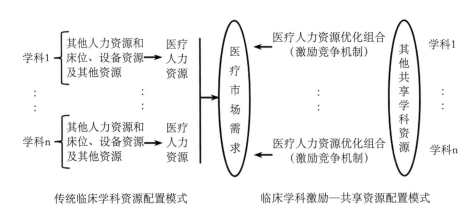

图5-2 微观临床学科资源配置基本框架

(二)激励—共享弹性资源配置的优势

1. 突出需求与技术资源的对接

学科技术资源是医院的主要知识资源,知识要素与实践要素的结合是知识资源整合的鲜明特征。临床学科必须将技术资源与不断变化的市场需求紧密结合,才能促进发展能力和提升竞争力。激励—共享模式根据临床学科分工细致、学科交叉等特点,及时调整项目分组,使技术资源与医疗需求紧密结合,以医疗人力资源优化带动知识资源整合,增加了医疗服务的针对性和接触面,为临床学科发展提供了更多机遇。

2. 突出"以人为本"的管理思想

充分调动和发挥人才的积极性和创造性,尤其是骨干力量,是临床学科发展的关键所在。激励—共享模式在组织、实施、评价过程中贯穿激励竞争机制,通过以医疗技术骨干组建项目外组等形式,使人才服务能力大小与利用资源多少相适应,以能力决定资源支配和使用权,带动了医疗人力资源的整体优化;为人才成长和施展才能提供了充足的空间,不断发现和创造新的技术增长点,为学科的持续发展奠定扎实的人才和技术基础。

3. 突出资源利用效率的重要性

提高资源的整体效率,以较少投入获取最大效益,是医院管理追求的目标。激励—共享模式将优化组合的医疗人力资源对外直接与医疗需求连接,对内与学科共享资源连接,减少了医疗需求与资源利用之间的环节和约束因素,体现了"以病人为中心"的思想,为提高资源的整体效率畅通了服务渠道。

4. 突出基础服务的质量标准

激励—共享模式是在科室管理基础上的拓展,一方面基础资源共享使基础服务工作的负荷相对均衡,减少了超负荷工作状态,确保患者得到及时的观察、诊断和治疗,保证医疗质量和医疗安全。另一方面,学科病种范围和分布范围扩大,要求护理人员不仅要掌握本学科的护理特点,还要掌握相关学科的护理知识和技术;医生要具备较强的责任心、快捷有效的联络措施等;学科设备的配置等也要达到相应的救治标准。

三、临床学科资源配置发展方向

(一)由传统分科向专科化、综合化转变

随着医学科学技术的发展和新兴边缘学科的不断涌现,临床学科专业的内部分工日趋精密,其分科已从传统的内、外科,分化出众多二级学科,一些大型三级医院甚至出现了亚学科,如普外科分化为甲乳外科、胃肠外科、肝胆外科和肛肠外科,骨科分化为脊柱外科、关节外科、创伤外科、骨肿瘤外科等。一些新学科也相继出现,如心理治疗科、激光美容科和免疫科等。当前,临床学科一方面将继续向专业化、精细化方向发展,更多的二级、三级学科不断出现,专业划分到单病种或单项技术;另一方面,学科逐渐趋向群体综合,形成多学科联合的优势学科群或中心。近年来,国内越来越多的跨学科医学中心出现在大型综合医院,这些医学中心涉及多学科、多系统、多器官的诊断和治疗。如有一些医院将诊治心血管疾病的心内科、心外科、导管室、心脏监护病房、超声心动图室、无创室和实验室等相关科室整合为一体,组成"心脏中心"或心血管病研究所。

（二）由专业技术特色向功能优化拓展转变

临床学科建设通过优化和拓展学科功能，更加注重内涵建设。一方面，学科要保持特色和优势，必须拥有雄厚的人才、设备和技术实力；另一方面，通过同类或相关学科间的纵横交叉联合，取长补短，进一步优化和完善专业技能或功能定位。组合划分的学科，以满足患者需求为最终目的，应坚持和强化多学科综合诊治的功能，使疑难疾病在较短时间内能够获得明确诊断，危重疾病通过治疗能够得到有效改善甚至治愈，提高临床医疗工作的质量和效率。

（三）由依靠学科带头人向学科带头人与合理人才梯队并重转变

在学科建设中，由于学科带头人直接影响学科的水平、特色和优势，是一个学科能否发展的关键。但在具体实践中往往过多依赖于学科带头人个人的技术水平、专业方向、学术地位和能力素质，而忽视了对整个学科人才梯队的培养，一旦学科带头人离开或调任，学科的整体发展就陷入停滞甚至萎缩，学术专业水平下降。因此，目前的学科建设不仅要重视学科带头人和接班人的选拔与培养，还应更加注重技术队伍的整体素质养成及梯队结构的合理。

（四）由注重重点学科的带动效应向注重以疾病为纽带的学科群发展转变

技术实力强、学术地位高的学科能够代表医院的学术水平和专业特色，代表医院的形象和声誉，产生带动其他相关科室发展的效应。近年来的实践证明，很多国家级重点学科、全军医学研究所（中心）以及各省（市）重点学科等，不仅卓有成效地建设了一批在国内外具有一流水准的专业学科，培养造就了一批学科技术骨干，扩大了重大疾病诊治的影响力，而且带动了院内以疾病为纽带的各相关学科专业的发展，逐渐形成优势学科群。

（五）由重点投入向追求可持续发展转变

医院特别是大型综合性医院学科众多，医院因经费有限无法在学科的资金投入上进行平均分配，因此在以往的学科建设上，大多对一些重点学科在人力、物力和财力上给予更多照顾，使其能够在医疗市场竞争中形成优势，并带动其他学科。今后，不仅要对重点学科，更要对影响或制约医院发展的学科有针对性地进行急需资源的投入，使重点学科保持领先，关键学科高起点发展，新兴学科参与竞争，从而促进医院学科建设全面、协调和可持续发展。

（六）由传统医学向转化医学转变

在现代医学科学技术的不断推动下，基础医学已经获得了巨大进步，人们对疾病有了更深的理解。但是即使科研、论文及实验研究上已经取得了惊人成果，很多成果却没有投入到实际的医学诊断中，也没有真正服务于基础医学研究。造成这种情况的主要原因是基础研究与临床研究之间没有建立起真正的沟通交流平台，基础医学和临床医学之间存在脱节。而转化医学则主张在实验室与病房之间架起一条快速通道，也就是以病患为中心，从临床工作中发现和提出问题，由基础研究人员进行深入研究，然后再将基础科研成果快速转向临床应用。可以说，转化医学打破了以往单一学科或有限合作的模式，更加强调多学科间的通力合作，从而提高医疗总体水平，以应对所出现的医学难题。

第三节　临床学科资源配置评价

　　临床学科资源配置评价是指利用企业优化资源配置的理论和方法,结合政策导向、市场需求和学科特点等,从宏观区域整体水平和微观学科水平进行分析研究,分析优势、一般及弱势临床学科的不足,突出优化配置重点,提出优化配置方案,推动区域医院的全面建设。临床学科资源配置评价是加强医院学科建设监督管理的重要措施,能够发挥重要导向作用。通过临床学科资源评价,可进一步推动医院临床学科资源建设,提升医院整体服务能力和医院品牌效应。

一、临床学科资源配置评价目的

　　临床学科资源配置评价目的是掌握医疗机构各类临床学科资源配置是否合理,各临床学科内部资源配置的效率、规模是否适当,临床学科资源特色是否鲜明等,从而推进医院医疗、教学、科研全面、持续、和谐发展,形成多元化学科形态共同发展的格局。

　　（一）国家层面

　　从国家层面看,进行临床学科资源配置评价的主要目的是弄清国内医疗机构资源的不同特色和优势,检查已取得的医疗服务数量与质量、医疗特色、研究成果和人才培养与预想目标之间的差距,并以此为依据去修订政策、改进决策、改善管理,并且建立能充分调动医务人员创造能力的环境,及时宣传好的成果,使公众理解并支持政府对临床学科建设的投资。

　　（二）医疗机构层面

　　从医疗机构层面看,进行临床学科资源配置评价的目的是以评促建,调整和优化临床学科资源结构,提高医疗服务整体数量和质量,更好地适应国家、社会和经济发展需要;明确认识自身条件和特点,认识到自己在同类医疗机构中所处的竞争地位,明确自己必须予以加强和改善的地方。同时,发挥评估的激励作用和导向作用并以此去调动各学科建设的积极性;完善学科管理规章制度,使学科建设工作逐步规范化、科学化。

　　（三）临床学科层面

　　从临床学科层面看,进行临床学科评价的目的在于通过系统、有效的科学评估,可以清楚地知道自己的专长及劣势所在,获得有关学科未来发展途径、资源分配方案等一系列有助于实现科学管理的重要依据,从而指导学科的战略发展方向,以达到或保持自己在国内同类学科的领先优势,提高学科知名度。

二、临床学科资源配置评价体系构建的步骤

　　临床学科资源配置评价体系是临床学科评价指导原则和评价内容的外在体现,反映临

床学科的整体内涵特征,各级临床学科评价体系因为目的不同,体系指标有所不同。医院临床学科评价体系具有共性内容,遵循相应的制订原则。

建立临床学科资源评价指标体系是一项复杂而重要的系统工程,直接关系到评价工作的质量、效果和导向,是整个评价工作的关键之一。

(一)制订临床学科评价指标体系的主要依据

根据国家对医学科学发展和医院建设的总体要求,着重从以下几个方面来考虑:国家博士学位授权学科及研究生教育评价指标体系;国家级重点学科及医学专科中心评价指标体系;国家等级重点评审标准体系;结合医院具体实际,体现以患者为中心,医、教、研协调发展的原则,注重学科内涵和质量,加大医疗、护理指标的权重比例,体现临床教学特点,将承担教学任务过程中的数量、质量要求作为考核指标;医疗、护理、科研、教学干部队伍的质量指标以机关职能部门掌握的关键数据、资料为依据,确保评价工作的准确性,也便于审查、核实、汇总和分析。

(二)临床学科资源评价指标体系中指标和权重的确定方法

临床学科评价确定指标权重的方法归纳起来主要有主观定权法和客观定权法,包括:文献法、调查法、头脑风暴法、德尔菲法、综合指数法、加权综合法、模糊评判法、层次分析法、灰色关联度分析、逼近理想排序法、秩和比法及多元统计分析法等。在实际临床学科评价中常见多种方法综合运用。

(三)临床学科资源评价指标体系的内容结构

临床学科资源评价指标体系由学科评价表和与之相配套的学科评价调查表组成。学科评价表采取等级指标的方法,把评价指标分为三个等级,其中一级指标包括学科发展方向、技术队伍建设、学术水平、医疗护理工作、教学工作、思想建设和管理等要素,二、三级指标是一级指标内涵的延伸,根据前述的原则和标准立项。临床学科评价调查表提供给科室自查自评时使用,其设计力求解决指标体系的量化问题,从侧面反映临床学科技术建设的情况,同时要充分考虑运用计算机辅助完成数据统计处理工作的要求。

三、临床学科资源评价的组织实施

在医院的统一领导下,充分发挥医院科委会、专家组、三级质量管理组织和机关职能部门的作用,采取领导、专家、群众相结合的方法,根据实际情况决定是否设立专门的"评价委员会"。实施过程中,要采取科室自查自评为主,并与医院重点考核评估相结合的方式进行。

(一)做好临床学科资源评价准备

开展医院临床学科评价工作,是引入竞争机制,运用科学量化的评价指标体系,逐一对学科建设现状和水平进行的全面检查和评定,以此统一各级领导和全体人员的认识,自觉地、主动地参与评价工作。医院要为参评学科及其业务主管部门培训骨干,宣讲指标体系、评分方法、工作程序及填写调查表的要求等，为顺利完成评价工作做好充分准备。

（二）参评临床学科自查自评

对照临床学科资源评价指标体系，实事求是地搞好本学科自查自评工作，为上级开展临床学科评价工作奠定良好基础。在学科评价阶段，在确保患者医疗服务质量的前提下，组织本科力量，搞好自查自评工作。各学科专业（科室）由科主任牵头，吸收部分专家教授、优秀中青年技术骨干组成评价自查小组，具体抓好落实。按照要求收集资料，逐项认真填写调查表。对照评价指标体系进行自我评价，在此基础上科主任向全科人员做自查综合报告，并将自查结果上报医院主管部门。

（三）医院组织评价

根据实际情况，医院对全部参评临床学科逐一进行评审或对单个参评学科进行重点评审。评审工作可聘请部分院外专家教授，根据各学科上报的自查报告，参照指标体系，采用无记名方式进行全面评价。同时，评价办公室根据计算机统计分析结果，提出评价意见。在此基础上，由评价办公室将专家与计算机统计处理得出的评价结果进行综合评价，确定终审评价结果，作为落实奖惩措施的基本依据。

四、临床学科资源评价工作的应用

（一）国家临床重点专科评价

2010年，国家卫生部开展国家临床重点专科评价试点工作。这次试点的专科为消化内科、骨科、妇科、产科和儿科。通过评价，每个专科确定一定数量的国家Ⅰ级临床重点专科和若干国家Ⅱ级临床重点专科。"十二五"和"十三五"期间，由中央财政投入70余亿元，支持1700余个临床重点专科建设项目，覆盖全国31个省（自治区、直辖市）和新疆生产建设兵团300余家三级医院，涵盖除预防保健诊疗科目外的所有一级诊疗科目，以二级诊疗科目为主，部分专业细化到三级诊疗科目。为进一步发挥临床专科能力建设对促进公立医院和医疗卫生服务体系高质量发展、实现健康中国战略的作用，调动地方和医院的积极性，2021年国家卫健委启动新一轮国家临床重点专科建设，该建设项目遴选指标体系包含5个一级指标、12个二级指标、27个三级指标，分别从地方投入和政策保障情况、医院管理情况、专科建设与服务情况、人才队伍建设情况和专业影响力方面进行评价。

（二）中国最佳临床学科评价（北大版）

2015年5月，国家医疗数据中心在北京大学医学部挂牌。同时，首届北京大学临床学科评价发布——中国最佳临床学科评价排行榜出炉。该排行榜立足临床，结合多年实践，借助医疗大数据进行综合评价，建立了基于医疗大数据的中国临床学科评价体系。该评价模型以学科代表性疾病或手术为基本单位，以质量安全为核心，以促进学科建设为目标，主客观数据相结合。评价中共用到18项指标，从医疗能力、医疗质量、医疗绩效和学科声誉4个维度进行评估。

首次发布有 19 个临床学科评价结果,其中包括妇产科、儿科、耳鼻喉科、眼科、口腔科和肿瘤科 6 个一级学科,呼吸内科、消化内科、心血管科、肾脏内科、内分泌内科、血液内科、神经内科、普通外科、骨科、神经外科、泌尿外科、心脏外科和胸外科 13 个二级学科。

此次学科评价的特点:一是关注重点是学科的临床质量,而非承担项目、获得基金和发表论文数量;二是依据临床医疗数据进行客观评价;三是评价的目的不是简单的排名而是指导学科发展,引导大家关注医疗服务能力和医疗质量安全,在学科发展建设的同时,使广大就医患者受益。

(三)中国最佳医院及最佳专科声誉排行榜(复旦版)

这项评选由复旦大学医院管理研究所组织,来自中华医学会、中国医师协会的专家参与评价,每年 11 月公布上一年度的结果,目前覆盖 40 个临床专科。复旦版的《中国最佳医院排行榜》借鉴了美国最佳医院(Best Hospital)专家评议的方法,榜单主要采用"专科声誉得分"以及"科研学术得分"进行综合评价。"专科声誉得分"是由专家综合考虑每家医院的学科建设、临床技术与医疗质量、科研水平等关键因素后,对相关专科前 10 名医院进行的提名和排序。《最佳医院排行榜》则是根据每家医院获得的各专科声誉排名,并结合该院"科研学术得分",形成医院的总体得分,最后产生全国 100 家最佳医院。该评价体系的特点:第一,采用的声誉评估法是国际上评比"最佳"的常用方法,方法较成熟,评估结果可信度较好;第二,医疗行业是专业程度很高的行业,采用选取同领域内专家进行同行评议的方式得出排名结果,结果专业认可度较高。

(四)国家医学中心建设

2017 年,国家卫生和计划生育委员会印发《"十三五"国家医学中心及国家区域医疗中心设置规划》(国卫医发〔2017〕3 号),启动国家医学中心和国家区域医疗中心规划设置工作,在全国范围内按综合和不同专科类别设置国家医学中心,并在各省设置 1 个综合类别的国家区域医疗中心。目前,全国已设置 10 个国家医学中心、26 个区域医疗中心,规划到"十四五"期末,区域医疗中心将覆盖所有省份。目前已建设的 10 个国家医学中心包括:国家心血管病中心、国家癌症中心、国家老年医学中心、国家儿童医学中心、国家创伤医学中心、国家呼吸医学中心、国家重大公共卫生事件医学中心、国家口腔医学中心、国家神经疾病医学中心和国家传染病医学中心。

参考文献

[1] 程传苗.军队医院管理学[M].北京:人民军医出版社,2016.

[2] 段增杰,胡超群,段光锋,等.医学临床中心和重点学科评价指标体系比较[J].解放军医院管理杂志,2017,24(2):138-140.

[3] 国家卫生健康委关于印发《"十四五"国家临床专科能力建设规划》的通知[R/OL].(2021-

10 - 18)[2022 - 03 - 12]. https://www.gov.cn/zhengce/zhengceku/2021 - 10/18/content_563438.htm.

[4] 孙金海,郭强,张鹭鹭,等.军队医院临床学科资源配置模式发展研究[J].解放军医院管理杂志,2005,12(2):116 - 118.

[5] 孙金海,张鹭鹭,郭强,等.军队医院临床学科建设影响因素探讨[J].解放军医院管理杂志,2005,12(1):59 - 61.

[6] 孙金海,张鹭鹭,郭强,等.军队医院临床学科作用机理及其成长阶段的划分[J].2005,12(1):57 - 59.

[7] 孙金海,张鹭鹭,孙景海,等.军队医院临床学科发展现状及优化配置[J].解放军医院管理杂志,2002,9(6):540 - 541.

[8] 张鹭鹭.高级医院管理学[M].上海:复旦大学出版社,2017.

[9] 张鹭鹭.医院管理学[M].北京:人民卫生出版社,2014.

(顾仁萍、李阳)

第六章

卫生人力资源配置

【本章提要】本章内容主要包括：卫生人力资源的概念、特征和分类，卫生人力资源需求和供给的特点及其影响因素，我国卫生人力资源的现状，卫生人力资源配置的基本原则和方法。通过本章学习，掌握卫生人力资源的概念和特征，理解卫生人力资源需求和供给的影响因素，了解我国卫生人力资源的配置现况，熟悉并能运用卫生人力资源配置的基本方法。

人是生产活动的主体，人力资源是生产活动中最积极、最活跃的生产要素，也是唯一具有创造作用的因素。医疗卫生事业是知识和技术密集型行业，卫生人力资源是卫生资源中最重要的部分，其数量和质量决定着卫生服务产出的数量和质量，影响卫生服务的效率和公平性。合理配置卫生人力资源，优化完善人力资源的结构和分布，改善卫生人力资源与其他卫生资源之间的配比关系，可以更充分地发挥人的积极性和创造性，提高卫生资源的效率和效益，进而提升卫生服务系统的整体绩效。

第一节　卫生人力资源概述

一、卫生人力资源相关概念

（一）人力资源

人力资源（human resources）是由当代著名管理学家彼得·德鲁克（Peter F. Drucker）于 1954 年在其著作《管理的实践》（*The Practice of Management*）中提出的一个名词，他认为人力资源是所有资源中最有生产力，最多才多艺，也是最丰富的资源，它最大的优势在于具有协调、调和、判断和想象的能力，它与其他资源最大的区别就在于人能充分地利用自我，发挥自身长处，对于工作有绝对的自主权。

国内外学者对人力资源概念的界定主要基于两个视角：一是从人的"能力"角度来界定，认为人力资源是能够推动社会经济发展的人的体力劳动能力和脑力劳动能力的总和；二是从"人"的角度来界定,将人力资源界定为在一定时期、一定范围内人口中具有劳动能力的人的总和,包括数量和质量两个方面。本书将人力资源定义为:一定时期和一定范围内具有体力劳动和脑力劳动能力的人口总和,是各种类型劳动者所组成的资源集合。

(二)卫生人力资源

世界卫生组织在《2006 世界卫生统计报告》中将全球卫生人力资源界定为在全球范围内从事保护和提高人们健康的卫生工作者的总和。需要指出的是该定义是广义上的卫生人力资源,将照顾自己婴儿的母亲,以及一些不计报酬的患者看护者都包括在卫生人力资源之中。

国内对卫生人力资源的界定则是从卫生领域或卫生系统角度出发。本书将卫生人力资源定义为在一定时间和一定区域范围内存在于卫生行业内部的具有一定专业技能、从事提供卫生服务及与之相关服务的人员总和。

卫生人力资源通常受过专业医学教育或职业培训,承担提高人们健康水平、延长健康寿命和提高生活质量的任务。卫生人力资源的内涵包括从事卫生服务的劳动者的体质、智力、知识、经验和技能等。卫生人力资源是卫生系统中最重要的资源,其数量、质量、结构、分布和状态决定着一个国家或地区提供卫生服务的能力和水平。

二、卫生人力资源特征和分类

(一)卫生人力资源的一般特征

卫生人力资源作为人力资源的一部分,具有人力资源的一般特征。

1. 人力资源的能动性

能动性或主体性是人力资源的首要特征,是人力资源与其他一切资源最根本的区别。人是任何生产活动的主体,能有目的、有意识地支配和使用其他生产资料。一切经济活动的基础都是人的活动,由人的活动引发、控制、带动其他资源的活动。人力资源具有思想、情感,具有主观能动性,是生产活动中最积极、最活跃的因素,也是唯一有创造作用的因素,是经济活动的决定性因素。

2. 人力资源生产和消费的二重性

人既是生产者,又是消费者,人力资源既是财富的创造者,又是投资的结果。人力资源的生产性体现在人力资源通过自身的劳动为社会创造财富,推动社会进步;消费性体现在人力资源的生成需要消耗其他资源,以补充人力资源在体力和智力方面的需求。人力资源的双重性要求我们既要重视对人力资源数量的控制,又要重视对人力资源的投资、开发和利用。

3. 人力资源的可再生性

人力资源在生产过程中会出现损耗,包括有形的损耗和无形的损耗,前者主要包括人的自然衰老和疲劳、劳动人口的减少,后者主要包括知识和技能的老化、意志的消磨等。但是人力资源是可再生资源,从整个社会来说,人类通过繁衍更替,人口数量不断增加,新的劳动者不断取代旧的劳动者;从劳动者个体来说,劳动能力在生产中消耗之后,可以通过休息和营养的补充得以恢复,而且可以通过不断学习提高自身的知识和技能,进一步提升劳动能力。

4. 人力资源的资本属性

作为一种经济资源,人力资源具有资本属性,主要体现在:一是人力资源是公共社会、各类组织和个人投资的产物,必须投入物质资源、开展教育和培训才能形成和维护人力资源;二是人力资源可以为社会、组织和个人在未来带来收益;三是人力资源具有增值性,劳动者在生产过程中具有创造性,能够产生额外的价值。

5. 人力资源的时效性

人力资源存在于人的生命中,其形成、开发和利用势必受到时间的制约。在人生命周期的不同时段,人的体力、智力和成熟度不同,导致其劳动能力的差异。人力资源的可利用程度在不同的生命周期是不同的,在青年和中年期最大,呈现出一个"倒 U"形曲线。同时,科学技术的飞速发展加快了人的知识和技能的老化速度,使得人力资源的时效性更加重要。

6. 人力资源的社会性

人力资源处于特定的社会和时代中,政治、经济、文化等社会因素反映和影响人的价值观念、思维方法和行为方式,进而影响人力资源的质量。人力资源的社会性要求在开发过程中特别注意社会政治制度、国别政策、法律法规以及文化环境的影响。

(二)卫生人力资源行业特征

卫生人力资源除具有一般人力资源的特征外,还具有鲜明的行业特征。

1. 专业性与技术性强

医疗卫生是知识密集型行业,由于服务对象的特殊性,为保证卫生服务的安全性和质量,卫生人力资源需要具备相应的医学专业知识和技术,只有受过专业医学教育或培训并取得相应资格的人才能成为卫生人力资源。

2. 培养周期长

医疗卫生人员不仅需要系统的专业知识,还需要有丰富的实践技能,而这些知识和技能需要经过长时间的学习和实践才能获得,并且需要终身学习。相比其他行业,卫生人力资源培养周期更长、成本更高。如我国临床医学人才培养以"5＋3"(5 年临床医学本科教育＋3年住院医师规范化培训或 3 年临床医学硕士专业学位研究生教育)为主体、"3＋2"(3 年临床医学专科教育＋2 年助理全科医生培训)为补充,培养周期显著长于其他行业。

3. 劳动风险性高

卫生服务对象的特殊性和疾病的复杂性决定了卫生人力在提供服务时面临很多不确定性因素,很多国家强制要求执业医生参加医疗责任保险。同时,对卫生从业人员个体而言,在提供服务过程中存在接触有毒、有害物质或传染病病原体等职业暴露风险,劳动强度高、工作压力大,会对自身健康和生命安全带来威胁。

4. 社会责任重大

我国卫生事业是国家实行一定福利政策的公益性事业,医疗卫生服务关系到人的生命和健康,关乎社会公平和稳定。医疗卫生从业人员的责任心和使命感与服务效果息息相关,尤其是在传染病疫情、自然灾害等重大公共卫生事件发生时,卫生人员冲在一线,承担着救死扶伤的义务和重大的社会责任。

(三)卫生人力资源分类

1. 按照职业类别分类

卫生人力资源按照职业类别可分为卫生技术人员、其他技术人员、管理人员和工勤技能人员四大类。

(1)卫生技术人员是按照国家有关法律、法规和规章的规定取得卫生技术人员资格或职称的人员。卫生技术人员包括执业医师、执业助理医师、注册护士、药师(士)、检验技师(士)、影像技师(士)、卫生监督员和见习医(药、护、技)师(士)等卫生专业人员。

(2)其他技术人员是指从事医疗器械修配、卫生宣传、科研、教学等技术工作的非卫生专业人员。

(3)管理人员是指在各级各类医疗卫生机构承担管理工作的人员,包括从事医疗保健、疾病控制、卫生监督、医学教育与科学研究等业务管理工作的人员,还包括从事党政、人事、财务、信息、安全保卫等行政管理工作的人员。

(4)工勤技能人员指承担技能操作和维护、后勤保障服务等职责的工作人员,包括技术工和普通工。技术工包括护理员(工)、药剂员(工)、检验员、收费员、挂号员等,技术工可分为不同职务等级,而普通工不分职务等级。

2. 按照职称和职务等级分类

根据《卫生技术人员职务试行条例》(职改字〔1986〕第20号)规定,我国卫生技术职务按照医疗、预防、保健,中药、西药,护理和其他卫生技术四类进行管理。医疗、预防、保健人员的技术职称划分为主任医师、副主任医师、主治医师、医师和医士。中药、西药人员的技术职称划分为主任药师、副主任药师、主管药师、药师和药士。护理人员的技术职称划分为主任护师、副主任护师、主管护师、护师和护士。其他卫生技术人员的技术职称划分为:主任技师、副主任技师、主管技师、技师和技士。教学医院和附属医院的卫生技术人员,除授予卫生技术职称之外,还可授予教授、副教授、讲师和助教等相应教学职称。其他技术人员的技术职称有:高级工程师、工程师、助理工程师和技术员。管理人员按照行政职务及隶属关系的不同,职务分为院长、书记、副院长、副书记、处长、科长和办事员;按照专业技术不同,主要分为会计、统计、经济、图书和翻译等专业,分别设置相应的高级、中级和初级职称。

3. 按照人力资源层次分类

根据人力资源的层次理论,人口层次结构自下而上依次为人口资源、人力资源和人才资源。人口资源是一个国家或地区拥有的人口总量,主要表现为人口的数量,包括具有劳动能力的人口、暂时不具备将来会具备劳动能力的人口和丧失劳动能力的人口。人力资源是具有劳动能力的人口所构成的集合。人才资源则是指一个国家和地区中具有较多科学知识、较强的劳动技能、在价值创造过程中发挥较大作用的那一部分人力资源,更突出人力资源的质量特征。医疗卫生作为知识和技术密集型行业,对卫生人力的素质有更高要求,因而在卫生人力资源中,卫生人才资源所占的比重较大。随着医学技术发展和医学教育水平的提高,对卫生人才的能力素质有了更高要求,不同地区对高级人力资源的界定标准也有所不同,本书将具有博士学位或副高级以上职称的卫生人才称为高级卫生人力资源。高级卫生人力资源除承担日常诊疗工作之外,还开展科研、教学、管理等创造性劳动,不仅需要具备高尚的医德修养、杰出的业务能力,还需要突出的创新意识和探索精神、优秀的管理才能。高级卫生人力资源,如临床科学家、学科带头人等是推动医学科学和技术进步的中坚力量,是决定卫生服务能力和水平的核心因素,加大对高级卫生人才的培养力度,可以为卫生事业的发展提供持续的发展动力。但同时,高级卫生人力资源的培养和积累是一个长期过程,需要长期、持续的投入,因此高级卫生人力资源的培养要有长远规划和延续性政策支持。

三、卫生人力资源与其他卫生资源的关系

卫生资源通常分为卫生人力、物力、财力、技术和信息资源。经济学原理认为:在各类经济资源中,人力资源是生产活动中最活跃的要素,也是一切资源中最重要的资源,被经济学称为第一资源。管理学原理也认为:在各类资源中,人力资源起到了决定性作用。在卫生资源中,卫生人力资源是生产和提供卫生服务、保障人民健康最重要的卫生资源,是卫生资源中的第一要素。

尽管如此,卫生人力资源与其他卫生资源仍然相互依存、相互影响。如随着医学学科技术的发展,临床分科越来越精细,例如骨科分为手足外科、脊柱外科、关节外科等,更加专业化的分工对卫生人力资源的数量和知识结构都产生较大影响。又如,近年来人工智能在医学领域的应用日趋增多,基于人工智能的医学影像诊断已取得较好的应用效果,智能诊断设备的研发和应用能够在一定程度上替代相关专业的卫生技术人员。再如,随着信息技术的进步,互联网医疗可以打破时空限制,能够使优质的卫生人力资源服务更多的患者,有助于缓解卫生人力资源地域间的不均衡。

同时,不同类别的卫生人力资源在一定程度上也能够相互替代。如为了控制卫生费用增长,医疗机构可以用医生辅助人员提供的医疗服务替代部分医生的服务。在美国,健康维护组织(Health Maintenance Organization,HMO)在医生工资快速增长的情况下,会使用一定数量的医生辅助人员替代医生,允许医疗机构雇佣大量低工资的医疗辅助人员来降低人力成本,同时保证卫生保健服务提供的数量。国外有研究表明医生助理和实习护士在与医生协同工作过程中,能够确保质量地完成初级保健医生50%~90%的工作。

　　在卫生资源配置中,既要深刻认识到卫生人力资源在卫生服务提供过程中的主导性作用,又要全面考虑人力资源与其他资源的相互关系,优化卫生人力资源与其他资源的配比关系,提高卫生资源配置的效率。

第二节　卫生人力资源需求与供给分析

一、卫生人力资源需求分析

(一)卫生人力资源需求特点

　　卫生人力资源需求是指在一定时期和一定工资水平下,卫生机构愿意且能够使用的卫生人力资源数量。第一,卫生人力资源需求是意愿与支付能力的统一。卫生机构必须具有雇用卫生人力资源的愿望并具备向劳动者支付薪酬的能力才能形成有效的卫生人力资源需求。第二,卫生人力资源需求派生自卫生服务需求。卫生机构需要多少卫生人力是由卫生服务需求决定的。随着经济发展和生活水平的提高,人们的健康意识不断增强,对卫生服务需求的数量和质量不断提高,这些卫生服务需求必须在卫生机构提供卫生服务的过程中得以实现,卫生机构必须借助其拥有的人力资源才能提供相应的服务。正是基于人们对卫生服务的需求,卫生机构才形成对卫生人力资源的需求。第三,卫生人力资源需求是联合性需求。卫生机构提供卫生服务不仅需要人力资源,还必须联合其他卫生资源,如土地、资金、设备、技术等,卫生人力资源与其他资源既相互依存又存在一定的替代关系,因而卫生人力资源需求受到其他卫生资源数量与价格的影响。比如由于医学影像智能诊断技术的进步,智能诊断设备可以更快速、更准确地做出诊断,会降低医疗机构对影像诊断专业技术人员的需求。

(二)卫生人力资源需求影响因素

1. 卫生服务需求

　　因为卫生人力资源需求由卫生服务需求派生,所以卫生服务需求的数量和类型是卫生人力资源需求最重要的影响因素。卫生服务需求的主要影响因素有以下几个方面:一是人口数量和结构。人口数量的增加导致卫生服务需求的增加,人口的年龄、性别、受教育程度等构成的改变也会对卫生服务需求带来较大影响。随着我国老龄化程度加剧,老年人患病率高,对卫生服务特别是老年照护服务需求量大,这些因素既会影响到人力资源需求总量,又会对卫生人力资源的配置带来影响。二是居民健康期望和健康状况。对健康的期望越高,对卫生服务需求就越大。居民的健康状况,包括发病和患病情况、疾病谱的构成、疾病严重程度等决定了卫生服务需求的数量和类型,进而影响卫生人力资源需求。三是居民的可支配收入。经济发展促进居民收入的增加,使人们对卫生服务的需求也相应增加,同时对卫生服务质量提出更高要求,对卫生人力资源数量和质量的需求相应提升。四是医疗保障制度。医疗保障服务覆盖人群的广度和保障水平的提升,促进了人们对卫生服务的利用,需要更多的卫生人力投入来满足人们的卫生服务需求。

2. 卫生人力价格

卫生人力价格是医疗卫生机构对卫生人力需求的重要影响因素。在很多国家,医疗从业人员的薪酬都高于社会平均工资。对经济合作与发展组织(OECD)成员医生的相对薪酬水平进行研究可以发现(2012年),与社会平均工资相比,专科医生类中,最高的是英国,为社会平均工资的4.3倍,最低的是匈牙利,为社会平均工资的1.5倍,中位数为社会平均工资的2.9倍,大多数国家在2.5倍左右;全科医生薪酬与社会平均工资比值的中位数为2.2倍。通常意义下,卫生人力价格上升,医疗机构会对卫生人力资源的需求减少,用其他相对便宜的生产要素替代人力资源。但同时,专业技术越高的卫生人力其服务价格越高,人们往往偏好利用更优质的医疗卫生服务,如倾向到三级医院就医、选择高级职称的医生就医等,医疗卫生机构愿意雇用更优质的卫生技术人员。

3. 医学与非医学技术进步

医疗卫生是一个知识密集型行业,对人力资源的知识和技术要求较高。随着医学科学技术的进步,卫生服务的效率得以提升,如内镜、介入、腔镜等微创手术方法被广泛应用,可以缩短手术时间和住院时间,使得一些疾病在日间病房即可治疗,在一定程度上减少了对人力资源需求的数量,但对人力资源的质量也提出了更高的要求。在科学和技术进步的同时,医学分科越来越细,对疾病的认识细化到细胞、基因、分子水平,卫生人力的知识和技术向高、精、尖方向发展,但由于疾病的复杂性和人体的系统性,疾病的治疗往往需要多学科协同,以患者为中心的多学科诊疗模式应运而生。为了给患者提供最佳的个性化诊疗,往往需要临床、科研、护理、康复、心理治疗等专业人员共同协作,对卫生人力资源的结构和质量要求越来越高。其他技术的进步也会影响到卫生人力资源的需求,如物流和仓储技术的进步,可以使医院医疗物资的管理实现自动化和智能化,减少对相关岗位人员的需求。信息技术的进步使远程医疗成为现实,可以更加充分利用优质的卫生人力资源提供服务。

4. 卫生行业人事管理制度

长期以来,我国公立医疗卫生机构的卫生人力实行编制管理。医疗卫生机构的人员进出受政府人事部门指标、编制约束,机构人力资源管理自主权较小。国家实行医师执业注册制度,取得医师资格的医师,向所在地县级以上人民政府卫生行政部门申请注册,执业地点限定在特定的医疗机构,执业地点变更需要重新注册。这些人事管理制度限制了医疗卫生机构对卫生人力资源管理的自主权,也不利于医生自由流动。近年来,国家采取了一系列改革措施,力图逐步建立起符合卫生工作特点的政事职责分开、政府依法监督、单位自主用人、人员自由择业、科学分类管理、配套措施完善的人事管理新体制,国家也出台了医师多点执业的政策,卫生人力资源配置和管理的灵活性日渐增强,有利于促进卫生人力资源合理流动,提高卫生人力资源的配置效率。

二、卫生人力资源供给分析

(一)卫生人力资源供给特点

卫生人力资源供给是指在一定时期和技术条件以及一定的价格水平下,卫生人力提供者愿意并能够提供的卫生人员数量。卫生人力资源的供给需要具备两个条件:一是医学教育机构教育和培训医学生,使他们具备丰富的医学知识和扎实的临床实践经验;二是卫生技术人员必须取得卫生行政管理部门颁发的相应资格证书,才能够向社会提供卫生服务,而取得资格证书是建立在完成医学教育的基础上。只有具备了上述两个条件,才可能形成卫生人力资源的供给。

卫生人力资源供给具有专业性和技术性要求高、培养周期长等特点。卫生人力资源属于知识密集型资源,在提供卫生服务时,不仅需要深厚的理论基础,而且需要丰富的实践经验,只有受过专门的医学教育和培训并获得行医资格的人才能提供相应的卫生服务。培养一名合格的医生,通常需要 8~10 年的时间,毕业后还要进行终身继续医学教育,不断补充新的知识和技能。因而,卫生人力资源的供给很难在短时间内有较大幅度的变化,对卫生人力的培养应具有一定的预见性。

(二)卫生人力资源供给影响因素

1. 医学院校教育规模

医学院校是卫生人力资源的主要供给渠道。医学教育具有周期长、投入大等特点,医学院校的招生规模决定了卫生人力资源增量的上限。中华人民共和国成立后,我国医学教育事业有了很大的发展,建立了包括学校基础教育、毕业后教育、继续医学教育等连续统一的医学教育体系,医学教育的规模、质量、效益有了明显提高。高等医学院校数量和在校生由1949 年的 44 所、1.52 万人,发展到 2000 年的 177 所、71.48 万人;普通中等卫生学校由 1949年的 181 所发展到 2000 年的 489 所。侯健林等人分析了 1998—2012 年我国普通高校医学教育规模,在此期间,医学类专业招生数逐年增多,平均增长速度为 15.1%,2012 年已达到58.7 万人,15 年期间增加了 7.1 倍。同期内,医学毕业生人数也基本上逐年增加,由 6.6 万人上升到 50.8 万人,平均增长速度为 15.7%。医学教育的规模增长和专业结构优化有利于提高卫生人力资源的有效供给,解决部分地区卫生人力资源短缺的问题。

2. 医学教育模式

医学教育模式涉及医学教育年限、执业资格准入条件等,对卫生人力资源供给的质量具有重要影响。我国医学教育一直沿用“以学科为中心”的三段式教学模式,即按照公共基础教育、基础医学教育和临床医学教育三个阶段来培养医学生。院校医学教育的学制和培养模式主要有五年制临床医学本科、八年制临床医学博士、三年制临床型或科研型硕士、三年制科研型博士等。2015 年起,我国开始实行以“5＋3”(5 年临床医学本科教育＋3 年住院医师规范化培训或 3 年临床医学硕士专业学位研究生教育)为主体、以“3＋2”(3 年临床医学专科教育＋2年助理全科医生培训)为补充的临床医学人才培养体系。新的培养模式更加重视医教协同,卫生人才培养的标准化和规范化程度进一步增强,势必会提高卫生人力资源的质量。

3. 卫生行业吸引力

卫生人力资源供给还受到接受医学教育者在医疗卫生行业从业意愿的影响,而从业意愿与医疗卫生行业在人力市场上的竞争力和吸引力相关,这些因素包括医疗卫生行业的薪酬待遇、工作强度、发展空间、执业环境、社会地位等。一项针对9所医学院校2333名临床医学专业应届本科生的择业意愿调查(2018年)显示,91.9%的被调查者愿意从事临床医学专业,选择大型公立医院者所占比例为63.3%,高于其他意愿去向,最愿意选择的工作地点为中等城市。在选择职业时,46.4%的被调查者认为最需要考虑的因素为收入水平,在各类因素中居于首位;其他最需要考虑的因素包括职业发展前景(16.2%)、个人兴趣与爱好(15.8%)、社会认可度(11.3%)、专业对口(4.3%)、工作稳定(2.8%)和工作地点(2.0%)等。

三、我国卫生人力资源现状与问题

(一)卫生人力资源总量与结构

《2019年中国卫生健康统计年鉴》显示,截至2018年底我国卫生人员总数为1230.03万人(见表6-1)。其中,卫生技术人员为952.92万人,占77.47%;其他技术人员为47.66万人,占3.87%;管理人员为52.90万人,占4.30%;工勤技能人员为85.84万人,占6.98%;乡村医生和卫生员为90.71万人,占7.37%。2009—2018年卫生人力资源有了较大幅度的增长,卫生人员总数增长了58.07%,卫生技术人员增长72.16%,而乡村医生和卫生员减少近15万人。

表6-1　2009—2018年我国卫生人力资源数量　　　　　　　单位:万人

年份	卫生人员 总数*	卫生技术 人员	其他技术 人员	管理人员	工勤技能 人员	乡村医生和 卫生员
2009	778.14	553.51	27.50	36.27	55.77	105.10
2010	820.75	587.62	29.02	37.05	57.88	109.19
2011	861.60	620.29	30.60	37.49	60.59	112.64
2012	911.57	667.55	31.91	37.30	65.36	109.44
2013	979.05	721.06	35.98	42.10	71.81	108.11
2014	1023.42	758.98	37.97	45.13	75.53	105.82
2015	1069.39	800.75	39.97	47.26	78.25	103.15
2016	1117.29	845.44	42.62	48.32	80.88	100.03
2017	1174.90	898.82	45.15	50.91	83.16	96.86
2018	1230.03	952.92	47.66	52.90	85.84	90.71

注:卫生人员总数2013年之后包括卫生计生部门主管的计划生育技术服务人员。

2009年至2018年各类卫生技术人员数量如表6-2所示。执业（助理）医师占卫生技术人员的比例呈下降趋势，在37.72%～42.08%，2018年为37.85%；注册护士占卫生技术人员的比例呈逐年上升趋势，在33.51%～43.01%；药师（士）占卫生技术人员的比例呈下降趋势，在12.97%～14.76%；检验师（士）占卫生技术人员的比例基本稳定，在11.08%～11.82%；医护比呈逐年上升趋势，由2009年的1∶0.8上升至2018年的1∶1.14。

表6-2 2009年—2018年各类卫生技术人员   单位：万人

年份	卫生技术人员	执业（助理）医师	执业医师	注册护士	药师（士）	检验师（士）
2009	553.51	232.92	190.54	185.48	34.19	22.07
2010	587.62	241.33	197.28	204.81	35.39	23.06
2011	620.29	246.61	202.02	224.40	36.40	23.89
2012	667.55	261.61	213.88	249.66	37.74	24.93
2013	721.06	279.48	228.58	278.31	39.56	26.66
2014	758.98	289.25	237.49	300.41	40.96	27.93
2015	800.75	303.91	250.84	324.15	42.33	29.37
2016	845.44	319.10	265.14	350.72	43.92	29.37
2017	898.82	339.00	282.90	380.40	45.30	32.59
2018	952.92	360.72	301.04	409.86	46.77	34.29

2009年至2018年每千人口卫生技术人员数由4.15人增至6.83人，增长64.58%；每千人口执业（助理）医师数由1.75人增至2.59人，增长48.00%；每千人口注册护士由1.39人增至2.94人，增长111.51%（见表6-3）。

表6-3 2009—2018年我国每千人口卫生技术人员   单位：人

年份	卫生技术人员	执业（助理）医师	注册护士
2009	4.15	1.75	1.39
2010	4.39	1.80	1.53
2011	4.58	1.82	1.66
2012	4.94	1.94	1.85
2013	5.27	2.04	2.04
2014	5.56	2.12	2.20
2015	5.84	2.22	2.37
2016	6.12	2.31	2.54
2017	6.47	2.44	2.74
2018	6.83	2.59	2.94

2018 年我国卫生人力资源的性别、年龄、工作年限构成见表 6 - 4。卫生技术人员中女性占 71.80%，执业（助理）医师中女性占 46.20%，注册护士中女性占 97.70%。卫生技术人员在 25～34 岁年龄段占比最大，执业（助理）医师在 35～44 岁年龄段占比最大，管理人员在 45～54 岁年龄段占比最大。卫生技术人员工作年限在 10 年以上者占 56.60%，执业（助理）医师工作年限在 10 年以上者占 72.30%，注册护士工作年限在 10 年以上者占 47.50%。

表 6 - 4　2018 年我国各类卫生人员性别、年龄和工作年限构成　　　　单位：%

分类特征	卫生技术人员	执业（助理）医师	注册护士	其他技术人员	管理人员
按性别分					
男	28.20	53.80	2.30	39.00	46.10
女	71.80	46.20	97.70	61.10	53.90
按年龄分					
25 岁以下	5.70	0.20	9.70	3.40	1.40
25～34 岁	38.80	20.20	50.60	35.90	24.30
35～44 岁	26.50	33.90	22.10	29.10	27.10
45～54 岁	18.00	25.90	12.70	22.30	29.60
55～59 岁	5.30	7.80	3.40	6.00	11.30
60 岁及以上	5.70	12.10	1.50	3.40	6.20
按工作年限分					
5 年以下	18.30	10.10	21.30	16.50	11.30
5～9 年	25.10	17.60	31.20	24.30	17.10
10～19 年	23.50	25.30	23.90	23.40	20.00
20～29 年	18.60	25.50	14.30	20.10	25.00
30 年及以上	14.50	21.50	9.30	15.70	26.60

2018 年我国卫生人力资源的学历、职称构成见表 6 - 5。卫生技术人员本科以上学历者占 36.20%，执业（助理）医师本科以上学历者占 55.40%，注册护士大专以上学历者占 69.90%。卫生技术人员中高级职称占 8.00%，中级职称占 19.5%；执业（助理）医师高级职称占 18.10%，中级职称占 29.00%；注册护士高级职称占 2.60%，中级职称占 15.90%。

表 6-5 2018 年我国各类卫生人员学历和职称构成   单位：%

分类特征	卫生技术人员	执业（助理）医师	注册护士	其他技术人员	管理人员
按学历分					
研究生	5.60	13.10	0.20	4.10	5.00
大学本科	30.60	42.30	20.80	31.60	37.30
大专	39.30	28.40	48.90	36.50	36.60
中专	23.10	14.80	29.60	19.60	13.50
高中及以下	1.50	1.40	0.60	8.20	7.50
按专业技术资格分					
正高	1.90	4.90	0.20	0.40	2.00
副高	6.10	13.20	2.40	2.80	6.50
中级	19.50	29.00	15.90	12.90	14.60
师级/助理	29.90	38.50	25.10	20.80	13.70
士级	31.60	8.20	47.50	34.40	13.30
不详	11.00	6.30	8.80	28.80	49.90
按聘任技术职务分					
正高	1.80	4.70	0.20	0.60	3.70
副高	6.20	13.40	2.40	2.80	10.40
中级	20.10	30.30	15.90	13.50	25.00
师级/助理	31.20	41.00	26.10	23.80	25.40
士级	30.90	7.80	47.50	31.90	20.90
待聘	9.80	2.90	8.00	27.50	14.70

（二）卫生人力资源分布

卫生人力资源的机构分布如表 6-6 所示，其中分布在各级医院的卫生人力资源占比最大，2018 年医院的卫生人员、卫生技术人员、执业（助理）医师、注册护士和管理人员占比分别为 59.96%、64.32%、56.93%、73.70% 和 68.28%。

卫生人力资源的城乡与机构类型分布见表 6-7，城市卫生人员占比高于农村，2018 年各类卫生人员主要分布在公立医疗机构和政府办医疗机构。

2009—2018 年每千人口卫生技术人员城市增长 52.59%，农村增长 57.48%；每千人口注册护士城市增长 80.14%，农村增长 122.22%；每千人口执业（助理）医师城市增长 41.70%，而农村仅增长 38.93%。2018 年每千人口卫生技术人员、执业（助理）医师和注册护士城市地区分别是农村地区的 2.36 倍、2.20 倍和 2.82 倍（见表 6-8）。

表 6‐6　2018 年我国卫生人员在各类医疗卫生机构分布　　　　　　单位:%

机构类型	卫生人员	卫生技术人员	执业(助理)医师	注册护士	其他技术人员	管理人员	工勤技能人员
医院	59.96	64.32	56.93	73.70	63.16	68.28	68.02
基层医疗卫生机构	32.23	28.16	36.18	20.80	21.93	17.26	20.83
专业公共卫生机构	7.18	7.12	6.56	5.29	11.86	12.28	9.66
其他医疗卫生机构	0.63	0.41	0.33	0.21	3.06	2.18	1.49

表 6‐7　2018 年我国卫生人员城乡与机构类型分布　　　　　　单位:%

分类特征	卫生人员	卫生技术人员	执业(助理)医师	注册护士	其他技术人员	管理人员	工勤技能人员
按城乡分							
城市	50.97	54.53	52.88	58.99	56.26	62.02	55.53
农村	49.03	45.47	47.12	41.01	43.74	37.98	44.47
按登记注册类型分							
公立	76.65	77.54	74.77	77.89	81.22	71.35	73.86
非公立	23.35	22.46	25.23	22.11	18.78	28.65	26.14
按主办单位分							
政府办	66.51	71.03	66.17	72.44	76.90	64.98	69.23
社会办	17.28	12.83	14.71	12.27	10.93	16.60	14.84
个人办	16.21	16.14	19.11	15.28	12.18	18.43	15.93

表 6‐8　2009—2018 年城乡每千人口卫生技术人员对比　　　　　　单位:人

年份	卫生技术人员		执业(助理)医师		注册护士	
	城市	农村	城市	农村	城市	农村
2009	7.15	2.94	2.83	1.31	2.82	0.81
2010	7.62	3.04	2.97	1.32	3.09	0.89
2011	7.90	3.19	3.00	1.33	3.29	0.98
2012	8.54	3.41	3.19	1.40	3.65	1.09
2013	9.18	3.64	3.39	1.48	4.00	1.22
2014	9.70	3.77	3.54	1.51	4.30	1.31
2015	10.21	3.90	3.72	1.55	4.58	1.39
2016	10.42	4.08	3.79	1.61	4.75	1.50
2017	10.87	4.28	3.97	1.68	5.01	1.62
2018	10.91	4.63	4.01	1.82	5.08	1.80

不同地区城乡每千人口卫生技术人员如表 6-9 所示。2018 年城市每千人口卫生技术人员、执业(助理)医师和注册护士数东部、中部、西部地区呈现递减趋势。农村每千人口卫生技术人员、注册护士数东部地区最高,西部地区高于中部地区。每千人口执业(助理)医师数城市和农村东部地区高于中部和西部地区。

表 6-9　2018 年不同地区每千人口卫生技术人员对比　　　　　　　单位:人

地区	卫生技术人员		执业(助理)医师		注册护士	
	城市	农村	城市	农村	城市	农村
东部	11.50	5.10	4.30	2.10	5.20	2.00
中部	10.70	4.10	3.80	1.70	5.20	1.60
西部	10.00	4.80	3.50	1.70	4.80	1.90

(三)卫生人力资源配置存在的问题

1. 卫生人力资源持续增长,但总量仍然不足

新医改以来,我国卫生人力资源有了较快增长,2009—2018 年卫生人员总数增长了 58.07%,卫生技术人员增长 72.16%,执业(助理)医师增长 54.87%,注册护士增长120.97%。2018 年我国每千人口卫生技术人员数为 6.83 人,每千人口执业(助理)医师数 2.59 人,每千人口注册护士 2.94 人。尽管每千人口执业(助理)医师数达到了"十三五"卫生与健康规划的要求,但护士数量仍有较大差距,而且在广大农村地区和中西部地区,卫生人力资源仍有较大缺口。随着我国人口老龄化的加剧和"健康中国 2030"规划的实施,卫生服务需求仍将进一步扩大,卫生人力资源需求也将相应增加。

2. 卫生人力资源结构不合理,质量有待提升

一是医生与护士比例不够合理,尽管我国近年来医护比在上升,2018 年达到了1∶1.14,但与国家卫生健康委长期以来推荐的 1∶2 的标准仍有较大差距。二是在年龄结构上,卫生技术人员在 25～34 岁年龄段占比最大,执业(助理)医师在 35～44 岁年龄段占比最大,处于职业生涯黄金时期的 45～54 岁年龄段的卫生技术人员在卫生人员群体中比例偏低。三是在学历结构上,我国卫生人员整体学历构成偏低,卫生技术人员本科以上学历者仅占36.20%。四是在职称结构上,我国初、中级职称人员比例偏高,高级职称人员相对不足,高级卫生人力资源稀缺。

3. 卫生人力资源分布不合理

一是我国卫生人力资源多集中于医院,64.32% 的卫生技术人员、56.93% 的执业(助理)医师和73.70% 的护士分布在医院,公共卫生机构和基层医疗卫生机构的卫生人力资源相对偏少,与我国"以基层为重点,预防为主"的卫生工作方针不相符。二是城乡卫生人力资源分布差异较大,2018 年城市每千人口卫生技术人员、执业(助理)医师、注册护士分别是农村地区的 2.36 倍、2.20 倍、2.82 倍,且高技术、高学历的卫生技术人才大多数就职于大、中城市,广大农村地区卫生人力资源短缺。三是卫生人力资源在不同地区之间分布不均衡,由于地区经济发展水平、地区环境等差异,我国卫生技术人员大多分布于东部,西部地区和一些经济落后地区人力资源短缺。

第三节　卫生人力资源配置原则与方法

一、卫生人力资源配置基本内容

卫生人力资源配置需要解决卫生人力资源总量、结构和分布三个方面的问题,即"需要多少卫生人力?""卫生人力如何构成?""卫生人力如何分布(布局)?"在宏观层面,一个国家或地区需要根据其人口数量和健康状况提供适量的卫生人力,总量不足则会导致卫生服务需求得不到满足。卫生人力资源还需要有合理的结构,如公共卫生与医疗机构人力的比例结构,专业技术人员与管理人员的比例结构,医、药、护、技人员的比例结构,合理的卫生人力资源结构可以更有效率地提供卫生服务。卫生人力资源的分布对卫生服务的效率和公平性具有重要影响,如基层卫生机构和大型医院的卫生人力资源配置、城市和农村地区卫生人力资源配置、发达地区和经济落后地区的卫生人力资源配置等,卫生人力资源的合理布局可以增强各级卫生服务的协同性,提高卫生服务的可及性,进而提升整体卫生服务系统的效率和公平性。在微观层面,具体到某一医疗卫生机构,同样需要进行卫生人力总量、结构和分布的配置,即医疗机构需要设置多少岗位、如何确定不同岗位人员比例、如何在不同学科间配置人力。

二、卫生人力资源配置基本原则

(一)需要原则

医疗卫生事业的发展需要卫生人力资源作支撑,卫生人力资源因掌握卫生理论、卫生技术、卫生技能而在其中起到决定性作用。因此,卫生人力资源的配置,应当以人的健康发展需要和社会发展需要为第一原则,既应当满足不同地区(涉及人口分布、发展水平、健康状况等)、不同人群的健康发展需要,又要与我国的经济社会发展等基本国情相适应。

(二)公平原则

医疗卫生事业发展关乎人自身的生命健康与安全,我国医疗卫生事业是公益性事业,是重要的民生工程,因此卫生人力资源配置的公平性是医疗卫生事业发展的基本要求。卫生人力资源配置的社会公平性,是指卫生人力资源的配置应符合人人享有基本医疗卫生服务的目标要求。

（三）效率原则

提高资源的效率和效益是资源配置的最终目的，因此卫生人力资源配置应遵循效率原则。合理地进行卫生人力资源配置需要通过各种方式，充分发挥卫生技术人员的积极性和创造性，使卫生人力资源与卫生服务需求相适应，不断提高人力资源的技术效率和配置效率，实现卫生人力资源配置最佳化和效益最大化。

（四）市场配置与政府调控相结合原则

卫生人力资源是处于人力资源市场整体当中的一个类别，卫生人力资源配置要遵循市场经济和卫生服务市场的内在规律。我国社会主义制度和卫生事业的性质决定了要更好地发挥党和政府的积极作用，加强和优化基本公共卫生服务，推进基本公共卫生服务供给侧结构性改革，保障医疗卫生事业公平竞争与健康发展，弥补卫生服务市场失灵。一方面要尊重卫生服务市场的内在规律，发挥市场价格机制对卫生人力资源的配置作用，通过市场竞争提高人力资源配置效率；另一方面要发挥政府调控作用，在经济欠发达地区、艰苦边远地区、农村和基层卫生人力资源配置上进行必要的政策倾斜，以保障卫生服务的公平性和可及性。

三、卫生人力资源配置基本方式

（一）市场配置

市场配置是卫生人力资源配置的基本手段之一，是指按市场需要和市场机制（供求机制、价格机制和竞争机制）来配置卫生人力资源的方式。市场调节较多地考虑了市场情况和经济效益大小，由市场需求变化来决定卫生人力资源的具体配置情况，体现了卫生服务的商品性，具有效率高的特点。但这也易出现忽视社会效益和公平性的情况。

（二）计划调节

计划调节也是卫生人力资源配置的基本手段之一，是以政府指令性计划和行政手段为主的卫生资源配置方式，主要表现为按照上级指令统一分配卫生资源，统一安排卫生机构、发展规划、服务项目和收费标准等。计划调节可以使用行政、经济和法律三种手段。计划调节从全局和整体利益出发来规划卫生事业发展规模和配置卫生人力资源，较多地体现了卫生事业的整体性和公平性。但由于卫生人力资源无法在市场上自由流动，因此在配置中缺乏一定的效率。

（三）复合调节

复合调节是卫生人力资源优化配置的有效手段，综合了市场调节和计划调节两种卫生资源配置方式。它是建立在政府宏观调控下，以市场调节为基础、计划调节为主导的卫生人力资源配置方式，即建立在政府宏观调控下的社会主义市场经济卫生资源配置模式。复合调节具有计划性，既考虑了效益又考虑到了整体性和公平性，具有更好的实用性和适用范围。

在卫生人力资源配置问题上,市场调节和计划调节是互补的。国内外卫生事业发展及卫生人力资源配置的实践表明,单一的市场调节或计划调节都不利于卫生人力资源合理有效配置和卫生事业发展,必须将市场调节和计划调节有机结合起来,发挥其各自的长处和优点,才能实现卫生人力资源的有效配置并促进卫生事业不断发展。因此,计划与市场有机结合的复合调节是实现卫生人力资源优化配置的有效手段。如何实现市场和计划两种调节方式的有机结合,把握市场调节和计划调节配置卫生人力资源的范围、程度、方式和方法,即把握两级调节的结合点,是实现卫生人力资源配置的关键,是卫生人力资源优化配置研究所要解决的核心问题。

四、卫生人力资源配置的主要方法与依据

(一)卫生人力资源总量测算方法

1. 卫生服务需要/需求法

根据人群健康状况及其变化趋势测算卫生服务需要或需求量,再根据卫生服务需要或需求量测算所需的卫生人力资源总量。卫生服务需要法是从某一区域人群的自然患病率和卫生服务需要的角度测算卫生人力资源量,而卫生服务需求法则是从居民对卫生服务实际利用的角度出发测算卫生人力资源量。两种方法均需要通过卫生服务调查,获取当地群众两周患病率、两周就诊率、人均就诊次数、年住院率和平均住院天数等卫生服务需要或需求指标,运用公式来计算所需的卫生人力资源数。

由于卫生服务需要法不考虑患者的支付能力和卫生服务的可及性等因素,而卫生服务需求法是基于居民卫生服务的实际利用情况测算,因而前者测算的卫生人力数是客观上需要的数量,后者测算的是卫生服务市场实际需要的数量。

采用卫生服务需要/需求法进行卫生人力测算的一般步骤是:

(1)组织家庭健康询问调查,收集有关健康状况、患病情况和卫生服务利用情况的资料,获得两周患病率、慢性病患病率、两周就诊率、年住院率、年均住院天数等卫生服务需要和需求指标。

(2)预测目标年度卫生服务需要和需求指标可能发生的变化。

(3)根据总人口、患病率、就诊率、服务次数、提供服务人数及服务时间计算服务总时间。

(4)制订1年1名卫生人员全时工作提供服务时间,用服务总时间除以全时工作提供服务时间,得出卫生人力需要量。

基于卫生服务需要法的计算公式为:

门诊医生人数=(区域人口数×两周需要就诊率×26)/(每全时门诊医生日服务量×年有效工作日×K)

住院医生人数=(区域人口数×年需要住院率×平均住院日)/(每全时住院医生日服务床日×年有效工作日×床位使用率×K)

基于卫生服务需求法的计算公式为：

门诊医生人数＝（区域人口数×两周就诊率×26)/(每全时门诊医生日服务量×年有效
　　　　　　工作日×K)

住院医生人数＝（区域人口数×年住院率×平均住院日)/(每全时住院医生日服务床日×
　　　　　　年有效工作日×床位使用率×K)

上述公式中，K 为医生从事医疗工作的时间占总工时的百分比。利用上述公式计算的只是住院(初级)医生人数，还需计算主治医师以上的医生人数，通常按照住院医生与主治、副主任、主任医师 8：4：2：1 的比例计算所需要的主治以上的医师数量。

主治以上医生人数＝住院医生人数×7/8

医生总人数＝门诊医生人数＋住院医生人数＋主治以上医生人数

对于妇幼保健和公共卫生医生人数的测算可以引入标准工时的概念。根据各类服务工作条例及国家有关标准，确定各类服务量，再根据医生提供每项服务所需的标准工时和人均提供的有效工时，计算得出某专业医生数量。

妇幼保健或公共卫生医生人数＝∑（各类服务对象数×服务覆盖率×
　　　　　　年平均服务次数×每次服务标准工时/
　　　　　　年人均提供有效工时/K)

上述公式中，年有效工作日为去除正常休息日和法定节假日的时间，但由于医生普遍得不到双休，因而可根据实际情况进行调整；K 为医生从事医疗工作的时间占总工时的百分比，不含医生从事非医疗工作，包括教学、科研、防保、学术活动和社会工作等及因病、因事请假所占用的工时，有些文献取 80%～90%、87%～93% 和 90% 等数值。护理人员数、医技人员数、药剂人员数和管理工勤人员数的测算可以根据其与医生数的比率求出。

例：某地通过卫生服务调查，并结合人口变化和卫生事业发展情况，预测 2030 年该地人口及卫生服务需要和需求指标如表 6-10 所示：

表 6-10　某地 2030 年卫生服务相关指标

人口数 /万人	两周需要 就诊率/%	两周就诊率 /%	年需要住院率 /%	年住院率 /%	平均住院 天数	病床使用率 /%
10972.4	26.19	7.44	21.88	19.78	6.59	79.86

假定每全时门诊医生日服务量为 15 个门诊人次，有效工作日为 276 天(医生每周休 1.5 天，52 周，每年法定节假日 11 天)，每全时住院医生日服务床日为 10 床日，医生从事医疗工作时间百分比 K 取 90%，医护比按照 1：1.25 配置，分别按照卫生服务需要和需求计算需要的医生和护士数如表 6-11 所示：

表 6-11　某地 2030 年卫生人力资源测算结果　　　　　　　　单位:万人

方法	门诊医生	住院医生	主治以上医生	医生总人数	护士
卫生服务需要法	20.05	7.98	6.98	35.01	43.76
卫生服务需求法	5.70	7.21	6.31	19.22	24.02

2. 人力人口比值法

采用人力人口比值法计算卫生人力总量时需要的指标有两项:预测的目标年人口数与预测的目标年卫生人力人口比值数。对于目标年的卫生人力人口比值数可以结合历史资料使用德尔菲法或趋势外推法进行预测,或者可以参考其他国家的经验值,也可以采用本国正在使用的行之有效的人力人口比值数。如在《全国医疗卫生服务体系规划纲要(2015—2020年)》中提出的卫生人力人口比值显示:2020 年,每千常住人口执业(助理)医师数为 2.5 人,每千常住人口注册护士数为 3.14 人。

基于人力人口比值法的卫生人力计算公式:

未来卫生人力需要量=目标年人力/人口比×目标年人口数

人力人口比值法需要的信息量较少,仅考虑人口因素,未涉及社会经济、技术、人群健康水平、卫生服务利用等因素,简便易行,常用在卫生人力需要量或供应量预测上。但本方法的缺陷在于未考虑到卫生人力的内部结构、服务效率及居民的实际需求等因素,在使用过程中,如果选用不合适的人力人口比值作为预测标准,会造成卫生人力资源的不足或过剩。

3. 服务目标法

从服务提供的角度出发,根据现有卫生服务数量,考虑人口增长和医疗服务需求潜在增长因素,制定目标年卫生服务的数量标准,再根据各类卫生人力的工作效率,确定各类人力资源的数量。服务目标可以从下列几个方面获得:经验管理积累的数据、专家调查得出的结论、卫生部门颁布的法规和标准,还可以应用专家咨询法对目前还没有可供借鉴的服务目标提出参考标准。

服务目标法的卫生人力计算公式:

某类卫生人员数量=$(HNS×Pr)/W$

其中,HNS 为应该完成的卫生服务总量,即目标年人口数×1 年内确定的服务量标准(次/人);Pr 为某类人员完成总服务量的百分比;W 为某类人员人均年完成服务总量。

服务目标法的关键是确定各级各类卫生机构、各类卫生技术人员、各专业科室提供的卫生服务量,然后按各专业人员工作量标准计算出相应人员需要量。如 1 名全时工作医师,1 年内提供门诊量为 2000 次,统计医院年门诊总量,即可算出门诊医师人数需要量。服务目标法综合考虑了医疗单位所能提供的资源,还考虑到需方对卫生服务的需求量,因此能较为准确地预测卫生人力资源配置总量,但医疗服务潜在需求增长较难预测。

4. 医院规划模式法

医院规划模式法结合了卫生资源配置标准中常见的四种方法：服务目标法、卫生服务需要法、卫生服务需求法和卫生人力人口比值法，是对卫生人力总量进行中长期宏观预测的一种综合性方法。具体方法是根据预测区域的大小建立以一定数量人口为基数的医院模型，结合目标年被预测地区的经济、政治、卫生等方面发展与变化趋势，预测出未来卫生人力需求量。

采用医院规划模式法进行卫生人力总量测算的步骤：

(1)首先确定人口数，如城市一个模块为200万人口，农村一个模块为50万人口。

(2)根据统计资料确定城市或农村1个模块的医院模式特征，如医院分类、各类医院构成、各类医院平均病床数等。

(3)各类医院每百张病床的出院总人数、病床周转率以及每百张病床各类卫生人力配备现状分析。

(4)确定每个模块所有卫生人力总数及配备比例。

(5)根据未来人口预测基数以及每千人口出院患者数，计算未来所需的模块数。

(6)每个模块各类卫生人力总数及比例乘以模块数得出未来卫生人力需求量。

医院规划模式法弥补了单一预测的局限性，可适用于较广范围的中长期宏观预测。该方法提供逻辑计算过程，预测过程中改变某一参数，很快可得到不同的卫生人力需要量结果。但用此法预测时需要参数较多，因此使用参数的合理性与准确性会直接影响到预测值。

5. 计量模型法

常用的用于卫生人力资源测算和预测的计量模型有灰色模型法、时间序列计算法和多元线性回归。

从灰色系统思想看，医学系统可分为三大类，其中信息完全明确的系统称为白色系统，信息完全不明确的系统称为黑色系统，信息部分明确部分不明确的系统称为灰色系统。未来卫生人力资源配置的信息往往是不确定、不明朗的，可以将之归类为医学系统中的灰色系统。而灰色模型则是指灰色系统理论用离散变量数列建立的微分方程型动态模型，简称GM模型。该方法是通过对原始数据的处理和灰色模型的建立来发现、掌握系统发展规律，对系统的未来状态做出预测。灰色模型不是对原始数据直接建立模型，而是对原始数据进行累加生成后再建立数学模型，对数据进行合理的加工处理，以生成更多的卫生人力资源信息。灰色系统模型法不要求历史资料完整，对样本的分布无特殊要求，原始数据只要有四个以上即可。这样克服了概率统计的弱点，从杂乱、有限、离散的数据中找到规律，建立模型，然后做出相应分析和预测。同时该法可对灰参数及时修正，使预测值在动态中产生，从而利用较短序列进行相对长期的预测，代表性好。但该模型未充分考虑人群的卫生需求、政策影响、预算压力、社会因素、卫生体系变化等引发的效应。

时间序列是指一个按时间顺序组成的观察数据集合，相邻观测值之间有依赖性和自相关性。时间序列计算方法按分析目的不同可以划分为时域分析和频域分析两个类别。前者将序列的观察值视为历史值的函数，重点分析事物随时间发展变迁的趋势。后者将序列看成不同频率的正弦或余弦波叠加的结果，重点分析其频率特征。早期时间序列分析主要使用移动平均法和指数平滑法。移动平均法即确定由几个时间序列的卫生人员数（如医师数）构成一组来求取一个平均值，然后逐项移动，每移动一次求一个平均值，这个平均值作为下一个时期的卫生人员数的预测。此法简便，适用于随机波动的时间序列数据。但是，它必须具备若干个计算移动平均值所需的实际值，适用于短期预测。近年来，求和自回归滑动平均模型（autoregressive moving-average model，ARIMA model）被大量使用。ARIMA 模型是通过建立序列的自相关系数（auto-correlation coefficient function，ACF），偏自相关系数（partial autocorrelation coefficient function，PACF）和 Q 统计量来辨识模型，确定模型平稳后，进而确定自回归及滑动平均的 P 和 Q；然后采用条件最小二乘法估计模型并对其进行诊断；最后利用拟合的模型进行预测研究。

影响卫生人力资源配置的因素有很多，而多元线性回归可以综合考虑多种因素，来估计卫生人力需求数。多元线性回归在使用时需要利用历史资料来建立预测模型、估计参数和输入值，在实际应用过程中要对卫生人力资源配置中的因变量和自变量之间的关系进行严谨的逻辑分析，并不是把统计上的数量关系当作因果关系来对待。此类方法在应用中存在一定的前提条件，要求既往的资源必须是已经达到较高的利用率，否则按此计算的资源配置方案将继续保留过去和目前所存在的资源配置弊端，难以发挥"规划、调整和约束"作用。

（二）卫生人力资源结构配置依据

我国公立医疗卫生机构是国家事业单位，医疗卫生机构的设置及其人员数量定额和构成均通过编制进行管理。1956 年国务院编制工作委员会与原卫生部联合颁发《医院、门诊部组织编制原则》。此后，国家逐步健全了卫生事业单位编制体系，制定了各类医院、乡镇卫生院、社区卫生服务中心、疾病预防控制机构、卫生监督机构的人员编制标准。在国家标准基础上，各省市还结合当地特点制定了地方标准。

公立医院的人员编制基本上按照床位数配备各类卫生人员。按照 1978 年《综合医院组织编制原则试行草案》，根据各医院规模和担负的任务，综合医院病床与工作人员之比分为三类：300 床位以下的按 1：1.30～1：1.40 计算；300～500 床位的按 1：1.40～1：1.50 计算；500 床位以上的按 1：1.60～1：1.70 计算。各类人员的比例：行政管理和工勤人员占总编制的 28%～30%，其中行政管理人员占总编制的 8%～10%；卫生技术人员占总编制的 70%～72%，在卫生技术人员中，医师、中医师占 25%，护理人员占 50%，药剂人员占 8%，检验人员占 4.6%，放射人员占 4.4%，其他卫技人员占 8%。

根据 1986 年《全国中医医院组织机构及人员编制标准（试行）》，中医医院人员编制按病床与工作人员 1：1.30～1：1.70 计算，行政管理、其他技术人员和工勤人员占总编的 28%～30%，其中行政管理人员占总编的 6%～8%，其他技术人员占总编的 2%；卫生技术人员占总编的 70%～72%，在医药人员中，中医、药人员要逐步达到 70% 以上。

根据 2011 年《关于乡镇卫生院机构编制标准的指导意见》，乡镇卫生院人员编制按照总量控制、分类核定、统筹使用的办法进行配备。原则上，乡镇卫生院人员编制按照服务人口的 1‰ 左右的比例核定，具体由各省、自治区、直辖市根据本地乡镇卫生院服务人口、交通状况以及财政承受能力等实际情况确定具体核编标准，并核定编制总量。专业技术人员所占编制不得低于编制总额的 90%，其中公共卫生人员所占编制不得低于专业技术人员编制数的 25%。在核定的编制内首先要保证全科医师的配备。

根据 2006 年《城市社区卫生服务机构设置和编制标准指导意见》，原则上按照街道办事处范围或 3 万～10 万居民规划设置社区卫生服务中心，根据需要可设置若干社区卫生服务站。社区卫生服务中心按每万名居民配备 2～3 名全科医师，1 名公共卫生医师。每个社区卫生服务中心在医师总编制内配备一定比例的中医类别执业医师。全科医师与护士的比例按 1∶1 的标准配备。其他人员不超过社区卫生服务中心编制总数的 5%。

根据 2014 年《疾病预防控制中心机构编制标准指导意见》，疾病预防控制中心人员编制以省、自治区、直辖市为单位，按照总量控制、分级核定、统筹使用的办法进行配备。疾病预防控制中心人员原则上按照各省、自治区、直辖市常住人口每万人 1.75 人的比例核定；地域面积在 50 万平方千米以上且人口密度小于每平方千米 25 人的省、自治区，可以按照不高于本地区常住人口每万人 3 人的比例核定。专业技术人员所占编制不得低于编制总额的 85%，其中卫生技术人员不得低于 70%。

(三)卫生人力资源分布配置依据

卫生人力资源的分布配置，主要是使卫生人力在各类医疗卫生机构之间和不同区域之间得到合理布局，以满足卫生服务的需要。我国医疗卫生服务体系主要包括医院、基层医疗卫生机构和专业公共卫生机构等。医院分为公立医院和社会办医院。县级以下为基层医疗卫生机构，分为公立和社会办两类。专业公共卫生机构分为政府办专业公共卫生机构和其他专业公共卫生机构(主要包括国有和集体企事业单位等举办的专业公共卫生机构)。根据属地层级的不同，政府办专业公共卫生机构划分为县办、市办、省办及部门办四类。医疗卫生机构的总体布局要求是：在不同的属地层级实行资源梯度配置；地市级及以下，基本医疗服务和公共卫生资源按照常住人口规模和服务半径合理布局；省部级及以上，分区域统筹考虑，重点布局。

我国卫生人力的布局总体是按照行政区域、人口分布、地理交通等因素设置医疗卫生机构，再根据医疗卫生机构的功能任务确定编制床位和各类卫生人员。县级、地市级和省级区域医疗卫生机构设置原则参见第三章有关医疗机构分布优化内容。乡镇卫生院、社区卫生服务中心按照乡镇、街道办事处行政区划或一定服务人口进行设置，每个乡镇办好 1 所标准化建设的乡镇卫生院，在每个街道办事处范围或每 3 万～10 万居民规划设置 1 所社区卫生服务中心，每个建制村应当设置 1 个村卫生室。专业公共卫生机构实行按行政区划，分级设置,县级及以上每个行政区划内同类专业公共卫生机构原则上只设1个。

《全国医疗卫生服务体系规划纲要(2015—2020年)》提出:到2020年,每千常住人口执业(助理)医师数达到2.5人,注册护士数达到3.14人,医护比达到1∶1.25,市办及以上医院床护比不低于1∶0.6,公共卫生人员数达到0.83人,每万常住人口全科医生数2人,人才规模与我国人民群众健康服务需求相适应,城乡和区域医药卫生人才分布趋于合理,各类人才队伍统筹协调发展,促进医务人员合理流动,使其在流动中优化配置。

医院以执业(助理)医师和注册护士配置为重点,以居民卫生服务需求量和医师标准工作量为依据,结合服务人口、经济状况、自然条件等因素配置医生和护士的数量,合理确定医护人员比例。到2020年,基层医疗卫生机构每千常住人口基层卫生人员数达到3.5人以上,基本实现城乡每万名居民有2~3名合格的全科医生,原则上按照每千服务人口不少于1名的标准配备乡村医生,每所村卫生室至少有1名乡村医生执业。

参考文献

[1] 白志勤,饶克勤.区域卫生规划的理论与实践:以海南省国际旅游岛为例[M].北京:中国协和医科大学出版社,2011.

[2] 鲍林杰,韩锐,王耀刚.我国卫生人力资源配置现状分析与政策研究[J].中华医院管理杂志,2014,30(003):197-201.

[3] 陈国宏.人力资源管理[M].北京:北京理工大学出版社,2017.

[4] 陈莹,许传志,李晓梅,等.卫生人力资源配置标准研究评析[J].卫生软科学,2010,24(2):120-123.

[5] 程晓明.卫生经济学[M].北京:人民卫生出版社,2011.

[6] 方鹏骞,谢俏丽,刘毅俊.我国医院卫生人力资源现状分析与展望[J].中国医院,2016(7):60-62.

[7] 葛万龙,王国华,李翠,等.我国卫生人力资源现状研究[J].中国医院管理,2009,29(12):52-54.

[8] 国家卫生计生委统计信息中心.中国卫生人力发展报告(2010—2016)[M].北京:中国协和医科大学出版社,2017.

[9] 国务院办公厅关于深化医教协同进一步推进医学教育改革与发展的意见[R/OL].(2017-07-11)[2021-07-18].https://www.gov.cn/zhengce/content/2017-07/11/content_5209661.htm.

[10] 国务院办公厅关于印发全国医疗卫生服务体系规划纲要(2015—2020年)的通知[R/OL].(2015-03-30)[2020-04-25].https://www.gov.cn/zhengce/content/2015-03/30/contet.9560.htm.

[11] 侯建林,罗友晖,王志锋,等.1998至2012年中国普通高校医学教育规模与结构分析[J].中华医学教育探索杂志,2016,15(2):114-120.

［12］井淇.新医改以来山东省卫生资源配置与发展策略研究［M］.天津：天津科学技术出版社,2018.

［13］井淇,程杨杨,Peter Twum,等.新医改以来我国城乡卫生人力资源配置对比分析研究［J］.中国卫生经济,2015(08)：47－49.

［14］林培君,林晓欣,罗桢妮,等.我国卫生人力资源现状分析［J］.中国初级卫生保健,2017(1)：23－26.

［15］毛静馥.卫生人力资源管理［M］.北京：人民卫生出版社,2013.

［16］孟庆跃.卫生经济学［M］.北京：人民卫生出版社,2013.

［17］汤敏,杨淑香,吴秀云.卫生人力资源配置方法探讨［J］.中国全科医学,2007,10(17)：1478－1480.

［18］万崇华,姜润生.卫生资源配置与区域卫生规划的理论与实践［M］.北京：科学出版社,2013.

［19］王宇,杜进发,吕炜.卫生人力资源配置方法研究现状［J］.中国卫生资源,2006,9(6)：276－277.

［20］吴国安,雷海潮,杨炳生,等.卫生资源配置标准研究的方法学评述［J］.中国卫生资源,2001,4(6)：271－273.

［21］余仲华.我国卫生人力资源配置探析［J］.中国卫生人才,2019(11)：12－16.

［22］张鹭鹭.卫生资源配置论——基于二类卫生资源配置的实证研究［M］.北京：科学出版社,2014.

［23］张小娟,朱坤.2004—2015年我国卫生人力资源配置公平性趋势研究［J］.中国全科医学,2018,21(1)：82－87.

［24］朱文鹏,肖月.新医改以来我国卫生人力资源配置公平性研究［J］.中国卫生经济,2020(2)：51－54.

［25］Anand S, Fan V Y, Zhang J, et al. China's Human Resources for Health：Quantity, Quality, and Distribution. Lancet. 2008. 372(9651)：1774－1781.

［26］Drucker P F. The Practice of Management［M］. New York：Harper Collins,2006.

（段光锋）

第七章

医疗设备资源配置

【本章提要】本章简要介绍医疗设备资源配置的相关概念、发展及现状,重点介绍大型医用设备资源配置方法及我国的相关政策。通过本章学习,了解我国医疗设备资源配置发展历史及现状问题,理解医疗设备及大型医用设备的概念、分类,掌握我国大型医用设备配置相关政策及常用配置测算及评价方法、指标,为进行医疗设备资源配置研究提供知识基础。

医疗设备资源是卫生资源的重要组成部分,是评价医疗卫生机构医疗水平的硬件指标之一。医疗设备资源配置必须符合医疗卫生机构的层次和功能定位,其配置科学与否,对医疗卫生服务的质量产生重要影响。大型医用设备由于其使用技术复杂、资金投入量大、运行成本高、对医疗费用影响大,直接关系医疗质量安全、医疗费用和人民群众健康权益,成为政府宏观调控的内容之一,其配置需要按照区域卫生规划的要求,严格控制总量,合理布局,资源共享。

第一节　医疗设备资源配置概述

一、医疗设备概念

国务院于 2020 年 12 月 21 日公布了修订后的《医疗器械监督管理条例》,其中第一百零三条对医疗器械进行了明确定义:医疗器械,是指直接或者间接用于人体的仪器、设备、器具、体外诊断试剂及校准物、材料以及其他类似或者相关的物品,包括所需要的计算机软件;其效用主要通过物理等方式获得,不是通过药理学、免疫学或者代谢的方式获得,或者虽然有这些方式参与但是只起辅助作用;其目的是:

(1)疾病的诊断、预防、监护、治疗或者缓解。

(2)损伤的诊断、监护、治疗、缓解或者功能补偿。

(3)生理结构或者生理过程的检验、替代、调节或者支持。

(4)生命的支持或者维持。

(5)妊娠控制。

(6)通过对来自人体的样本进行检查,为医疗或者诊断目的提供信息。

可见,医疗器械包含医疗设备,即医疗设备是医疗器械这一集合下的子集。

因此本章对医疗设备定义如下:

医疗设备是指直接或间接用于人体的仪器、设备(包括其辅助器具和配套软件),其效用主要通过物理等方式而非药理学、免疫学或者代谢的方式获得,或可能有这些方式参与但只起到一定辅助作用。其主要作用为检查、检验、预防、诊断、监护、治疗、缓解、生命支持等。

二、医疗设备分类

医疗设备根据不同分类标准可以有多种分类方式,常见的有:

(一)根据投入及运行成本

根据医疗设备投入及运行成本,分为常规医疗设备和大型医用设备。采购价格在 500 万人民币以上或首次配置的单价在 1000 万元人民币以上、单次检查或治疗收费价格在数百至数千元以上的归入大型医用设备管理(详见本章第三节)。

(二)根据风险程度

医疗设备属于医疗器械范畴,因此必须遵守国家对医疗器械按照风险程度实行的分类管理。《医疗器械监督管理条例》将医疗器械分为如下三类:

第一类是风险程度低,实行常规管理可以保证其安全、有效的医疗器械。

第二类是具有中度风险,需要严格控制管理以保证其安全、有效的医疗器械。

第三类是具有较高风险,需要采取特别措施严格控制管理以保证其安全、有效的医疗器械。

各类医疗设备具体所属风险类别可查询国家食品药品监督管理总局于 2017 年 8 月 31 日发布并于 2018 年 8 月 1 日起施行的《医疗器械分类目录》。

(三)根据用途

根据用途,医疗设备分为:

(1)诊断设备类,主要包括 X 射线诊断设备、超声诊断设备、功能检查设备、内窥镜检查设备、核医学设备、实验诊断设备和病理诊断设备等。

(2)治疗设备类,主要包括病房护理设备、手术设备、放射治疗设备、核医学治疗设备、理化设备、激光设备、透析治疗设备、体温冷冻设备、急救设备和其他治疗设备等。

(3)辅助设备类,主要包括消毒灭菌设备、制冷设备、中心吸引及供氧系统、空调设备、制药机械设备、血库设备、医用数据处理设备、医用录像摄影设备等。

(四)根据是否依靠电能或其他能源

根据是否依靠能源,医疗设备可分为无源医疗设备和有源医疗设备。无源医疗设备是指不依靠电能或者其他能源,但可通过由人体或重力产生的能量,发挥其功能的医疗设备;有源医疗设备是指任何依靠电能或其他能源,而不是直接由人体或重力产生的能量,发挥其功能的医疗设备。

(五)根据是否接触人体

根据是否接触人体,医疗设备可分为接触人体设备和非接触人体设备。接触人体设备是指直接或间接接触患者或者能够进入患者体内的医疗设备。

三、医疗设备资源配置内容

医疗设备资源配置,就是要解决医疗设备的增量配置与存量转移,兼顾公平与效率,以达到符合区域卫生规划的要求。增量配置是指医疗设备资源的初配置,是解决从无到有、从少到多的问题;存量转移是指医疗设备资源的再配置,是解决医疗设备资源在不同地域、不同层次医疗机构之间分配不合理的问题,对资源进行重新分配,以达到医疗设备资源优化配置。医疗设备资源配置内容可以归纳为"配在哪、配什么、配多少、怎么配"的问题。

(一)配置地域

配置地域即需要解决医疗设备"配在哪"的问题。不同地域因气候环境、饮食条件、生活习惯等不同,造成不同人群的疾病负担不同,导致对医疗设备的需要不同;同时由于经济发展水平不一,导致各地对医疗设备的需求不同。

(二)设备种类

配置的设备种类即是要解决"配什么"的问题。在进行医疗设备配置时,要根据不同区域人群对医疗卫生服务的需要和需求,合理配置常规设备和大型医用设备以及诊断设备、治疗设备、辅助设备;要根据医疗卫生机构的风险控制及承受能力,合理配置第一类、第二类、第三类医疗设备。

(三)配置数量

配置数量即是要解决"配多少"的问题。要根据不同区域人群对卫生服务的需要和需求,合理配置各类医疗设备的数量,以达到供需平衡的状态。

(四)医疗卫生机构层次和类型

配置的医疗卫生机构层次和类型就是要解决"怎么配"的问题,即各类医疗设备在各级医院、基层医疗卫生机构、公共卫生机构等不同层次医疗卫生机构之间以及综合医院、中医医院、中西医结合医院、专科医院等不同类型医疗卫生机构之间如何分配的问题。不同层次和类型的医疗卫生机构服务的人群及内容不同,因此对医疗设备有不同需求,这就要求将不同类型的医疗设备在其间进行合理配置,以免出现部分机构设备超负荷运转而部分机构设备闲置的问题。

第二节　我国医疗设备配置发展与现状

一、我国医疗设备配置发展历史

我国医疗设备配置发展与我国社会和经济发展阶段是相一致的。

第一阶段为 1949—1978 年。新中国成立初期,为快速恢复经济,我国向苏联学习,实行了计划经济体制。卫生部门嵌合在整个国有社会经济的组织体系中,医疗设备等卫生资源配置也是以政府的计划调节实现在不同部门、不同地区的组合与再组合,统一分配医疗设备资源,突出公平性。但在"宏观指导、分级管理、地方为主、条块分割"的资源配置管理模式下,卫生资源按部门、地方和行政隶属管理配置,机构设置自成体系、多头审批、条块分割、各自为政。我国医疗设备行业在此阶段处于起步期,加之从国外引进过程繁琐,使得该阶段我国医疗设备数量少、先进程度低。

第二阶段为 1978—1992 年。从十一届三中全会提出改革开放到 1992 年这一时期,我国处于经济转型期,国家经济政策仍以计划经济为主。在医疗卫生等国民经济重要领域和部门,是以政府为主、市场为辅的形式进行资源配置。20 世纪 80 年代卫生改革,给医疗机构下放了一定的自主权,社会也开始加大对卫生事业的投入。但这一阶段的医疗机构仍使用事业费来维持运行,医院引进医疗设备特别是大型医用设备需要政府拨款,而财政重点关注城市却对乡镇支持不足,使得城市卫生资源规模扩大而乡镇卫生资源规模萎缩。这一阶段医疗设备质量明显改善,但总体数量少,分布不均衡。90 年代初,国家医疗体制改革逐步开始,国家对医疗事业的投入逐年下降,医疗行业必须依靠医疗收入来弥补国家投入的不足。同期,国家对大型医用设备引进政策放松,医疗设备数量开始大量增加。

第三阶段为 1992 年—今。1992 年邓小平的讲话及中国共产党十四大明确肯定了市场在资源配置中的基础性作用,由此进入了市场经济时期。20 世纪 90 年代初期的卫生改革涉及医疗卫生适应市场经济、优化卫生资源配置等方面,并且对医疗产权制度进行改革,民营资本纷纷进入医疗行业,加之国家基本上放开对大型医用设备的引进限制,医院大规模引进大型医用设备,医院间设备竞争开始加剧,医疗设备数量快速增长,由此也出现了一定程度的管理混乱情况。2000 年,国务院颁布施行了《医疗器械监督管理条例》,从行政法规层面进行了规范与约束,我国医疗设备配置、使用与管理开始走上法治化、规范化道路。然而在这一阶段,医疗设备仍主要配置在经济发达省份和城市,分布不均衡现象并没有得到解决。

二、我国医疗设备配置的现状与问题

(一)配置现状

1.增长较快

近年来,我国医疗设备无论从数量还是价值上总体呈现快速增长趋势。如表7-1和表7-2所示,2010—2019年,我国万元以上医疗设备总价值和台数年增长率基本都在10%以上,特别是在2013年分别达到24.21%和16.32%,均高于同期GDP年增长率。其中很大一个因素是弥补我国医疗设备配置的历史欠账。以大型医用设备为例,2009年全国还尚未配置高端放射治疗设备,2010年全国共配置5台,到2015年增至46台,年均增长率达到55.87%;深圳市2009—2017年CT、MRI、LA的年均增长率分别达到了18.20%、27.35%和25.10%。但根据艾媒咨询《2019—2022中国医疗器械市场大数据及标杆企业运行监测报告》,我国目前为继美国、西欧、日本之后的第四大医疗器械市场,这与我国是世界第二大经济体和第一大人口国的现状存在一定差距,且我国国民预期寿命位列世界第49位,医疗设备等医疗卫生行业仍需进一步加强。

表 7-1 我国 2010—2019 年万元以上医疗设备总价值及增长率

年份	医院		基层医疗卫生机构		专业公共卫生机构		其他机构		总计	
	万元以上设备总价值/万元	年增长率/%	万元以上设备总价值/万元	年增长率/%	万元以上设备总价值/万元	年增长率/%	万元以上设备总价值/万元	年增长率/%	万元以上设备总价值/万元	年增长率/%
2010	32048588	—	2813632	—	3040682	—	509514	—	38412416	—
2011	37382532	16.64	3196926	13.62	3483846	14.57	466937	−8.36	44530241	15.93
2012	44005792	17.72	3343176	4.57	4500974	29.20	566057	21.23	52415999	17.71
2013	54944793	24.86	3858037	15.40	5698203	26.60	604944	6.87	65105977	24.21
2014	62865686	14.42	4469340	15.84	6255518	9.78	642813	6.26	74233357	14.02
2015	72657511	15.58	5177893	15.85	6912622	10.50	734943	14.33	85482969	15.15
2016	81635498	12.36	5897857	13.90	7817176	13.09	1068517	45.39	96419048	12.79
2017	93905274	15.03	9342583	58.41	8937226	14.33	1031652	−3.45	113216735	17.42
2018	106634120	13.13	9144288	−2.12	11544243	29.17	1121157	8.68	128443808	13.45
2019	119503141	12.07	13234606	44.73	11041011	−4.36	1772445	58.09	145551203	13.32

注:本表不包括门诊部、诊所、卫生所、医务室和村卫生室数字。

数据来源:2010—2012中国卫生统计年鉴、2013—2017中国卫生和计划生育统计年鉴、2018—2020中国卫生健康统计年鉴。

表 7 - 2　我国 2010—2019 年万元以上医疗设备台数及增长率

年份	医院		基层医疗卫生机构		专业公共卫生机构		其他机构		总计	
	万元以上设备台数	年增长率/%	万元以上设备台数	年增长率/%	万元以上设备台数	年增长率/%	万元以上设备台数	年增长率/%	万元以上设备台数	年增长率/%
2010	2077008	—	405494	—	300781	—	41162	—	2824445	—
2011	2363219	13.78	435463	7.39	336076	11.73	41599	1.06	3176357	12.46
2012	2726508	15.37	439640	0.96	376426	12.01	44361	6.64	3586935	12.93
2013	3156198	15.76	482336	9.71	481148	27.82	52489	18.32	4172171	16.32
2014	3722893	17.95	532575	10.42	530587	10.28	47763	−9.00	4833818	15.86
2015	4081774	9.64	579740	8.86	572371	7.88	56846	19.02	5290731	9.45
2016	4601414	12.73	640344	10.45	618857	8.12	64123	12.80	5924738	11.98
2017	5105212	10.95	719543	12.37	686572	10.94	66698	4.02	6578025	11.03
2018	5705766	11.76	792199	10.10	742759	8.18	75177	12.71	7315901	11.22
2019	6409983	12.34	888800	12.19	804344	8.29	92524	23.07	8195651	12.03

注:本表不包括门诊部、诊所、卫生所、医务室和村卫生室数字。

数据来源:2010—2012 中国卫生统计年鉴、2013—2017 中国卫生和计划生育统计年鉴、2018—2020 中国卫生健康统计年鉴。

2. 分布不均衡

首先是区域分布不均衡。我国医疗设备特别是大型医用设备配置主要集中于东部沿海等经济发达地区,经济欠发达地区配置相对较少。以 PET/CT 为例,2015 年底北京市人均拥有量为每百万人口 0.967 台,上海市为每百万人口 0.745 台,甘肃省每百万人口只有 0.038 台,西藏自治区甚至为 0 台。从国内各地区招标采购情况看,经济发展较快的江苏、广东、浙江等地区是我国大型医用设备国际招标的采购大户。

其次是城乡分布不均衡。目前我国医疗设备配置城乡差异明显,设备主要集中于城市医疗机构。如我国城市 CT 消费占我国 CT 总市场的 70% 以上。2019 年一项针对河北省承德市的研究显示,承德全市共配置大型医用设备 31 台,其中仅市区就配置了 19 台,占 61.3%,人均达到每百万人口 33.43 台,每台平均服务面积 77.53 平方千米;而下辖各县的配置数量只有 1~3 台,人均每百万人口 2.21~8.23 台,人均拥有量是市区的 0.07~0.25 倍,每台平均服务面积 1288~5473 平方千米,是市区的 23.5~70.6 倍。

最后是医疗机构间分布不均衡。医疗设备主要配置于中、大型医院和综合医院、中医医院，基层医疗机构和专科医院配置较少。2012年，全国医院CT平均拥有量为综合医院0.75台，中医医院0.81台，中西医结合医院0.52台，而专科医院只有0.39台；基层医疗机构方面，妇幼保健院（所、站）0.07台，社区卫生服务中心（站）0.072台，卫生院0.03台。有研究显示，南宁市2015年底有58.50%的乙类大型医用设备配置在省级医院，市、县级医院的只占25.47%、16.03%；山东省2019年底64排及以上CT有62%配置在三级医疗机构，二级医疗机构只占有配置总数的38%。由于不同级别、类型的医院承担的诊疗职责不同及分级诊疗的实施，这种不均衡是否合理需具体情况具体分析。

3. 使用率差异大

从现阶段医疗设备利用情况看，不同种类设备及同种设备在不同层次和类型的医疗机构使用率差异较大，设备利用不足与超负荷运转并存。一项对四川省"十二五"期间大型医用设备使用情况的研究显示，同种大型医用设备每台设备年检查治疗人次比的最大值与最小值相差数倍至数千倍，其中CT平均年检查人次最大值与最小值之比为1929∶1；不同种类大型医用设备间，平均年开机利用率最高的为手术机器人，达到100.00%，最低的为CT，仅为41.36%；平均年时间利用率最高的为手术机器人，达到126.97%，最低的为高端放射治疗设备，仅为57.71%；平均年能力利用率最高的为高端放射治疗设备，达到255.00%，最低的为手术机器人，仅为10.20%。

（二）存在问题

1. 盲目配置

近年来，由于国家对医疗行业的投入不足，医疗机构需依靠医疗收入来维持运转，而医疗设备特别是大型医用设备高昂的检查治疗费用成为医疗收入的重要来源，尤其是取消"药品加成"后，"以械养医"的现象更为突出。此外，激烈的竞争使许多医疗机构为了评级、提高名气等目的，互相攀比、模仿，片面追求全面化、规模化。因此，部分医疗机构在引进大型医用设备时缺乏科学依据，不从机构定位、卫生服务量等实际出发，而是盲目决策，草率上马，造成资源浪费。

2. 擅自购置，违规使用

我国对大型医用设备配置实施宏观调控。根据不同年代的政策，医疗机构购置大型医用设备应当获得审批或许可。但部分医疗机构因种种原因，有时会出现未批先购、违规使用等现象。2010—2015年全国医疗卫生监督处罚案件中涉及擅自购置、违规使用大型医用设备的案件分别为557件、12件、15件、23件、29件和26件，虽经大力整治查处之后情况有一定好转，但仍处于低位运行状态，屡禁不止。

3. 设备质量不高

由于产业技术水平限制和专利保护等原因，目前很多医疗设备国产化程度不高，高度依赖国外引进。2018年第一到第三季度，国产医疗设备中低端产品占55.3%，高端产品占

44.7%,而国际市场平均为低端产品占45%,高端产品占55%。以CT和磁共振设备为例,2019年中国市场CT机国产品牌仅占20%,磁共振设备仅占10%。这就进一步推高了医疗设备的价格,因此一些医疗机构便从国外或国内发达地区大量购买淘汰的二手设备,部分二手设备使用年限较长,运行状态不佳,已接近报废标准,给医疗安全带来极大风险。

第三节　我国大型医用设备配置政策

一、大型医用设备概念及分类

(一)大型医用设备概念

根据国家卫健委、国家药监局2018年颁布并施行的《大型医用设备配置与使用管理办法(试行)》,大型医用设备(large medical equipment)是指使用技术复杂、资金投入量大、运行成本高、对医疗费用影响大且纳入目录管理的大型医疗器械。其配置与使用直接关系医疗质量安全、医疗费用和人民群众的健康权益。

(二)大型医用设备分类

根据国家卫健委《大型医用设备配置许可管理目录(2018年)》,目前我国将大型医用设备分为两类十二种,其中甲类五种、乙类七种。

1. 甲类大型医用设备

甲类大型医用设备指资金投入巨大,使用费用很高,技术要求特别严格的大型医疗器械,配置数量较少,一般按省级或跨区域配置。这一类别包括纳入甲类管理和暂列为甲类管理的大型医用设备。

(1)纳入甲类管理的大型医用设备。以下三个条件具备任意两个及以上的大型医用设备,原则上纳入甲类管理:①采购价格在3000万元人民币以上;②单次检查或治疗收费价格在1万元人民币以上且相对应用面广、使用率高;③临床使用风险很高,对使用人员资质能力和相应配套设施设备要求特别高,使用不当会对医疗质量安全产生重大影响或进入临床应用时间不长,技术发展不成熟,尚需谨慎使用探索经验。

(2)暂列为甲类管理的大型医用设备。由于科学技术的发展,各类新型大型医用设备不断出现,而管理目录的更新具有一定的滞后性。考虑新设备配置管理需要,保证对大型医用设备全覆盖,管理目录设置了兜底条件,即将新取得医疗器械注册证、首次配置的整台(套)单价在3000万元人民币以上的大型医疗器械,暂列为甲类设备,根据使用评估结果再明确具体管理类型。

(3)甲类大型医用设备管理目录。①重离子放射治疗系统;②质子放射治疗系统;③正电子发射型磁共振成像系统(PET/MR);④高端放射治疗设备,包括X射线立体定向放射治疗系统（Cyberknife Robotic Radiosurgery System）、螺旋断层放射治疗系统（TMO Therapy Hi·Art）HD 和 HDA 两个型号、Edge 和 Versa HD 等型号直线加速器；⑤首次配置的单台（套）价格在 3000 万元人民币及以上的大型医疗器械。

2. 乙类大型医用设备

乙类大型医用设备指资金投入大、运行成本和使用费用高，技术要求严格的大型医疗器械，一般以省级及以下区域为规划配置单位。这一类别包括纳入乙类管理和暂列为乙类管理的大型医用设备。

（1）纳入乙类管理的大型医用设备。以下三个条件具备任意两个及以上的大型医用设备，原则上纳入乙类管理：①采购价格在 500 万~3000 万元人民币；②单次检查或治疗收费价格在数百至数千元以上且相对应用面广、使用率高；③技术应用成熟，使用人员资质能力和相应配套设施设备必须满足特定要求以保障医疗质量安全。

（2）暂列为乙类管理的大型医用设备。同甲类大型医用设备，管理目录对乙类大型医用设备也设置了兜底条件，即将新取得医疗器械注册证、首次配置的整台（套）单价在 1000 万~3000 万元人民币间的大型医疗器械，暂列为乙类设备，根据使用评估结果再明确具体管理类型。

（3）乙类大型医用设备管理目录。①X 线正电子发射断层扫描仪（PET/CT，含 PET）；②内窥镜手术器械控制系统（手术机器人）；③64 排及以上 X 线计算机断层扫描仪（64 排及以上 CT）；④1.5T 及以上磁共振成像系统（1.5T 及以上 MR）；⑤直线加速器（含 X 刀，不包括列入甲类管理目录的放射治疗设备）；⑥伽马射线立体定向放射治疗系统（包括用于头部、体部和全身）；⑦首次配置的单台（套）价格在 1000 万~3000 万元人民币的大型医疗器械。

二、相关政策法规

1985 年，原国家经委针对大型医用设备技术引进中存在的问题，发布了 90 号文件《关于控制重复引进、制止多头对外的报告》，为我国对大型医用设备实施配置管理的开始。此后原卫生部（卫健委）、发改委、财政部、药品监督管理局等部门针对大型医用设备配置中存在的不同问题相继颁布了相关规定。国务院于 2014 年颁布了修订后的《医疗器械监督管理条例》，并于 2017 年进行再次修订，其中对大型医用设备的配置管理从行政法规层面进行了明确规定。相关政策法规详见表 7-3。

表7-3　大型医用设备配置管理相关政策法规

年份	名称	发布机构	效力级别
1985	关于控制重复引进、制止多头对外的报告	原国家经委	规范性文件
1995	大型医用设备配置与应用管理暂行办法	原卫生部	部门规章
2000	医疗器械监督管理条例	国务院	行政法规
2004	大型医用设备配置与使用管理办法	原卫生部、发改委、财政部	部门规章
2005	全国乙类大型医用设备配置规划指导意见	原卫生部	规范性文件
2008	卫生部办公厅关于排查处理违规采购与装备使用大型医用设备的紧急通知	原卫生部	规范性文件
	卫生部办公厅关于违规装备大型医用设备处理的意见	原卫生部	规范性文件
	卫生部甲类大型医用设备配置审批工作制度(暂行)	原卫生部	规范性文件
2014	修订《医疗器械监督管理条例》	国务院	行政法规
2017	国务院关于修改《医疗器械监督管理条例》的决定	国务院	行政法规
2018	大型医用设备配置许可管理目录(2018年)	卫健委	规范性文件
	大型医用设备配置与使用管理办法(试行)	卫健委、药品监督管理局	部门规章
	关于发布2018—2020年大型医用设备配置规划的通知	卫健委	规范性文件
	关于在上海市浦东新区暂时调整实施有关行政法规规定的决定	国务院	规范性文件
2020	国家卫生健康委关于调整2018—2020年大型医用设备配置规划的通知	卫健委	规范性文件
	修订《医疗器械监督管理条例》	国务院	行政法规

三、行政管理

(一)行政许可

目前,我国对大型医用设备依据《中华人民共和国行政许可法》采用行政许可的方式进行配置管理。虽然我国从1985年开始就对大型医用设备配置实施宏观管理,但直至2004年《大型医用设备配置与使用管理办法》才明确对大型医用设备配置采取审批制度。2015年国务院第91次常务会议审议通过的非行政许可审批事项清理工作意见,明确通过履行法定程序,将大型医用设备配置由非行政许可转为行政许可事项。2017年《国务院关于修改〈医疗器械监督管理条例〉的决定》(国务院令第680号)公布施行,设定大型医用设备配置许可,从行政法规层面明确大型医用设备配置属于《中华人民共和国行政许可法》中的行政许可范畴。随后 2018 年,国家卫健委和药品监督管理局联合下发了《大型医用设备配置与使用管理办法(试行)》(国卫规划发〔2018〕12 号),从实施细则层面将大型医用设备配置由非行政许可审批事项调整为行政许可事项。这使得我国大型医用设备配置行政管理更加法治化、正规化。

但是为了简政放权,2018 年国务院《关于在上海市浦东新区暂时调整实施有关行政法规规定的决定》(国发〔2018〕29 号),在上海市浦东新区暂时调整实施《医疗器械监督管理条例》第三十四条第二款关于大型医用设备配置许可证核发的规定,对区域内社会办医疗机构配置乙类大型医用设备不实行许可管理,加强事中事后监管。这符合《行政许可法》第十三条可以不设行政许可的第四项规定,可能未来会在乙类大型医用设备配置管理中加以推广。

(二)级别权限

《大型医用设备配置与使用管理办法(试行)》同时也明确了对大型医用设备实施分级分类管理和各级卫生行政部门对甲、乙类大型医用设备配置行政许可的权限:①甲类大型医用设备由国家卫生健康委员会负责配置管理并核发配置许可证;②乙类大型医用设备由省级卫生健康行政部门负责配置管理并核发配置许可证。

四、配置程序

(一)甲类大型医用设备配置许可程序

①国家卫健委发布配置规划;②申请单位向政务大厅提出申请;③政务大厅受理后转业务司局;④业务司局委托委第三方开展技术评审;⑤按照第三方技术评审结果和配置规划等情况,决定是否予以许可;⑥许可结果由政务大厅转达申请单位。

(二)乙类大型医用设备配置许可程序

省级卫生健康行政部门参照甲类大型医用设备配置许可管理实施细则,并结合当地实际情况,具体制定乙类大型医用设备配置许可实施程序。图 7-1 所示为上海市乙类大型医用设备配置许可程序。

五、配置规划

我国大型医用设备配置规划原则上每 5 年编制一次,分年度实施。配置规划包括规划数量、年度实施计划、区域布局和配置标准等内容,由国家卫健委制定并向社会公开,省级卫生健康行政部门结合本地区医疗卫生服务体系规划,提出本地区大型医用设备配置规划和实施方案建议并报送国家卫生健康委员会。

目前我国大型医用设备配置规划为 2018—2020 的三年规划,是 2018 年《大型医用设备配置许可管理目录(2018 年)》和《大型医用设备配置与使用管理办法(试行)》颁布后,为与"十三五"规划同步实施而编制的,其于 2018 年发布并于 2020 年进行调整。

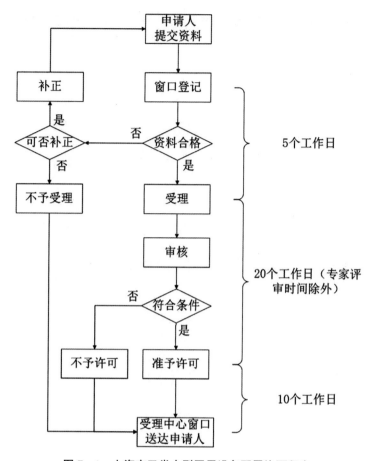

图7-1 上海市乙类大型医用设备配置许可程序

（一）配置数量

2018—2020年,全国甲乙类大型医用设备规划新增12768台,其中甲类大型医用设备配置规划新增281台,乙类大型医用设备配置规划新增12487台(见表7-4,表7-5)。

（二）配置布局

甲类大型医用设备中除高端放射治疗设备外,其余按华北、东北、华东、中南、西南、西北六大区域进行配置规划;甲类大型医用设备中的高端放射治疗设备和乙类大型医用设备,按省级配置规划。

（三）配置准入标准

综合使用质量安全、控制医疗成本和支持社会办医等因素,从国家层面制定甲类大型医用设备准入标准,规定了配置各种甲类大型医用设备医疗机构的功能定位、临床服务需求、技术条件、配套设施、专业技术人员资质和能力、质量保证等软硬件要求。同时制定了乙类大型医用设备准入指引,由各省(区、市)依据自身实际情况进行细化。

表 7-4 2018—2020 年我国甲类大型医用设备配置规划数量分布(调整后)

区域	省(区、市)	质子放射治疗系统		PET/MR		高端放射治疗设备	
		规划总数	其中新增	规划总数	其中新增	规划总数	其中新增
华北	北京	3	3	14	13	16	9
	天津					4	3
	河北					8	8
	山西					5	5
	内蒙古					4	4
东北	辽宁	2	2	8	7	9	9
	吉林					6	5
	黑龙江					6	5
华东	上海	3	3	29	28	12	10
	江苏					15	11
	浙江					8	8
	安徽					6	5
	福建					8	6
	江西					4	4
	山东					15	12
中南	河南	4	4	21	20	8	7
	湖北					10	9
	湖南					7	6
	广东					17	16
	广西					6	5
	海南					3	3
西南	重庆	3	3	7	6	5	4
	四川					9	9
	贵州					4	4
	云南					5	5
	西藏					1	1

（续表）

区域	省(区、市)	质子放射治疗系统		PET/MR		高端放射治疗设备	
		规划总数	其中新增	规划总数	其中新增	规划总数	其中新增
西北	陕西					6	6
	甘肃					2	2
	青海					2	2
	宁夏	1	1	3	3	2	2
	新疆					2	2
	新疆生产建设兵团					1	1
合计		16	16	82	77	216	188

说明:重离子放射治疗系统,目前存量1台,本规划期内暂不新增配置规划。

数据来源:国家卫生健康委员会。

表 7-5 2018—2020 年我国乙类大型医用设备配置规划数量分布(调整后)

区域	省(区、市)	PET/CT		手术机器人		64 排及以上CT		1.5T 及以上MR		直线加速器(含 X 刀)		伽马射线立体定向放射治疗系统	
		规划总数	其中新增	规划总数	其中新增	规划总数	其中新增	规划总数	其中新增	规划总数	其中新增	规划总数	其中新增个数
华北	北京	40	19	18	12	362	141	338	120	84	40	5	3
	天津	17	13	8	7	159	120	154	115	37	25	4	2
	河北	36	25	9	9	465	195	525	260	190	80	13	8
	山西	22	14	7	6	263	160	308	170	89	45	10	9
	内蒙古	13	9	5	5	196	83	205	90	68	30	8	5
东北	辽宁	36	18	9	8	426	160	422	235	122	64	9	7
	吉林	22	13	6	5	244	130	274	142	74	46	10	7
	黑龙江	26	10	8	7	247	120	324	153	92	40	9	5
华东	上海	42	22	20	13	359	127	369	171	84	30	5	4
	江苏	63	30	15	13	649	295	787	368	240	60	23	14
	浙江	48	31	13	10	344	215	574	260	159	97	15	12
	安徽	43	28	10	9	309	187	402	184	147	72	14	10
	福建	30	17	9	8	252	130	321	153	93	54	8	6
	江西	23	16	6	5	261	80	290	133	107	55	7	5
	山东	72	50	14	13	780	380	763	390	334	110	21	13

（续表）

区域	省（区、市）	PET/CT		手术机器人		64 排及以上 CT		1.5T 及以上 MR		直线加速器（含 X 刀）		伽马射线立体定向放射治疗系统	
		规划总数	其中新增	规划总数	其中新增	规划总数	其中新增	规划总数	其中新增	规划总数	其中新增	规划总数	其中新增个数
中南	河南	39	20	10	9	522	225	635	270	230	60	11	4
	湖北	34	23	8	6	415	210	434	164	202	54	12	4
	湖南	36	27	10	8	290	140	405	180	133	50	13	6
	广东	84	48	22	18	587	300	726	415	278	120	19	13
	广西	16	11	8	7	196	150	281	200	87	36	8	5
	海南	4	3	4	4	53	26	58	30	13	5	2	1
西南	重庆	18	15	6	5	201	105	254	130	75	35	10	5
	四川	34	24	11	9	439	255	539	270	173	82	20	9
	贵州	12	10	5	5	233	140	243	125	51	31	5	2
	云南	16	14	5	4	300	218	272	145	45	25	10	9
	西藏	2	2	1	1	19	14	14	10	3	3	1	1
西北	陕西	27	20	9	8	298	175	333	195	83	46	13	12
	甘肃	9	7	4	3	166	100	145	80	33	15	1	1
	青海	4	2	2	2	42	20	42	20	15	10	1	1
	宁夏	4	3	2	2	56	35	57	30	16	11	2	2
	新疆	9	5	3	3	150	80	172	80	38	15	3	2
	新疆生产建设兵团	3	2	1	1	55	38	47	30	10	5	2	1
合计		884	551	268	225	9338	4754	10713	5318	3405	1451	296	188

数据来源：国家卫生健康委员会。

第四节　大型医用设备资源配置方法

一、大型医用设备配置原则

（一）区域性原则

大型医用设备配置需满足区域卫生规划（regional health planning，RHP）。由于大型医用设备购置价格高昂,如果配置时缺乏区域性思维,则可能在区域内出现重复配置、忙闲不均、分布不合理等现象。因此在特定区域内配置大型医用设备时,要不分所有制、投资主体、隶属关系和经营性质的医疗机构,根据功能定位、医疗技术水平等因素按阶梯、逐级有序地合理配置功能适用、技术适宜、节能环保的设备,并由卫生健康行政部门实行统一规划、统一准入、统一监管。但是,大型医用设备的统一规划配置,会使一些医疗机构缺乏某些设备,对其技术发展及患者就诊意愿产生一定影响。区域性医学影像中心等大型医用设备共享模式是解决这一问题的良好途径。

(二)与社会经济发展相适应原则

我国是发展中国家,处于社会主义初级阶段,社会经济各领域的发展建设需要大量资金投入。而社会经济发展在很大程度上影响卫生事业的发展,卫生事业发展需与社会经济发展相适应。大型医用设备使用技术复杂、资金投入量大、运行成本高,若配置不合理则会占用大量医疗费用,造成浪费,并影响其他领域的发展。因此配置时要考虑国民经济与发展水平、人民群众承受能力等因素,统筹规划布局,避免盲目和重复引进高端、新型、昂贵的大型医用设备。

(三)以需要和需求为依据原则

要围绕区域内人群疾病谱和对不同层次医疗服务的需求,合理测算不同类别大型医用设备配置数量,对区域内大型医用设备资源实行统筹规划与合理配置,从而使设备资源的配置与区域内卫生服务需要和需求相适应,避免"供大于求"和"供不应求"的现象,有效解决设备资源过剩和短缺的问题。

(四)公平优先兼顾效率原则

公平和效率是卫生资源配置中的两个难点问题,关系着卫生事业的可持续发展。一是要坚持卫生事业的公益性,做到公平优先。在大型医用设备配置过程中,要优先保障基本医疗卫生服务的可及性,促进公平公正,要在不同区域合理配置不同类型的大型医用设备,注重基层和经济欠发达地区,保证重点,兼顾全局。二是要兼顾效率。在降低大型医用设备配置和运行成本的同时,努力提高设备利用率,使其能为更多人提供服务。

二、大型医用设备资源配置常用测算方法

大型医用设备配置数量测算方法主要包括需要论法、需求论法、效率论法等。一般而言,按需要论法配置大型医用设备时测算的数量偏大,可视为设备配置标准的上限,按需求论法和效率论法测算的数量偏低,可视为设备配置标准的下限。此外,常用的测算方法还有国际水平参考法、年平均增长率法、回归分析法、指数平滑法和排队论模型法等。各种测算方法都有其优缺点,应综合考虑。

(一)需要论法

该方法需要明确大型医用设备服务的人口数量、服务的病种、人群疾病别两周患病率、

设备年最大工作量、设备理想工作效率等。可以通过专家咨询法或问卷调查等方式来获得相应指标。

（二）需求论法

该方法基于需要论法，计算时综合考虑患者由于支付能力、时间等因素实际上并没有利用大型医用设备、大型医用设备使用中存在的诱导需求和道德损害以及设备利用的可替代性等问题。

$$理论配置量 = \frac{某大型医用设备的真实需求量}{(年可开机天数 - 年停机天数) \times 日单机最高工作效率}$$

$$真实需求量 = 区域人口数 \times 26 \times (该设备两周利用率 \times 使用必要率 +$$
$$被替代设备两周利用率 \times 可替代比例)$$

（三）效率论法

该方法是从供方角度依据供需平衡原则进行资源配置。通过对大型医用设备的年能力利用率这一技术效率进行分析，来决定是否需要配置该设备。如果设备的工作量处于不饱和状态，则不应配置该设备；如果设备的工作量处于超负荷运转状态，则可考虑新增设备。

$$年能力利用率 = \frac{\sum T_i}{\sum M_i \times (D_{1i} - D_{2i})} \qquad (7-1)$$

式中，T_i 指第 i 台设备的年检查或治疗人次，M_i 指第 i 台设备的日最大工作量，D_{1i} 指第 i 台设备年开机天数，D_{2i} 指第 i 台设备年停机天数。

（四）国际水平参考法

社会经济发展水平是大型医用设备配置的重要影响因素。从国际水平看，经济社会发展水平较高的国家大型医用设备的配置水平也较高。人类发展指数（human development index, HDI）是目前衡量各个国家和地区社会经济发展水平的常用指标。因此，可以参考与我国 HDI 相近的国家和地区大型医用设备配置水平作为我国大型医用设备配置依据之一。但 HDI 只参考预期寿命、成人识字率和实际人均 GDP 作为指标，即卫生、教育和经济发展水平，具有一定的局限性。2018 年，中国（不含港澳台地区）HDI 仅位于全球各国家和地区的第 85 位，介于巴西与厄瓜多尔之间。

（五）年平均增长率法

通过计算既往数年大型医用设备配置年均增长率，以该年底设备配置数量为基数，估算未来若干年设备配置数量。此种方法计算简便，缺点是只考虑既往配置数据而未考虑人口、经济、疾病谱等变化发展情况。

（六）回归分析法

通过分析已有的大型医用设备配置数量与行政区划、人均 GDP、人均工资、人口密度、卫生人员数量、病床数量等经济、人口、卫生资源影响因素之间的关系，拟合回归方程，估算这些影响因素变化后大型医用设备配置数量。

（七）指数平滑法

指数平滑法是一种递推的方法,通过计算指数平滑值,配合一定的时间序列预测模型对未来进行预测,其原理是任一期的指数平滑值都是本期实际观察值与前一期指数平滑值的加权平均。该方法适用于短期预测。

（八）排队论模型法

通过排队论模型,分析患者到达大型医用设备后的等待时间、排队长度、服务强度等指标,对设备配置数量、分布及是否区域内共享等进行改进,使等待时间和排队长度控制在合理范围内,同时又避免设备闲置。

此外,许多学者还兼顾地域、人口、经济发展水平以及医疗机构的服务量、质量和能力等各种因素,进行深入研究,拟合出各种不同的大型医用设备配置数量测算方法,在此就不一一列举。

三、大型医用设备资源配置评价

（一）大型医用设备资源配置指标

大型医用设备资源常用配置指标包括总量指标、分布指标和结构指标。

总量指标分为总系统指标和分系统指标。总系统指标是指我国医疗卫生总系统内大型医用设备总数、大型医用设备总价值、百万人口大型医用设备数等。分系统指标是指医院系统、基层医疗卫生系统、专业公共卫生系统以及疗养院、医学科研机构等其他系统内各自大型医用设备总数、大型医用设备总价值等。

分布指标是指我国医疗卫生总系统及各分系统内大型医用设备的分布情况,即人群对大型医用设备接近程度和接触密度,通常采用卫生资源密度指数来描述。

$$HRDI = \sqrt{大型医用设备人口密度 \times 大型医用设备空间密度}$$

即
$$HRDI = \sqrt{\frac{大型医用设备数}{千人口} \times \frac{大型医用设备数}{平方公里}}$$

结构指标包括各类大型医用设备比例、各分系统大型医用设备占总大型医用设备比例、设备/人力等。

（二）大型医用设备资源配置评价指标

1. 公平性指标

常用的公平性指标有洛伦茨曲线和基尼系数。

（1）洛伦茨曲线:包括按人口分布的洛伦茨曲线和按地理分布的洛伦茨曲线,即以按各地区人均医用大型设备升序排列之后的累计人口(面积)百分比为 X 轴,以大型医用设备的累计百分比为 Y 轴绘制而成,其对角线为绝对公平线,洛伦茨曲线越接近绝对公平线,表示资源配置的公平性越高,洛伦茨曲线的弯曲程度越大,则表示资源配置越不公平。

(2)基尼系数:是在洛伦茨曲线的基础上计算得出,包括按人口分布的基尼系数和按地理分布的基尼系数。最小值为0,最大值为1。一般认为基尼系数0.2以下为绝对公平,0.2~0.3为比较公平,0.3~0.4为相对公平,0.4~0.5为差距较大,0.5以上表示差距悬殊。详见本书第十二章。

2. 效率指标

效率指标主要包括设备年开机利用率、年时间利用率、年能力利用率、年有效利用率等。

年开机利用率主要是从时间的角度出发,反映在设备开机过程中的检查和治疗情况。

$$年开机利用率=\frac{设备年检查(治疗)人次×人均占机时间}{日均开机时间×年实际开机天数}$$

年时间利用率是从挖掘设备年实际可能的工作量角度出发,来了解设备时间的利用程度。

$$年时间利用率=\frac{设备年检查(治疗)人次×人均占机时间}{年可能开机天数}$$

年能力利用率是从提高设备工作量潜力的角度来评价目前工作量与满负荷工作量之间的差距,可以综合评价设备工作能力的发挥程度,计算公式见7-1。

年有效利用率可以反映出设备利用是否合理,同时也可以反映出设备利用的社会效益。

$$年有效利用率=\frac{年利用时数×检出阳性率}{年标准利用时数}$$

(三)大型医用设备资源配置经济学分析与评价

大型医用设备资源配置常用经济学分析与评价方法有成本效果分析(cost-effectiveness analysis,CEA)、成本效益分析(cost-benefit analysis,CBA)、成本效用分析(cost-utility analysis,CUA)和成本最小化分析(cost-minimization analysis,CMA)。在此领域国内相关研究多为一般性讨论,缺少深入系统的研究。

四、大型医用设备配置模式

(一)计划配置

计划配置是指以政府的指令性计划和行政手段为主的卫生资源配置模式,包括指令性计划和指导性计划两种。对大型医用设备采用计划配置的优点在于能从整体角度进行分配,体现了卫生事业的整体性和公平性;缺点是可能造成部分区域配置数量不符合实际需要或需求,存在供大于求或供小于求的情况,同时也可能存在不同类别的大型医用设备配置结构不合理、配置效率低下,进而造成大型医用设备发展缓慢。

(二)市场配置

市场配置是指从卫生服务市场的实际情况出发,应用市场的供求机制、价格机制和竞争机制来进行卫生资源配置的模式。对大型医用设备采用市场配置的优点在于体现了卫生服务的商品性和效益性,能有效提高配置效率,实现不同类别大型医用设备在区域内及不同层次和类型的医疗机构之间的分配,刺激大型医用设备技术发展;缺点在于配置时易倾向于需求较大的经济发达区域而忽略需求较小的经济欠发达区域,加剧分配的不公平,同时也易导致医方的诱导需求和患方的道德损害。

(三)复合配置

复合配置是指计划和市场相结合,即在政府宏观调控下,以市场配置为基础,计划配置为主导的配置模式。复合配置模式能突出计划配置和市场配置的各自优点,弥补缺点,是实现大型医用设备资源配置的有效手段。

由于大型医用设备资金投入量大、运行成本高、对医疗费用影响大,即便是以市场经济为主的西方发达国家,或多或少也会对大型医用设备实行宏观调控。如美国自 1964 年开始实施的许可证制度,要求特定的卫生服务提供者(如医院)在购买新的价格昂贵的设备或者增加床位之前需要获得州政府的批准,以此来限制高科技设备的过度使用以控制医疗费用上涨。法国从 1970 年开始对大型医用设备实行"配置上限"制度。加拿大、卢森堡、葡萄牙、英国、澳大利亚等国也建立了相应的宏观调控制度。我国作为社会主义国家,应建立在政府宏观调控下的社会主义市场经济的大型医用设备资源配置模式。

参考文献

[1] 艾媒咨询.2019—2022 中国医疗器械市场大数据及标杆企业运行监测报告[EB/OL].(2019 - 11 - 21)[2021 - 12 - 30].https://www.iimedia.cn/c400/66879.html.

[2] 陈文.卫生经济学(第 4 版)[M].北京:人民卫生出版社,2017:141 - 159.

[3] 董公明,张金钟,张竞超.基于 HRDI 的天津市社区卫生人力资源分析[J].中国卫生事业管理,2012,28(5):332 - 335.

[4] 谷俊改,张平,李葵花.承德市大型医用设备的配置现状[J].临床医药文献电子杂志,2019,6(97):180 - 181.

[5] 国家食品药品监督管理总局.医疗器械分类规则[Z].北京:国家食品药品监督管理总局,2015.

[6] 国家卫生和计划生育委员会.2013 中国卫生和计划生育统计年鉴[M].北京:中国协和医科大学出版社,2013:84 - 85,342 - 343.

[7] 国家卫生和计划生育委员会.2014 中国卫生和计划生育统计年鉴[M].北京:中国协和医科大学出版社,2014:84 - 85,328 - 329.

[8] 国家卫生和计划生育委员会.2015 中国卫生和计划生育统计年鉴[M].北京:中国协和医科大学出版社,2015:84 - 85.

[9] 国家卫生和计划生育委员会.2016 中国卫生和计划生育统计年鉴[M].北京:中国协和医科大

学出版社,2016:84 - 85,324 - 325.

[10] 国家卫生和计划生育委员会.2017 中国卫生和计划生育统计年鉴[M].北京:中国协和医科大学出版社,2017:84 - 85.

[11] 国家卫生健康委员会.2018 中国卫生健康统计年鉴[M].北京:中国协和医科大学出版社,2018:86 - 87.

[12] 国家卫生健康委员会.2019 中国卫生健康统计年鉴[M].北京:中国协和医科大学出版社,2019:86 - 87.

[13] 国家卫生健康委员会.2020 中国卫生健康统计年鉴[M].北京:中国协和医科大学出版社,2020.

[14] 国家卫生健康委员会,国家药品监督管理局.大型医用设备配置与使用管理办法(试行)[Z].北京:国家卫生健康委员会,2018.

[15] 国家卫生健康委员会.大型医用设备配置许可管理目录(2018 年)[Z].北京:国家卫生健康委员会,2018.

[16] 国家卫生健康委员会.关于发布 2018—2020 年大型医用设备配置规划的通知[Z].北京:国家卫生健康委员会,2018.

[17] 国务院.关于在上海市浦东新区暂时调整实施有关行政法规规定的决定[Z].北京:国务院,2018.

[18] 国务院.国务院关于修改《医疗器械监督管理条例》的决定[Z].北京:国务院,2017.

[19] 韩莉.我国医疗卫生资源配置研究[M].北京:中国社会科学出版社,2011:21 - 45.

[20] 何达.深圳市乙类大型医用设备配置数量预测研究[J].中国卫生资源,2019,22(1):62 - 65.

[21] 何达,刘佳琦,谷茜,等.国外大型医用设备管理的经验及借鉴意义[J].中国医院管理,2012,32(4):61 - 63.

[22] 何达,刘佳琦,谷茜,等.某省乙类大型医用设备配置公平性分析[J].中国卫生事业管理,2012,28(6):436 - 438.

[23] 胡献之,谷茜,梁斐,等.大型医用设备配置预测方法的比较研究:以 CT 为例[J].中国卫生资源,2013,16(2):117 - 119.

[24] 姜宏涛,王明刚,毛英军.基于排队论模型的医院 MRI 设备资源配置分析[J].中国医学装备,2016,13(6):101 - 104.

[25] 来有文.西藏卫生资源配置与利用分析及评价研究[D].济南:山东大学,2014:23.

[26] 李亚,许海弦.山东省 64 排及以上 CT 配置使用情况分析[J].中国医疗设备,2020,35(5):144 - 148.

[27] 李阳,段光峰,熊林平.2012—2015 年上海市卫生资源配置公平性分析[J].中国卫生资源,2017,20(5):390 - 393.

[28] 刘梦.河南省卫生资源配置及其公平性分析[D].郑州:郑州大学,2017.

[29] 卢建龙,吕力琅,曹志刚,等.我国甲类大型医用设备配置现状分析[J].中华医院管理杂志,

2017,33(5):377－380.

[30] 魏涵,谭玲,杨练,等.四川省"十二五"期间大型医用设备配置与使用情况分析[J].卫生软科学,2019,33(8):49－53.

[31] 熊琨,顾建钧,陈海涵,等.上海市大型医用设备配置现状分析[J].中华医院管理杂志,2018,34(9):774－777.

[32] 许锋.大型医疗设备配置原则及评价体系[J].中国医院建筑与装备,2019,20(1):29－32.

[33] 杨珺文,黄葭燕.大型医用设备配置评价指标分析及建议[J].中国卫生质量管理,2011,18(2):75－78.

[34] 杨兰,王前强.南宁市乙类大型医疗设备配置与使用现况分析[J].卫生软科学,2016,30(11):46－49.

[35] 张华宇,苗豫东,屈晓远,等.基于洛伦茨曲线和基尼系数的中国全科医生资源配置公平性研究[J].中国全科医学,2020,23(4):409－413.

[36] 张鹭鹭.卫生资源配置论——基于二类卫生资源配置的实证研究[M].北京:科学出版社,2013:87－89,150－169.

[37] 张冉燃.中国大型医用设备管理政策脉络[J].瞭望,2009(48):22.

[38] 赵广宇,李捷玮,刘吉祥.我国大型医用设备配置现状及利用评价方法简介[J].医疗卫生装备,2003,24(12):41－43.

[39] 中华人民共和国国家统计局.2015中国第三产业统计年鉴[M].北京:中国统计出版社,2015:559－560.

[40] 中华人民共和国卫生部.2012中国卫生统计年鉴[M].北京:中国协和医科大学出版社,2012:78－79,312－313.

[41] 中华人民共和国卫生部.2011中国卫生统计年鉴[M].北京:中国协和医科大学出版社,2011:80－81,356－357.

[42] 朱平华,王前强.大型医用设备配置与管理研究进展[J].中国卫生经济,2010,29(4):33－36.

[43] 朱庆生.中国医学装备年鉴(2013版)[M].北京:海洋出版社,2014:325－339.

[44] 左艳梅.医疗设备分类[EB/OL].(2020－04－01)[2022－05－20].https://wenku.baidu.com/view/ad8541b0f56527d3240c844769eae009591ba27e.html? fr＝search.

(倪杰文)

第八章

卫生费用配置

. . . .

【本章提要】通过本章学习,熟悉卫生费用的基本概念、具体分类、分析评价指标;了解卫生费用配置在卫生领域研究中的常用核算方法。通过实例分析,能够运用适当的核算方法和评价指标对卫生费用领域中的相关问题进行研究分析。

近年来,卫生费用配置已成为全球关注的焦点和研究的热点问题,国内外进行了诸多关于卫生费用配置的相关研究。本章主要从卫生费用概述、卫生费用核算、卫生费用配置分析三个部分进行介绍。在此基础上,结合实际案例分析对我国卫生费用配置的整体情况进行较为具体的分析阐述。

第一节　卫生费用概述

一、卫生费用相关概念

(一)卫生费用

卫生费用是指一个国家或地区在一定时期内,为开展卫生服务活动从全社会筹集的卫生资源的货币总和,其反映的是一定经济条件下,政府、社会和居民个人对卫生保健的重视程度和费用负担水平。具体包括健康促进与预防、诊断、护理、治疗,残疾、受伤的康复及医学教育和科研等,还包括军队、企业所属机构的费用。

卫生费用如其他卫生资源一样,也是一种稀缺资源,具有有限性。人们出于对健康的渴望,总是希望更多地占有和使用卫生资源,而社会可提供的卫生费用总量却是有限的。因此,相对于人们的健康需要而言,卫生费用投入与人民群众卫生保健需要之间总是存在一定差距。同时卫生费用具有选择性,有各种不同用途,可以有不同的投向。因此,卫生费用使用时应考虑机会成本问题。另外,卫生费用具有多样性,提高广大人民群众的健康水平是卫生工作的总目标。但实现这一总目标又有许多具体目标,如医疗、预防、保健、康复、计划生育、环境保护、医学教育与科研等。

（二）卫生费用配置

卫生费用配置是政府或市场基于公平和效率，调控卫生费用在医疗卫生行业或部门内的分配和流动，从而实现卫生费用的社会和经济效益最大化。卫生费用配置包括增量分配与存量调整，又称"初配置"与"再配置"。

世界卫生组织 2008 年发布的年度报告中指出，尽管较高的卫生资源投入往往伴随着较好的健康效果，但各国之间在健康效果方面却存在着明显差异。在人均卫生费用较低的国家，即使是微小的人均卫生费用差距，往往也会造成较大的健康调整期望寿命差异。而这些差距表明卫生资金如何使用、用在哪些方面和用于哪些人群对健康效果有相当大的影响。由于人们的医疗服务需求具有多样性、随机性和差异性，因此合理配置与有效利用卫生费用，有利于促进卫生部门内部各个系统之间的协调合作，满足不同层次人民群众的卫生服务需求需要，取得最大效益。

二、卫生费用分类

卫生费用有多种分类方法，大致可以从三个角度进行分类，分别是卫生费用筹资来源、卫生费用机构流向和卫生费用实际使用。

（一）卫生费用筹资来源

从筹资来源看，按照国内测算口径，我国卫生费用主要由三部分构成，即政府卫生支出、社会卫生支出和居民个人卫生支出。

政府卫生支出是指各级政府用于卫生事业的财政拨款，根据其用途可分为公共卫生服务费用和公费医疗费用。社会卫生支出指社会各界对卫生事业的资金投入，主要是社会医疗保障支出。居民个人卫生支出是指居民利用自身可支配收入支付各项医疗服务费用和医疗保险费用，包括城市居民个人卫生支出和农村居民个人卫生支出。

（二）卫生费用机构流向

从机构流向角度看，可由五部分组成，即各级各类医疗机构费用、公共卫生机构费用、药品及其他医用品零售机构费用、卫生行政和医疗保险管理费用、其他机构费用等。

（三）卫生费用实际使用

从实际使用角度看，可由四部分组成，即个人卫生费用、公共卫生费用、卫生发展费用及其他卫生费用。其中公共卫生费用通常包括疾病控制费用和妇幼保健费用等。

三、卫生费用配置分析评价指标

卫生费用分析评价是社会宏观经济分析的重要组成部分，它是运用宏观经济统计分析方法，对卫生领域经济活动诸方面进行反映、判断、分析和评价，其基本特点是具有综合性、系统性和时效性。

卫生费用分析的常用指标包括卫生费用绝对数、人均卫生费用、卫生费用占国内生产总值的比重、政府卫生支出占卫生费用比重、社会卫生支出占卫生费用比重、居民个人卫生支出占卫生费用比重、公共卫生费用占卫生费用比重等,可以归纳分为三类:卫生费用总量水平指标、卫生费用结构流向指标和卫生费用变化趋势指标。

(一)卫生费用总量水平指标

1. 卫生费用绝对数

卫生费用绝对数是反映卫生费用总量的重要指标,可以衡量全社会在卫生领域的投入水平,是一个国家卫生投入的重要指标。卫生费用绝对数一般使用当年价格和可比价格两项指标来表示。

2. 人均卫生费用

人均卫生费用可以消除人口规模和增长因素对卫生费用绝对数的影响,是用来分析与评价不同地区或人群卫生费用消费公平性的重要指标。

3. 卫生费用占国内生产总值比例

卫生费用占国内生产总值的比重反映了不同国家或地区在一定时期的卫生投入水平,反映了对卫生工作的支持程度和全社会对居民健康的重视程度,是用来衡量世界各国或地区卫生发展与国民经济增长是否相适应的评价指标。

(二)卫生费用结构流向指标

1. 政府预算卫生支出占卫生费用百分比

政府预算卫生支出占卫生费用百分比是进行卫生费用结构分析的重要指标,它反映政府各部门对卫生工作的重视程度和投入力度,体现了政府在卫生领域中的重要作用。

2. 社会卫生支出占卫生费用百分比

社会卫生支出占卫生费用百分比是反映一个国家或地区社会各界对卫生服务贡献程度的重要指标,也反映多渠道筹集卫生资金的作用程度。

3. 居民个人卫生支出占卫生费用百分比

居民个人卫生支出占卫生费用百分比是反映一个国家或地区居民个人对卫生服务费用负担程度的评价指标,反映了不同地区、不同人群卫生服务享有的公平程度。

4. 政府预算卫生支出占财政支出比例

政府预算卫生支出是当年政府财政支出中的重要组成部分,在卫生筹资结构中具有重要地位,反映政府对卫生工作的重视程度。

5. 公共卫生服务机构费用

公共卫生服务机构费用是指投入到各级公共卫生服务机构中的费用,在政府预算卫生支出中占有较大比重。包括疾病控制、妇幼保健、卫生监督等费用,反映国家财政对医疗卫生领域的重视程度和医疗卫生服务公平性。

6. 医疗卫生服务机构费用

医疗卫生服务机构费用是指投入到各级医疗卫生服务机构的费用,是政府预算卫生支出中的重要部分。包括城市医院、门诊部、城市社区卫生服务中心、县医院、乡镇中心医院、急救中心、疗养院等费用。

7. 其他指标

其他指标如卫生事业费用占财政支出比例,可反映不同地区财政部门对本地区卫生事业发展支持程度和重视程度。又如城乡卫生费用占国家卫生费用比例,可反映国家城乡之间卫生费用水平的公平性和发展协调性。

(三)卫生费用变化趋势指标

1. 卫生费用年增长速度

卫生费用年增长速度是衡量一个国家或地区各年卫生费用增减变化趋势和发展程度的重要评价指标。评价卫生费用增长速度需要消除价格因素的影响,把当年价格换算成可比价格,用可比价格进行测量。其计算公式为:

$$定基比\ R = \left(\frac{a_n}{a_0} - 1\right) \times 100\% \qquad (8-1)$$

$$环基比\ R = \left(\frac{a_n}{a_{n-1}} - 1\right) \times 100\% \qquad (8-2)$$

式中,a_n表示报告当年价格,a_{n-1}表示上一年价格,a_0表示基期当年价格。

2. 卫生费用年平均增长速度

卫生费用年平均增长速度是衡量卫生费用各年平均增长变化程度,以及卫生费用变化趋势的重要评价指标。其计算公式为:

$$卫生费用年平均增长速度 = \left(\sqrt[n]{\frac{a_n}{a_0}} - 1\right) \times 100\% \qquad (8-3)$$

式中,a_n表示报告当年价格,a_0表示基期当年价格。

3. 卫生费用对 GDP 的弹性系数

卫生费用对 GDP 的弹性系数是指卫生费用增长速度与 GDP 增长速度之比,它是衡量卫生事业发展与经济发展之间是否协调的重要指标。弹性系数大于1,说明卫生费用增长速度快于 GDP 增长速度;弹性系数小于1,说明卫生费用增长速度慢于 GDP 增长速度。一般情况下,弹性系数保持在1左右,这说明卫生费用同 GDP 的增长速度基本保持一致。其计算公式为:

$$卫生费用对\ GDP\ 的弹性系数 = \frac{卫生总费用增长率}{GDP\ 增长率} \times 100\%$$

四、卫生费用影响因素

(一)人口增长和老龄化

我国人口老龄化是政府面对的一项挑战。大多数老龄化现象首先发生在发达国家,我国虽作为发展中国家,随着多年生育水平的下降和健康水平的提升,也出现了老龄化问题,人口类型正急速从轻度老龄化向重度老龄化发展。据原国家卫生计生委人口与发展研究中心预测,由于2016年二孩政策放开,预计2030年中国60岁以上人口比例为25.4%。该研究认为人口老龄化对未来中国卫生费用增长的作用会增强。老年人容易患有各种癌症等慢性疾病,医疗费用大大超过年轻人,研究表明老龄人口的医疗卫生支出是平均人口医疗卫生支出的2~4倍。因此,人口老龄化程度无疑对卫生费用具有重要影响。

(二)医疗技术发展和药品研发

一方面,医院为适应需求层次变化的要求,对医院环境和服务进行改善,结果造成经营成本的提高;另一方面,科学技术的进步和普及也加大了供给成本,如起搏器、器官移植和基因治疗等,尤其是在我国医学科研重临床而轻技术的情况下,加大了对大型化、自动化和信息化诊疗设备的投入。首先,药品研发过程也需要很多投入,而药品的寿命期则相对较短,可能无法保证获得相应利润。其次,为使自己的药品进入基本保险报销目录,企业需花费大量的公关费用,使成本增加。第三,药品生产企业生产能力过剩,开工不足,导致经营成本上升。

(三)医疗通胀因素

近年来,随着全球经济通货膨胀的影响,物价普遍上涨,从而导致卫生服务价格上涨。有报道指出,我国医疗费用每年涨幅偏高,2018年医疗通胀率已经上升到9.7%,是当年通货膨胀率的4.4倍。医疗膨胀远快于物价膨胀,是影响医疗费用上升的一个重要因素。

(四)疾病谱转变

随着现代生活方式的改变,疾病谱已发生很大变化,由原来的传染性疾病逐步转向心血管疾病、癌症、精神疾患等慢性非传染性疾病。由于慢性病病程长、不易治愈等特点,同时在当前疾病谱中所占比重越来越大,因此成为卫生费用上涨的重要因素。

(五)居民卫生服务需求

伴随社会经济快速发展,居民对卫生服务的需求逐步提高,同时自身的文化教育程度也不断提高,医疗卫生服务需求也随之增多。与此同时,居民的保健意识增强,对保健品的消费比以往要更多。

(六)政府调控因素

政府对医疗卫生资源宏观调节,对各利益主体部门监督以及对卫生方面的投入都能影响到卫生费用的增长。一旦政府卫生资源调节不力,则会造成卫生资源配置效率低下,导致无效的医疗卫生费用增长。从地域分布而言,我国医疗卫生资源明显向东部倾斜;从城乡居民分布而言,医疗卫生资源明显向城市倾斜。另外,政府主管部门担负着对医疗机构发展布局、规模、仪器采购、新技术采用以及药品收入的监管职能。一旦监管失控,则易出现秩序混乱的情况,增加患者经济负担。近年来,随着医疗卫生体制改革不断深入,政府在医疗卫生领域加大了卫生投入,政府卫生支出占卫生费用的比重呈上升趋势,提高了政府在卫生费用中的承担比例,减轻了居民的经济负担。

五、卫生费用研究意义

(一)提高卫生费用配置效率

卫生资源是有限的,如何使有限的卫生费用更好地发挥作用,提高卫生费用配置效率,满足人们日益增长的卫生服务需求,是卫生经济学探讨的问题。在我国,卫生资源存在严重的浪费现象,费用利用效率低,分布公平性还有待提高,需要科学的卫生费用配置方法。2016 年中国医院费用为 30002.40 亿元,占卫生费用的 61.90%,其中公共卫生机构费用为 2931.46 亿元,占卫生费用的 6.05%。在医院费用中,城市医院、县医院、社区卫生服务中心和乡镇卫生院费用分别占 64.42%、22.30%、4.15% 和 9.00%。由此可见,我国卫生资源主要流向城市大医院,基层医疗卫生机构卫生资源拥有量有待进一步提升。上述资料表明,我国医疗卫生资源配置效率不高和利用不合理的状况急需改善。卫生费用配置研究可以更好地分析"提供什么卫生服务"和"提供多少卫生服务"的卫生经济学问题,以提高卫生费用配置的公平性和效率。

(二)掌握卫生费用配置状况,为政策制定提供依据

通过卫生费用研究,可以了解卫生资源配置状况,为制定正确的卫生经济政策,合理分配卫生资源提供依据。各项经济政策会对卫生费用筹资来源、分配流向和使用效果产生重要影响。同时,卫生费用筹资结构、资源分配和费用消耗等方面的数据信息,也反映了各项卫生经济政策的公平性和合理性。卫生费用数据信息将为各级政府制定科学有效、公平合理的卫生经济政策提供不可或缺的客观依据。2012—2018 年,我国医院费用占比由62.15%增长至 62.91%,主要为流向城市医院的费用占比呈增长趋势,由 39.09%增长至 40.65%。县医院、卫生院、门诊机构费用所占比重均呈下降趋势,分别由 14.09%、6.11%、8.00%降至 13.93%、5.44% 和 6.76%。公共卫生机构费用所占比重也呈下降趋势,由 7.49% 降至 5.58%。可见,我国卫生费用向高级别医院集中配置格局仍未得到扭转,分级诊疗制度在卫生费用分布上的效果还没有充分显现。事实上,80%的疾病可以在基层医疗机构得到有效处理。显然,大量费用投入到医院中,忽视了基层卫生机构建设投入,公平性存在较大问题。所以政府决策部门在处理卫生费用配置的不公平现实问题时,须根据数据分析反映出的实际情况,制定正确合理的卫生费用配置政策。

（三）控制卫生费用投入,促进宏观经济增长

卫生费用的投入对宏观经济有着重要影响,是一个发展指标,即在一定范围内,投入越多,可以提供更多的卫生服务,提升公民健康水平,有利于经济发展。但同时必须控制在合理的结构范围内,不合理的投入结构反而影响经济发展,因此投入结构也是一个控制指标。美国哈佛大学有研究指出,亚洲经济快速发展约30%～40%来源于本地区人群身体素质的改善。卫生费用的合理投入,是增强人口身体素质的重要保证。对个人、家庭或社会而言,身体素质提高会促进文化水平等各方面提升,同时减少疾病带来的经济负担,延长公民健康期望寿命,促进社会进步与经济发展。另外,如果卫生费用投入结构不合理,如个人投入占卫生费用的比例过高,会使卫生资源利用效率下降,短期内会直接降低民众健康保障能力和福利水平,阻碍经济发展。再如卫生资源投入公共卫生费用比例过高,超过了社会经济发展水平,也会大大增加政府财政负担,损害卫生投入整体效率。同时,过高的财政卫生支出也会削弱政府投入其他公共领域的能力。

第二节　卫生费用核算

一、卫生费用核算概念

卫生费用核算是采用国民经济核算方法,以整个卫生系统为核算对象,建立卫生费用核算指标和核算框架,研究卫生系统的资金运动过程。依次经历卫生费用的筹集、分配和使用这样一个连续不断的运动过程,即把卫生领域作为一个整体,包括卫生部门和卫生部门以外的政府其他部门及非政府部门的卫生服务活动,以全社会作为一个费用核算账户,按照国民经济核算体系进行核算,通过卫生资金的筹集、分配和使用反映卫生领域的经济活动规律。

二、卫生费用核算基本原则

1. 可靠性

卫生费用核算应该力求准确、可靠,从而使卫生费用测算数据具有权威性,尽可能使用公开发布或常规统计报表提供的数据,使卫生改革和政策调整实现可测量的目标。

2. 可比性

卫生费用核算要按照统一指标体系、数据来源、测算方法和资料收集整理办法,以确保各个国家地区、部门、时期的测算口径与计算相一致,便于不同国家和地区、不同时期比较和政策分析。

3. 及时性

卫生费用核算应做到及时、准确,这样才能在大量的数据和信息支持下,及时反馈到卫生政府决策部门,有利于及时解决卫生问题。

4. 稳定性

要建立卫生费用年度信息报告制度,官方应定期发布卫生费用数据信息,并使卫生费用的核算方法、指标、范围、口径、数据来源保持相对稳定性,以使核算的费用有连续性和一致性。

5. 连续性

卫生费用核算制度化建设包括核算常规化、数据收集规范化、信息发布制度化等。国家或地区都应建立卫生费用的年度或阶段报告制度,由官方定期发布卫生费用数据信息。同时,必须由政府等权威部门或机构把握数据来源、指标分类和测算方法的稳定性,必要时进行统一调整和修订,以保证核算结果的一致性。

三、卫生费用核算基本方法

(一)我国卫生费用核算方法

我国卫生费用核算内容主要包括卫生资金的筹资来源、机构流向和实际使用三个层次,由此形成了三套指标体系及其相应的测算方法,即筹资来源法、机构流向法和实际使用法,从而建立了完整的卫生费用核算体系,从不同层次和角度为卫生政策制定提供可参考的信息和依据。

1. 筹资来源法

(1)基本概念。筹资来源法是卫生费用核算体系中的第一个层次,是以卫生服务活动为主线,按照卫生资金的筹集渠道与筹集方式收集和整理卫生费用数据,核算全社会卫生资金投入总量及内部构成的方法。从筹资来源角度看,卫生费用表现为政府预算卫生支出、社会卫生支出、居民个人卫生支出及医疗保险卫生支出。

筹资来源法从宏观上可反映一个国家或地区在一定经济发展条件下为开展卫生服务活动而从全社会筹集的卫生资金总额,分析和评价各方对健康的重视程度和费用承担情况,以及卫生筹资的主要特征和公平程度。

(2)指标体系。根据我国现行体制和卫生政策分析需要,从筹资来源的角度出发,将卫生费用指标体系分为三部分:政府卫生支出、社会卫生支出和居民个人卫生支出。

政府卫生支出指各级政府用于医疗卫生服务、医疗保障、行政管理事务和人口与计划生育事务等各项事业的费用,包括上级财政拨款和本地区各级财政拨款。此外,政府卫生支出还包括其他政府性基金卫生投入。社会卫生支出指政府外的社会各界对卫生事业的资金投入,包括社会医疗保障支出、商业健康保险费、社会办医支出、社会捐赠援助和行政事业性收费等。居民个人卫生支出指城乡居民在接受各类医疗卫生服务时的直接现金支付,包括享受各类医疗保险制度的居民就医时的自付费用。居民个人卫生支出分为城镇居民个人卫生支出和农村居民个人卫生支出。

(3)数据来源。卫生费用核算的数据来源主要依据现有卫生统计信息系统和社会经济统计资料,包括卫生财务年报、卫生统计年报、社会经济统计年鉴、劳动统计年鉴和农村统计年鉴等。另外,部分数据需到相关部门进行调查或访谈,例如财政部门、统计部门、卫生部门、民政部门、人力资源和社会保障部门等。

数据来源获取相对简单,多数可以通过简单的数学方法进行统计测算,另外少部分需要现场调查或利用现有资料进行相关参数的估算。

2. 机构流向法

(1)基本概念。机构流向法是从机构的类别划分角度出发,核算一个国家或地区,在一定时间内从全社会筹集到的卫生资金用于各级各类卫生机构的使用情况。机构流向法卫生费用核算是卫生费用核算体系中的第二个层次。从机构划分的角度看,卫生费用核算范围包括各级各类医疗机构、公共卫生机构、药品及其他医用品零售机构、卫生行政和医疗保险管理等机构的费用。机构流向法可用于分析与评价卫生资源配置的公平性和合理性。

(2)指标体系。结合我国当前卫生服务提供体系,机构流向法卫生费用核算指标可分为医院费用、门诊机构费用、药品及其他医用品零售机构费用、公共卫生机构费用、卫生行政和医疗保险管理费用及其他卫生费用。

(3)数据来源。机构流向法卫生费用核算主要依据卫生部门的卫生统计年报资料和卫生财务年报资料,个别数据来自有关年鉴资料或现场访问调查。

机构流向法数据获取难度较大,因为需要测算卫生部门以外的工业及其他部门卫生机构费用,缺乏专业细致的统计,导致数据来源可靠性较低。所以,采用卫生部门财务数据作为参考数据,对全社会卫生机构费用总额及其分布进行推算。

3. 实际使用法

(1)基本概念。实际使用法是根据卫生服务功能进行划分,通过消费者对不同卫生服务产生的卫生费用进行核算的方法。实际使用法是第三个层次,其结果能够反映卫生费用在不同功能服务中的分布。从卫生服务的实际使用角度看,卫生费用表现为个人卫生费用、卫生发展费用和其他卫生费用。实际使用法可以反映消费者对不同类型卫生服务的利用程度和利用水平。

(2)指标体系。实际使用法根据卫生服务功能和产品的不同,结合我国卫生服务领域特点及数据资料的可得性,其指标体系可划分为个人医疗费用、公共卫生费用、卫生发展费用和其他卫生费用。

(3)数据来源。实际使用法卫生费用核算的各项服务收费水平的确定来源于费用监测点现场调查,如公共卫生费用核算可通过抽样调查方式获得相关数据和参数。

实际使用法的数据获取同样比较困难,一般都是通过选取费用监测点和现场调查来估计总的卫生费用。

通过上述筹资来源法、机构流向法和实际使用法可以得到三个相应的核算体系和测算方法,形成三个数据来源:卫生费用筹资总额、卫生费用分配总额、卫生费用使用总额。根据卫生资金运动特点及其规律,我们整理出卫生费用核算体系框架(见图8-1)。

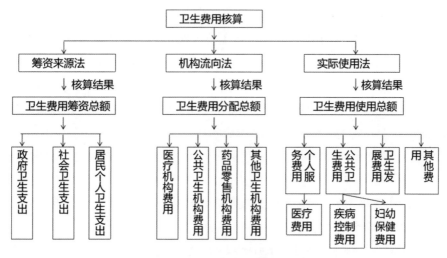

图 8-1　卫生费用核算体系框架

(二)国际卫生费用核算方法

在国际卫生费用核算中,卫生费用核算体系(system of health accounts,SHA)是目前运用最为广泛且具备国际可比性的综合核算体系。其最初是由 OECD 于 2000 年正式推出,随着政策需求的不断增加和国际研究的不断深入,OECD 卫生费用核算体系需要进一步完善。世界卫生组织、OECD 及欧盟统计署自 2007 年开始 SHA 的修订工作,并于 2011 年发布了卫生费用核算体系 2011(简称"SHA2011"),使卫生费用核算更具相关性、可行性和可持续性。

1. SHA2011 核算原则

(1)经常性卫生费用与资本形成总额分开核算。SHA2011 建议在卫生费用核算中将经常性卫生费用和资本形成总额分开核算。经常性卫生费用是指本国居民、政府和非营利性机构对于医疗卫生服务和产品需求的最终消费。而资本形成总额反映的是卫生服务提供机构的需求,通过维持或扩大生产对卫生产品和服务的提供起支持作用。两者所体现的是不同层面的消费。在进行各维度及各维度之间平衡的核算时只核算经常性卫生费用,资本形成总额需单独核算。

(2)经常性费用需涵盖免费提供或低成本收费的预防服务。无论是营利性或非营利性医疗卫生机构,均存在免费或低成本收费提供预防服务的情形,通过政府基本支出补助或项目补助进行筹资,或利用机构自身业务收入对这类服务进行筹资。对于后者这种服务符合最终消费的标准,应纳入经常性卫生费用核算范围。

(3)医疗服务费用核算采用基于收入数据的原则。对于收费性医疗卫生服务,其价格具有经济意义。我国营利性医院实行市场调节价,根据实际服务成本和市场供求情况自主定价,具有完全的市场行为。非营利性医疗机构实行政府指导价。

2. SHA2011 核算优点

(1)增加了核算维度,更能满足政策分析需要。SHA2011 的核心维度与 SHA1.0 基本保持一致,以便核算数据的转化。扩展维度能够全面清晰地反映卫生资金流动的整个过程,为政策制定提供相关依据。筹资部分可以分析卫生筹资的稳定性、可持续性和公平性,生产部分可以分析卫生系统的投入和产出,消费部分可以分析疾病控制的优先领域、卫生服务利用的公平性等。

(2)提高了卫生费用核算的科学性,增强了数据的可比性。SHA2011 提供了一个从经济学角度分析卫生服务体系的框架,符合国民经济核算体系的原则,SHA2011 中各核算维度的分类更适应近年来卫生体系的变化,与国民经济核算数据的可比性显著提高。

3. SHA2011 核算步骤与方法

核算从不同服务提供机构入手,分别核算各服务功能费用,然后按照自上而下的方法,利用现有统计数据进行总量控制,通过专门调查数据获得分摊参数。将不同服务功能的费用分解至所要核算的其他维度。

(1)治疗服务。治疗服务费用包括医疗服务业务收入、政府对治疗服务的项目支出补助和基本支出补助。其中业务收入包括门诊收入和住院收入,可通过全国卫生统计数据进行总量控制;项目支出补助可从专项资金统计报表或卫生财务年报中获得;基本支出补助的核算需要利用等值分摊原则,将医院的基本支出补助分摊到治疗性服务和预防服务。按照调查样本数据将治疗服务费用分解至不同疾病类别和不同年龄组。其中首先按照门诊服务和住院服务的工作量关系将基本支出补助分解至门诊服务和住院服务,然后分别按照不同疾病的门诊人次数和住院天数占比将门诊和住院基本支出补助分解至不同疾病,按照患者的年龄分布分解至不同年龄组。项目支出补助需要按照项目的治疗要求分解至目标疾病和目标人群,收费收入按照门诊住院患者治疗不同疾病发生费用的分布和不同年龄费用分布逐一分解。

向不同筹资方案分解的基本步骤:先是将各年龄组各疾病费用中来自政府基本补助支出和项目支出补助部分归入政府方案,其余部分扣除社会保险补偿、商业保险补偿及各种社会救助及捐赠,剩余部分为家庭卫生支出。

(2)辅助性服务。独立运营的急救机构的基本支出补助(不含基本建设和设备)和事业收入作为辅助性医疗服务费用,然后将基本支出补助先按照不同疾病的转运次数占比分解至不同疾病,再按照患者费用的年龄分布将不同疾病费用分解至不同年龄组。事业收入按照不同疾病所发生的转运费用分解至不同疾病,然后再按照患者费用的年龄分布将不同疾病费用分解至不同年龄组。基本支出补助计入政府方案,事业收入需要按照调查样本中个人自付和社会医疗保险补偿比例分解至家庭卫生支出和社会医疗保险筹资方案。

(3)医疗用品。居民对药品和其他医疗用品的最终消费额,直接来自统计年鉴中医药及医疗器材零售业的零售额和医药及医疗器材批发业的零售额。鉴于目前我国缺少关于医疗用品消费患者信息的专门统计,将药品和其他医疗用品费用的受益人群进行分解,可利用家庭卫生服务调查中在零售药店购药进行自我医疗的患者患病和年龄信息,或参考患者所处区域机构门诊患者的疾病和年龄分布信息。从人力资源和社会保障部门可获得城镇职工基本医疗保险个人账户在零售药店的支出总额,该部分费用计入强制性医疗保险筹资方案,其余部分均计入家庭卫生支出。

(4)预防服务。预防服务费用核算需要根据预防服务收入和支出的关系来确定核算方法。当某项服务的收入大于等于支出的 50% 时,该项服务费用要基于收入进行核算,以服务收入(含收费收入和政府补助)作为费用;当收入小于支出的 50% 时,要基于支出进行核算,包括提供服务时所发生的人员支出、卫生材料支出、药品支出和其他支出,如果某项服务获得政府补助大于或等于支出,费用为政府补助支出。

预防服务分为有特定目标人群的服务项目和面向全体居民的服务项目。对于前者,可直接将该服务费用归入该特定人群;对于后者,需要将该服务费用按照患病人群特征分解至全人群。预防服务费用中由政府基本支出补助和项目支出补助分解的部分直接归入政府方案,在基于支出进行核算时,支出大于收入的部分,计入机构自筹方案,其余主要归入家庭卫生支出。

(5)卫生行政和筹资管理。卫生行政管理机构和食品药品监督管理机构费用可从常规统计资料获得,计入政府方案。社会医疗保险管理费和商业保险筹资管理费需进行调查,分别计入强制性社会保险方案和商业医疗保险方案。该类服务针对整个卫生系统,所有卫生系统的使用者都会受益。

(6)汇总结果。完成上述步骤核算后,可按照不同类型服务提供机构,分别汇总不同服务功能、不同受益人群(疾病和年龄)和不同筹资方案。可分别得到按机构分类、按服务功能分类、按筹资方案分类、按疾病分类和按年龄别分类卫生费用等五个单一维度核算结果,并可获得其中任意两个维度的平衡结果。

4. SHA2011 核算体系框架

SHA2011 核算体系按照医疗卫生服务的筹资、生产和消费三个环节将卫生费用核算的维度分为核心维度和扩展维度(见图 8-2)。

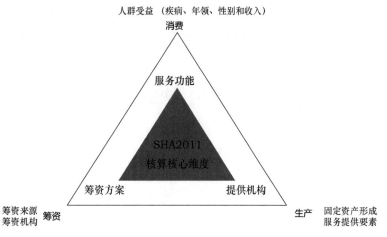

图 8-2 卫生费用核算体系 2011(SHA2011)框架

（1）核心维度。核心维度主要包括三个方面。一是筹资维度，主要包括公共筹资方案、自愿筹资方案、家庭卫生支出和国外筹资方案（非常住单位）。其中公共筹资方案具体包括政府方案、社会医疗保险方案和强制性医疗储蓄账户。自愿筹资方案具体包括商业医疗保险、非营利机构筹资和企业与机构自筹。二是服务功能维度，主要基于所有服务都是居民消费的服务这一原则。该维度主要包括治疗服务、康复服务、长期护理服务、辅助性服务、医疗用品、预防服务、卫生行政和筹资管理七个方面。三是服务提供机构维度。服务提供机构维度分类与我国卫生服务提供的实际情况较为相近。医院主要包括各类综合医院和专科医院、乡镇卫生院和社区卫生服务中心；可居住性长期护理机构在我国可对应疗养院；门诊机构主要包括我国的各类门诊部、诊所、卫生室、医务室和社区卫生站等；辅助性服务提供机构主要包括独立经营的临床检验中心、非政府部门所属急救机构；预防服务提供机构在我国主要包括公共卫生机构，如疾病预防控制机构、妇幼保健机构和健康教育机构；卫生行政和筹资管理机构主要指提供治理卫生行政和筹资管理服务的机构。

（2）扩展维度。扩展维度包括筹资机构及筹资来源，固定资产形成和服务提供要素，人群受益，包括疾病、年龄、性别和收入等。

随着我国医药卫生体制改革的深入，卫生政策制定者和研究人员对卫生费用核算体系提出了更高要求，希望对卫生资金从筹集分配、使用到人群受益的全部流动过程进行核算，SHA2011核算体系将为分析卫生筹资过程中存在的问题和调整卫生筹资政策提供支持。

以上海市2013年卫生费用核算为例，在筹资维度框架下，基于SHA2011的核算原则，从筹资方案、筹资方案收入和筹资机构三个维度进行核算。结果显示在2013年，上海市经常性卫生费用为1083亿元，占GDP比重的5.01%，经常性卫生费用中61.1%是公共筹资，但家庭现金卫生支出比例超过30%。卫生部门、人力资源和社会保障部门分别管理14.3%和42.9%的资金。结论认为上海市筹资体系由政府主导，部门间应建立联动机制以提高资金使用效率。同时，应降低重点家庭现金卫生支出，鼓励非营利性机构和商业保险机构发展，建立多元化筹资体系。

SHA2011核算体系以其特有的优势将会更好地适应世界各国卫生服务体系的迅速发展和变化，特别是广大发展中国家，从而提高卫生费用核算数据的准确性、可行性和实用性。

第三节　卫生费用配置分析

卫生费用配置分析是从全社会角度反映卫生资金运动的全过程，分析与评价卫生资金的筹集、分配和使用效果。从总量指标分析，可以分析卫生资金的筹资水平，评价政府和社会对居民健康的重视程度；从结构指标分析，可以从不同部门、地区、领域和不同层次对筹资结构进行分析，以评价卫生资金配置的公平性；从卫生资金的使用效果角度，可以分析卫生资金利用的公平性、效率、效益和效果情况。

一、卫生费用总量水平分析

一般而言,经济发展水平在很大程度上影响着卫生费用总量水平,当然也与国家卫生体制和制度有关。此外,还与卫生服务价格、服务数量和服务内容等有关。本章从卫生费用绝对数、人均卫生费用、卫生费用占 GDP 百分比三个方面分析。

2000—2018 年,我国卫生费用由 4586.33 亿元增长到 59121.9 亿元,涨幅近 13 倍,年平均增长速度为 15.26%,而同期 GDP 由 100280.1 亿元增长到 900309.5 亿元,涨幅近 8 倍,年平均增长速度为 12.97%,卫生费用增长速度整体高于 GDP 增长速度(见表 8-1)。

表 8-1 2000—2018 年我国卫生费用总量及人均费用

年份	GDP/亿元	卫生费用/亿元	卫生费用占 GDP 比值/%	人均卫生费用/元
2000	100280.10	4586.63	4.57	361.9
2001	110863.10	5025.93	4.53	393.8
2002	121717.40	5790.03	4.76	450.7
2003	137422.00	6584.10	4.79	509.5
2004	161840.20	7590.29	4.69	583.9
2005	187318.90	8659.91	4.62	662.3
2006	219438.50	9843.34	4.49	748.8
2007	270092.30	11573.97	4.29	876.0
2008	319244.60	14535.40	4.55	1094.5
2009	348517.70	17541.92	5.03	1314.3
2010	412119.30	19980.39	4.85	1490.1
2011	487940.20	24345.91	4.99	1807.0
2012	538580.00	28119.00	5.22	2076.7
2013	592963.20	31668.95	5.34	2327.4
2014	641280.60	35312.40	5.51	2581.7
2015	685992.90	40974.64	5.97	2980.8
2016	740060.80	46344.88	6.26	3351.7
2017	820754.30	52598.28	6.41	3783.8
2018	900309.50	59121.90	6.57	4237.0

资料来源:《中国卫生统计年鉴(2019)》。

2009 年世界卫生组织在亚太地区卫生筹资战略(2010—2015)中提出卫生费用相对于 GDP 的比值应在 4%~5%,这是监测和评价亚太地区和某个国家实施"全民健康覆盖"政策目标实现程度的重要指标之一。2000—2018 年,我国卫生费用占 GDP 的比重由 4.6%上升到 6.6%,自 2011 年以后,卫生费用占 GDP 的比重一直稳定在 5%以上,并逐年增长,达到了世界卫生组织提出的"卫生费用占 GDP 的比重不应低于 5%"的基本要求。同时,人均卫生费用从 2000 年的 361.9 元逐步增长到 2018 年的 4237.0 元,涨幅近 10.7 倍(见表 8‐1、图 8‐3)。

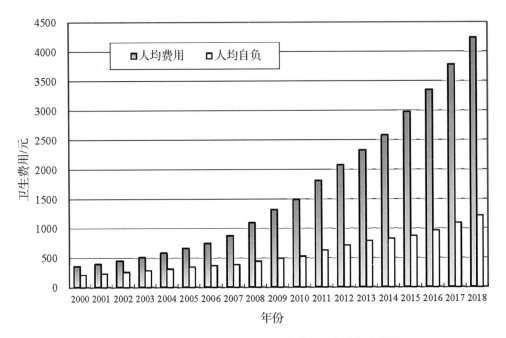

图 8‐3 2000—2018 年我国人均卫生费用及人均自负费用

二、卫生费用结构流向分析

(一)筹资结构分析

通过卫生费用筹资结构分析,可用以评价筹资的公平性及政府在卫生事业发展中所承担的经济责任。根据我国的筹资来源,主要从政府卫生支出、社会卫生支出和个人卫生支出分析。

1. 政府卫生支出

政府卫生支出是政府基于自身职责,通过财政预算支出投入医疗卫生机构和居民医疗保障的卫生费用,主要包括各级政府用于医疗卫生服务、医疗保障补助和行政管理事务等各项事业的费用。

20 世纪 80 年代我国卫生费用中政府卫生支出比例曾一度接近 40%,此后该比重不断下降,2000 年下降到 15.47%,达到历史最低点。随着政府加大对卫生的投入力度,政府卫生支出占卫生费用比例下降的趋势得以扭转,特别是从 2007 年开始,政府投入迅速增长。2000—2018 年,我国政府卫生支出规模不断扩大,呈逐年增加态势,由 709.52 亿元增长至 16399.13 亿元,年均增长率为 19.06%。其中,2000—2006 年增长较慢,占卫生费用比重在 18% 以下;2007 年开始,占卫生费用比重超过 20%,2007—2011 年平均增幅较大,为 20.43%。政府卫生支出占卫生费用比重由 2000 年的 15.47% 上升至 2011 年的 30.66%,在筹资结构比重中超过 30%,达到了峰值。2011—2016 年,占卫生费用的比重基本稳定在 30% 左右,但在 2017—2018 年里,分别下降至 28.91% 和 27.74%,说明其增长速度有所放缓(见表 8-2、图 8-4)。

表 8-2　2000—2018 年我国卫生费用筹资结构表

年份	政府卫生支出		社会卫生支出		个人卫生支出		卫生费用/亿元
	金额/亿元	占费用比重/%	金额/亿元	占费用比重/%	金额/亿元	占费用比重/%	
2000	709.52	15.47	1171.94	25.55	2705.17	58.98	4586.63
2001	800.61	15.93	1211.43	24.10	3013.88	59.97	5025.93
2002	908.51	15.69	1539.38	26.59	3342.14	57.72	5790.03
2003	1116.94	16.96	1788.50	27.16	3678.67	55.87	6584.10
2004	1293.58	17.04	2225.35	29.32	4071.35	53.64	7590.29
2005	1552.53	17.93	2586.40	29.87	4520.98	52.21	8659.91
2006	1778.86	18.07	3210.92	32.62	4853.56	49.31	9843.34
2007	2581.58	22.31	3893.72	33.64	5098.66	44.05	11573.97
2008	3593.94	24.73	5065.60	34.85	5875.86	40.42	14535.40
2009	4816.26	27.46	6154.49	35.08	6571.16	37.46	17541.92
2010	5732.49	28.69	7196.61	36.02	7051.29	35.29	19980.39
2011	7464.18	30.66	8416.45	34.57	8465.28	34.77	24345.91
2012	8431.98	29.99	10030.70	35.67	9656.32	34.34	28119.00
2013	9545.81	30.14	11393.79	35.98	10729.34	33.88	31668.95
2014	10579.23	29.96	13437.75	38.05	11295.41	31.99	35312.40
2015	12475.28	30.45	16506.71	40.29	11992.65	29.27	40974.64
2016	13910.31	30.01	19096.68	41.21	13337.90	28.78	46344.88
2017	15205.87	28.91	22258.81	42.32	15133.60	28.77	52598.28
2018	16399.13	27.74	25810.78	43.66	16911.99	28.61	59121.90

资料来源:《中国卫生统计年鉴(2019)》。

2.社会卫生支出

社会卫生支出是指政府及个人之外的社会各界对卫生事业的资金投入,在卫生费用中占主体地位且增长较快,反映多渠道筹集卫生资金的水平。2000年以来,社会卫生支出规模不断扩大,占卫生费用的比重不断增加。2000—2018年,我国社会卫生支出不断增长,由1171.94亿元增长至25810.78亿元,年均增长率为18.74%。其中,2000—2008年平均增长率为20.08%,新医改后,2009—2018年的平均增长率为17.27%。2000—2018年社会卫生支出占卫生费用的比重由25.55%上升至43.66%,其中2015年社会卫生支出首次在卫生费用中的比重超过40%(见表8-2、图8-4)。

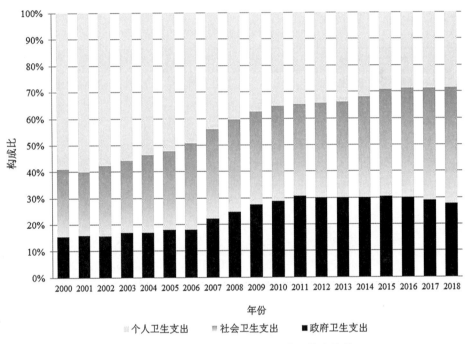

图8-4 2000—2018年我国卫生费用筹资结构

3.居民个人卫生支出

居民个人卫生支出是在接受各种医疗服务时的直接现金支付,反映居民个人获取医疗服务的负担程度。2000—2018年我国个人卫生支出不断增长,由2705.17亿元增长至16911.99亿元,年均增长率为10.72%,其中,2000—2008年平均增长率为10.18%,新医改后,2009—2018年平均增长率为11.08%。2000年以来,除2001年小幅增长,居民个人卫生支出占卫生费用比重逐渐下降,由58.98%下降至28.61%,其中2015年为29.27%,首次下降至30%以下,达到了我国国情筹资结构的"三四三"目标。个人卫生支出占卫生费用的比重不断下降,基本实现了到"十二五"末将个人卫生支出占卫生费用比重降到30%以下的目标,说明国家在医疗改革方面取得了初步成效(见表8-2、图8-4)。

从长远看,随着城镇化和经济发展,我国卫生筹资结构中的政府卫生支出、社会卫生支出及个人卫生支出结构比重逐步趋向较为稳定的"三四三"模式,初步达到了 WHO 提出的全民覆盖的卫生筹资监测指标,即个人卫生支出占卫生费用比重不得超过 30%~40%。直到 2015 年,我国个人卫生支出占卫生费用的比重才基本达到 30%。2016 年,国家出台《"健康中国 2030"规划纲要》,同时推出"十三五"期间卫生改革的两个规划,即卫生与健康规划及医药卫生体制改革规划,均将"居民个人卫生支出占卫生费用比重"作为约束性指标纳入,提出"2020 年和 2030 年个人卫生支出占比下降到 28%左右、25%左右"的发展目标。截至 2018 年,居民个人卫生支出已下降到 28.61%,基本能够实现上述目标。但世界卫生组织研究表明:只有当个人卫生支出占卫生费用比重降至 15%~20%时,居民因疾病致贫的可能才能降到足够小。这意味着我国现有卫生筹资结构中居民获取医疗服务的个人负担还没有达到理想目标,特别重大疾病个人负担比例仍较高,进一步加大了因病致贫的风险,因此卫生筹资结构还有待进一步改进。

(二)费用流向分析

卫生费用流向分析是卫生资金从卫生系统流入到流出整个过程中的资金分配和使用方向分析,可以从宏观层面评价卫生资源配置的效率及公平性。它反映从各个渠道筹集到的卫生资金投入在不同部门、地区、领域和不同层次的配置效果,用来评价卫生资源配置的公平性,为调整和制定卫生资源配置规划提供相应的政策建议。

1. 医疗卫生机构

2001—2011 年,我国城市医院费用占医疗机构费用比重呈下降趋势,尤其是在 2007 年,下降幅度较大,2012 年开始又逐步小幅上升。县医院费用占医疗机构费用比重呈上升趋势,并从 2012 年开始逐步在 22%的水平小幅波动。2001—2011 年,城市社区卫生服务中心卫生费用比重逐年上升,之后呈波动趋势,总体在 4%左右。乡镇卫生院卫生费用整体呈小幅波动变化,基本在 9%~10%。而其他医院的卫生费用整体比重偏小,至 2011 年呈逐步下降趋势,2012 年出现小幅先上升后下降的趋势,比重在 0.15%上下浮动(见表 8-3)。

表 8-3 2001—2018 年中国医疗机构费用构成　　　　　　　　　　单位:%

年份	城市医院	县医院	社区卫生服务中心	卫生院	其他医院
2001	76.83	9.66	0.00	10.57	3.03
2002	74.65	12.86	0.67	10.73	1.10
2003	75.52	12.09	0.70	10.67	1.02
2004	76.80	11.57	0.91	9.70	1.03
2005	76.95	11.31	1.19	9.62	0.93
2006	76.17	11.28	1.72	9.97	0.86

（续表）

年份	城市医院	县医院	社区卫生服务中心	卫生院	其他医院
2007	66.14	20.18	3.24	9.84	0.60
2008	65.81	20.44	3.12	10.10	0.53
2009	65.55	20.81	3.36	9.82	0.47
2010	65.46	20.24	3.78	10.23	0.29
2011	64.14	21.28	5.17	9.30	0.11
2012	62.90	22.67	4.42	9.83	0.18
2013	63.04	22.88	4.28	9.64	0.16
2014	63.90	22.86	3.81	9.29	0.14
2015	64.01	22.53	4.13	9.18	0.14
2016	64.43	22.29	4.15	9.00	0.13
2017	64.61	22.02	4.38	8.90	0.11
2018	64.62	22.14	4.50	8.65	0.10

资料来源：中国卫生费用研究报告。

从整体看,2001—2018年,城市医院的费用仍占据了医疗机构费用构成的大部分,而县医院次之。乡镇卫生院担负着乡村医疗服务的主要责任,相比于城市的社区卫生服务中心,受到城市医院等竞争作用较小,比重始终高于社区卫生服务中心。此外,其他医院所占的比重一直很小。

城市医院的主体地位依然没有改变。可见,我国基层卫生资源配置依然没有得到较好的改善,卫生资源仍向大医院集中,基层卫生机构的资源投入仍较低,即使是乡镇卫生院和社区卫生服务中心的投入总和也远低于城市医院。这种投入的巨大差别造成了不同级别医疗机构在人力、设备等方面的差距越来越大,严重影响了基层卫生机构服务能力的提高。事实上,80%的疾病可在基层卫生服务机构解决,在医疗体制改革分级诊疗逐步被强调的背景下,突出社区卫生服务中心等基层卫生机构的建设刻不容缓。实现卫生资源的重新配置,适当向基层卫生服务机构倾斜,实现卫生资源的充分利用也是医疗改革的重要目标。

2. 公共卫生机构

公共卫生机构费用指流入某地区各级各类公共卫生机构的卫生资金总额。公共卫生机构指提供疾病控制、预防保健、监督监测、妇幼保健、药品检验、计划生育、采供血和其他提供公共卫生服务的专业机构。公共卫生服务是保障人民健康、减少卫生资源消耗、低投入高产出的卫生服务,加强疾病预防、监督及妇幼保健等工作,有助于实现我国医疗、预防卫生费用配置的协调发展。

2010年之前,我国卫生费用中,医院费用均占较大比重,虽各年有小幅波动,但总体稳定在 60%～70%。公共卫生机构费用比重一直较低。随着政府陆续出台相关政策措施,加快公共卫生服务体系建设,加大了对公共卫生专项资金投入,公共卫生机构费用占卫生费用的比重逐步上升,2010 年达到 8.11%。但是在 2010 年之后,公共卫生机构的费用占比开始下降,2011—2013 年小幅下降,2014 年大幅下降到 4.66%,之后又缓慢上升,2016 年上升到6.05%,其后至 2018 年又回落至 5.58%(见表 8-4)。

表 8-4　2010—2018 年中国卫生机构费用构成　　　　单位:%

年份	医院	门诊机构	药品零售机构	公共卫生机构	卫生行政与医疗保险管理机构	其他机构
2010	62.13	8.27	9.85	8.11	2.27	8.48
2011	61.11	9.63	11.14	7.98	2.34	7.80
2012	62.15	8.00	12.28	7.49	2.27	7.82
2013	62.33	7.43	12.45	7.38	2.29	8.12
2014	62.53	6.96	12.59	4.66	4.51	8.75
2015	62.65	6.85	12.66	5.41	3.15	9.28
2016	61.90	6.45	12.54	6.05	3.48	9.57
2017	62.59	6.64	11.73	5.85	3.20	9.98
2018	62.91	6.76	11.60	5.58	3.21	9.93

资料来源:中国卫生费用研究报告。

总体来看,2010—2018 年,公共卫生服务机构费用比重依然较低,远低于医院的费用占比,"重医轻防"的意识还未得到根本扭转,公共卫生的重要性还没有被广泛接受。2003 年非典疫情之后,国家开始重视公共卫生投入,2010 年达到最高峰 8.11%,2010 年之后整体开始下降。因此,公共卫生投入将是今后卫生费用投入中的重要选项,政府必须持续高度重视。由于公共卫生产品的准公共性,公共卫生服务单靠市场机制提供是不够的,必须依靠政府,充分发挥自身职能,加大专项资金投资力度,努力打造完善的公共卫生服务体系,确保在传染病防控等方面发挥政府不可替代的作用。

3. 城乡之间

我国卫生费用城乡流向分析从城乡筹资总额比较,可以直观看出城乡在总量上的差距。而通过测算城乡人均卫生费用,可消除人口等因素影响,更方便地判断人均卫生投入,比较城乡之间的差距,正确认识到卫生费用投入的城乡公平性,为政府卫生政策制定提供一定依据。从我国城乡卫生费用总额看,2000—2016 年,城市卫生费用总额从 2624.24 亿元增加到35458.01 亿元,涨幅近 12.5 倍,而农村卫生费用筹资总额从 1962.39 亿元增加到 10886.87亿元,涨幅近 4.55 倍。城乡卫生费用筹资总额差距在逐步增大,在 17 年间增长了 36 倍之多,可以看到城乡之间在卫生费用投入上仍有较大差距(见图 8-5)。

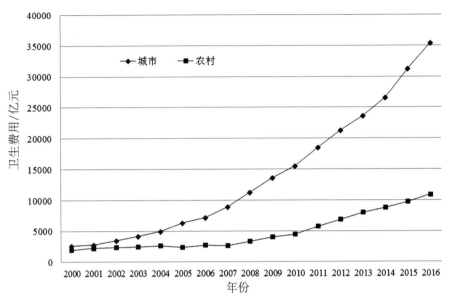

图 8 - 5　2000—2016 年我国城乡卫生费用变化情况

资料来源：《中国卫生统计年鉴（2019）》。

从我国城乡人均卫生费用看（见图 8 - 6），城市人均卫生费用支出从 2000 年 813.7 元增加至 2016 年的 4471.5 元，涨幅约 4.5 倍。农村人均卫生费用支出从 2000 年的 214.7 元增加至 2016 年的 1846.1 元，涨幅约 7.6 倍。虽然农村的增长幅度较大，但是农村人均卫生费用

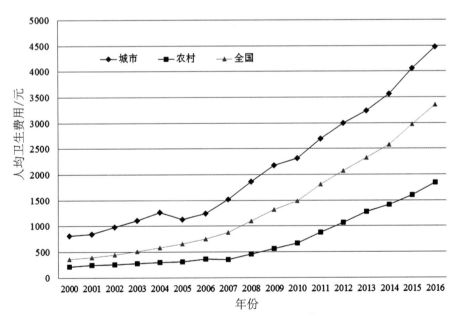

图 8 - 6　2000—2016 年我国城乡人均卫生费用变化趋势

基数小,2016 年我国城市人均卫生费用是农村的 2.4 倍,城乡差距仍较大。纵观我国城乡人均卫生费用支出对比,城乡居民卫生费用总体上稳步上升,城市人均卫生费用增长速度与全国人均卫生费用增长速度大体一致,农村人均卫生费用增长速度低于全国和城市。在人均卫生费用绝对数上,城市始终远大于农村,城乡人均卫生费用绝对数差距呈逐步扩大趋势,从 2000 年 451.82 元增加到 2016 年的 2625.4 元。

在我国,由于长期以来形成的城乡二元化结构和历史遗留问题,城乡经济发展水平一直存在着较大差距,而经济水平发展失衡也成为制约卫生费用配置的主要原因。由于我国多年来大力推进城镇化建设,加快发展城镇经济,虽然农村地区经济水平也得到了较大的发展,但城乡之间差距过大,使得有限的医疗卫生费用高度集中在城镇地区,而收入较低的农民享受不到平等的待遇,不仅收入水平差距加大,且所拥有的卫生资源也与城镇居民存在较大差距。

未来,政府应担起主体职责,通过加大财政投入促进农村卫生事业健康发展。但政府财政对医疗卫生的投入不仅仅是加大资金投入,还要结合卫生资源配置因素,在加大财政投入的基础上优化投入结构和规模,引导卫生资源合理分配,在现有的农村医疗支出基础上尽可能增加预算支出,大力发展农村事业,如购买药品和医疗设备等。

（三）卫生费用变化趋势分析

卫生费用变化趋势分析的指标主要有卫生费用年增长速度、卫生费用年平均增长速度、卫生费用对 GDP 的弹性系数。卫生费用年增长速度、卫生费用年平均增长速度在前面总量分析中已经有所涉及,不再赘述。此处主要从卫生费用对 GDP 的弹性系数指标对我国卫生费用变化趋势进行分析。

卫生费用对 GDP 的弹性系数是指卫生费用的增长速度与 GDP 的增长速度之比,一般被用作考察卫生投入与国民经济增长是否协调。从政策研究角度而言,卫生费用对 GDP 的弹性系数略大于 1 是合理的,有利于本地区卫生事业和谐发展;弹性系数小于 1,说明卫生费用增长过缓,不适应经济发展的需要;弹性系数大于 1.5,说明卫生费用的增长过快,超过经济承受能力。2000—2018 年,我国卫生费用年均增长速度为 15.26%,GDP 年均增长速度 12.97%。卫生费用对 GDP 的弹性系数为 1.18,大于 1,即 GDP 每增长 1%,卫生费用增加 1.18%。从总体趋势上看,卫生费用增长略快于国民经济增长。

2001—2018 年,我国卫生费用对 GDP 的弹性系数呈较大波动性改变。弹性系数大于 1.5 的是 2002 年、2009 年、2015 年以及 2016 年,其中 2015 年最高,达到 2.30,说明当年的卫生费用增长过快,明显快于 GDP,未能协调增长。其余的年份都在 1~1.5,反映了卫生费用与 GDP 增长比较协调,卫生费用增长在合理的范围内(见图 8-7)。

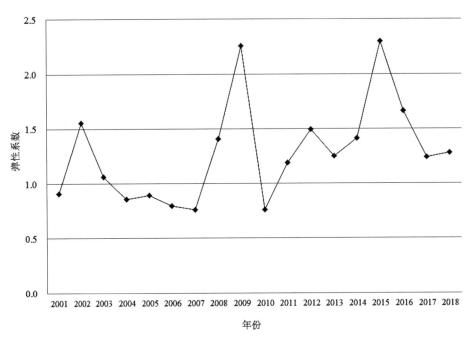

图 8 - 7　2001—2018 年我国卫生消费弹性系数变化趋势

参考文献

[1] 高丽敏.卫生经济学[M].北京:科学出版社,2008.

[2] 郭锋,张毓辉,万泉,等.2017 年中国卫生费用核算结果与分析[J].中国卫生经济,2019,38
    (4):5 - 8.

[3] 李芬,王力男,王常颖,等.上海市卫生筹资维度核算体系研究:基于卫生费用核算体系 2011
    [J].中国卫生经济,2015,34(12):54 - 56.

[4] 李岩,张毓辉,万泉,等.2016 年中国卫生费用核算结果与分析[J].中国卫生经济,2018,37
    (5):5 - 8.

[5] 孟庆跃.卫生经济学[M].北京:人民卫生出版社,2013.

[6] 翟铁民,张毓辉,万泉,等.基于"卫生费用核算体系 2011"的中国卫生费用核算方法学研究
    [J].中国卫生经济,2015,34(3):9 - 11.

[7] 翟铁民,张毓辉,万泉,等.卫生费用核算新体系:SHA2011 介绍[J].中国卫生经济,2013,
    32(1):13 - 15.

[8] 翟铁民,张毓辉,万泉,等.2018 年中国卫生费用核算结果与分析[J].中国卫生经济,2020,39
    (6):5 - 8.

[9] 周绿林.卫生经济学[M].镇江:江苏大学出版社,2014.

（吴维清、赵璐）

第九章
卫生信息资源配置

【本章提要】通过本章学习,掌握信息资源、卫生信息资源的基本概念和特征,熟悉卫生信息资源的获取方法和信息安全策略,了解我国卫生信息资源配置现状,并对卫生信息化发展路径进行分析与思考。

现今,网络化、数字化、智能化等新技术深刻影响着各领域,同时也引起了思维理念的转变,逐渐改变着人们的生活方式。信息资源(information resources)作为一种战略资源日益受到重视,越来越多的行业借助信息资源的开发利用以加强核心竞争力。云计算、物联网、移动互联网、大数据等信息化技术的快速发展,为优化医疗卫生业务流程、提高服务效率提供了条件,必将推动医疗卫生服务模式和管理模式的深刻转变。

第一节　卫生信息资源概述

一、信息与信息资源

(一)信息的概念

随着社会信息化进程加快,"信息"成为社会上使用范围最广、使用频率最高的词之一。拥有信息的质量高低与数量多少已成为组织实力的象征,在各项决策中占据决定性地位。正确理解和把握信息的概念、准确洞悉信息的本质是理解信息资源的基础。

"信息"一词经过从古至今的演变,已从最初的表象层面逐渐深入到本质层面,不同学者从不同角度对信息的内涵进行了阐述,但到目前为止,尚未形成一个公认的定义。"信息"一词在英文、法文、德文、西班牙文中均是"information",日文中为"情报",我国台湾称之为"资讯",我国古代用的是"消息"。作为科学术语最早出现在哈特莱(R. V. Hartley)于1928年撰写的《信息传输》一文中。20世纪40年代,信息的奠基人香农(C. E. Shannon)给出了信息的明确定义,此后许多研究者从各自的研究领域出发,给出了不同的定义。具有代表意义的表述如下:信息奠基人香农认为"信息是用来消除随机不确定性的东西",这一定义被人们看作是经典性定义并加以引用;控制论创始人诺伯特·维纳(Norbert Wiener)认为"信息是人们在适应外部世界,并使这种适应反作用于外部世界的过程中,同外部世界进行互相交换的内容和名称",它也被作为经典性定义被加以引用;美国信息管理专家霍顿(F. W. Horton)给信息下的定义是"信息是为了满足用户决策的需要而经过加工处理的数据";我国著名信息学专家钟义信教授认为"信息是事物的存在方式或运动状态,以这种方式或状态直接或间接的表述"。

(二)信息资源的概念

信息资源是一个集合概念。狭义的信息资源是指人类社会经济活动中经过加工处理有序化并大量积累起来的有用信息的集合,如科技信息、政策法规信息、社会发展信息、市场信息、金融信息等,它们都是信息资源的重要构成要素。广义的信息资源指人类社会在信息活动中积累起来的以信息为核心的各类信息活动要素的集合,它涉及信息生产、加工、传播、利用等整个信息劳动过程的各个要素,包括信息劳动的对象——信息,信息劳动的工具——信息技术与设备,信息劳动者——信息人员,如信息生产人员、信息管理人员、信息服务人员等。信息是核心要素,需要注意的是,并不是所有的信息都是信息资源,只有那些经过人类开发、组织、系统化后的信息才可称之为信息资源;信息技术与设备是进行有效信息管理的强有力手段;信息人员是控制信息内容、协调信息活动的主体。可见,信息、信息技术与设备、信息人员三要素相互联系、相互作用,共同构成具有统一功能的有机整体。

本章中我们支持广义的理解,但又不否认学习活动中信息要素的核心地位,为方便探讨,本章许多地方仍以狭义的信息资源作为研究对象。

(三)信息资源的主要特点

信息资源与物质和能量资源不同,它是一种无形资源,信息资源有以下特性。

1. 共享性

信息资源和信息产品在大多数情况下是公用的和共享的,不像物质和能量那样具有独占性。随着信息技术的发展,信息的共享性表现得更为明显。例如,通过各种媒体传播的信息,广大消费者均可使用;网络和报刊上发布的商业信息和价格信息,商家均可使用。当然有付费信息和无偿使用信息之分。

2. 时效性

事物是在发展变化的,反映事物面貌的信息也随之变化。同一条信息不能无期限地利用,随着时间推移,它已不能反映现在的客观事实,失去了其原有的使用价值。为保证信息的有效性和可使用性,就要不断收集新的信息或对原有信息进行补充、修正和更新。不同信息资源的时效性是不同的,知识性资源的时效性较弱,消息性信息资源的时效性较强。

3. 传递性

信息要发挥效能必须经过传递,信息只有在传递和交流中才能被发现和利用,并在利用中发挥其效用。如果一条非常有用、价值很高的信息处于静态封闭状态，人们无法得到它，它就不能被利用。因此信息资源被开发和利用的首要条件就是信息的传递和交流。信息传递速度越快，传播面越广，信息产生的效率就越高，效用就越大。为此，人们不断开发新的信息技术，以提高信息传递速率，扩大信息受体面。

4.潜在性

信息作为生产要素是以一种潜在的方式存在的，只有被利用后，其作用才能体现。例如，一份市场分析报告从表面上并不具备直接的价值，只有当用户公司根据它来调整产品结构并取得经济效益时，其价值才能被充分体现出来。

5.增殖性

信息资源不像物质、能源资源，开发到一定程度就会枯竭，信息资源永无限度，永无耗尽的可能，相反只会越来越多，增殖越来越快。与能源和物质资源时常出现短缺的"危机"不同，信息资源却呈"爆炸式"的增长态势。

二、卫生信息资源

（一）卫生信息资源的概念

卫生信息资源是信息资源概念在卫生行业的具体化，是在医疗卫生活动中所产生的以人的健康相关信息为核心的各类信息活动要素的集合。卫生系统复杂程度高，各业务子系统特征各异，产生的信息资源呈现多样化。从另一方面而言，卫生信息资源就是医疗卫生管理和服务业务活动过程中所产生、获取、处理、存储、传输和使用的一切信息资源，具体包括各级各类卫生行政管理部门、医疗卫生服务机构、患者、卫生信息系统和信息平台、卫生信息基础设施以及以电子病历和健康档案为核心的各类资源。医疗卫生信息资源指医疗卫生领域内所有信息内容及其载体本身。因此，可以是医疗卫生信息软资源，包括国家卫生政策法规信息、社会医疗保障制度信息、公共卫生信息、基本医疗信息、药品器械信息、卫生服务价格信息、健康教育信息、计划生育信息、身体健康状况信息等，也可以是医疗卫生信息硬资源，如卫生信息人员、设备、系统和网络等。

（二）卫生信息资源的特征

卫生信息资源作为整个社会信息资源的重要组成部分，一方面它具有与社会信息资源共同的性质和特征，如共享性、时效性和增殖性等，另一方面具有以下特殊的性质和特点：

1.专业性

与一般信息资源相比，卫生信息资源最突出的一个特征就是它的专业性、专用性特别强。卫生信息资源的内容具有十分鲜明的专业特色，卫生信息服务技术、手段和过程都有严格的专业操作程序、质量标准和规范化要求，非专业人员难以理解、掌握和利用。因此，卫生信息资源需要由专门机构、专门技术人员收集、整理、传输、使用、开发。

2. 公益性

我国医疗卫生服务体系建设坚持以公立医疗机构为主,多种医疗形式共同发展,形成布局合理、分工明确、防治结合、保证质量、技术适宜、运转有序的医疗服务体系。基本医疗卫生服务制度决定了卫生信息资源是全社会资源的一部分,具有一定的社会公益性质。

3. 不协调性

卫生信息资源的不协调性,主要体现在信息基础设施、信息素养、信息可获得性和信息质量等方面的不协调和不平衡。第一,在信息基础设施方面,我国城乡、地区之间具有较大差异性。一般而言,经济发达地区要好于经济欠发达地区。第二,在信息素养方面,城乡居民之间在卫生信息的获取意识和能力上存在很大差距。第三,卫生信息资源主要产生并存在于各级各类医疗卫生机构内部,共享机制不完善。

4. 不对称性

卫生信息的不对称性主要表现在卫生服务供方与需方的信息不对称。医疗市场上,服务提供方(医疗机构及医务人员)拥有医疗专业知识和信息,而需方(患者及家属)处于相对的信息劣势。因此,在医患关系中,医疗服务供方往往起主导作用,需方因医疗信息的匮乏和专业知识的欠缺而导致其在医疗服务中的被动性。

第二节　卫生信息获取与安全

一、卫生信息获取过程与原则

卫生信息获取(health information acquisition)指卫生信息使用者根据自身需求或卫生信息服务者根据用户需求,利用有关知识,通过一定的方式和方法,借助一定的工具,将分散在不同时空领域的相关信息汇集起来的过程。它是卫生信息得到充分开发和有效利用的基础,也是卫生信息管理工作的前提。根据卫生组织机构的性质和工作特点,卫生信息获取的基本内容涵盖了开展预防、医疗、保健、康复、健康、教育及计生技术指导等卫生服务活动各过程产生的主要信息。

(一)卫生信息获取过程

虽然卫生信息需求不同,卫生信息源特点各异,但卫生信息获取的思路是基本相同的。一般而言,卫生信息获取的过程主要包括以下三个环节:

1. 选择恰当的卫生信息源

确定恰当的卫生信息源是最基本也是比较重要的环节,决定了后续各环节工作价值的大小。首先分析信息需求,了解所需信息的时间、地域及内容范围,然后展开所有能了解到的信息源线索,对众多卫生信息源内容的特点如价值性、可及性、易用性、经济性等进行比较分析,结合自身具备的条件,从中选择最恰当的一个或几个。如需了解关于糖尿病的一般性、相对浅显的信息,网络卫生信息源是最便捷的选择;面临如"糖尿病手术治疗的研究进展"等方面的研究性问题,专业文献、学术数据库等卫生信息源是最佳选择。

2. 选择合适的信息获取策略

一个好的信息获取策略可以在很大程度上减少获取过程中可能遇到的因有用信息不足、业务知识欠缺、时间不足、他人不配合等问题带来的困难。在初步确定了卫生信息源范围后,要确定获取途径,选择获取方法与工具。这一环节要广泛听取意见,综合考虑多个因素,探索多种获取策略,用动态的眼光处理问题,适当变换思维角度,避免定式思维。

3. 对所获取的卫生信息进行质量评价

通过信息获取策略在选定卫生信息源中获取信息后,需借助一定的评价指标,对所获取的信息进行质量评价。如果满足信息需求,则表示该获取工作完成,若不能较好地满足信息需求,则需对某个环节的工作进行调整或重新开始信息获取过程,重复以上各环节工作直到获取目标信息。

(二)卫生信息获取原则

卫生信息获取工作,无论是突击性的还是渐进累积性的,无论是个人行为还是组织机构行为,在获取信息过程中都必须遵循一定的基本原则。

1. 针对性原则

针对性原则是指根据卫生信息需求有的放矢、有所选择、量力而行地获取信息。要有目的、有重点、分主题、按计划、按步骤地获取信息,将有限的物力、财力和时间用于获取最关键的信息,以最大程度、最大效率地满足信息需求为目标。

2. 系统性原则

系统性原则体现为空间上的完整性和时间上的连续性。卫生信息获取的系统性原则,要求用系统的观点来考虑问题,一方面把与某一问题相关的散布在不同卫生信息源的信息获取齐全;另一方面对某一问题在不同时期、不同阶段的发展变化情况进行跟踪获取,尽可能将某一问题的信息搜集完整、全面、系统。

3. 及时性与主动性原则

信息的时效性要求信息获取应能及时反映事物最新动态、最新水平和最新发展趋势,这样才能使信息的效用得到最大发挥。尤其在卫生突发事件问题上,及时准确的最新动态信息及数据统计将保障科学决策的制定,一定程度上控制事件的扩大与恶化。为更好地做到及时,要求相关人员有高度的自觉性,积极主动获取信息。

4. 可靠性原则

可靠性原则指获取的卫生信息要真实准确,这是进行卫生科学决策的重要保障。尤其在网络环境下,由于信息发布的自由性与随意性,使得虚假信息、垃圾信息大量存在,更需要遵循可靠性这一原则。可靠性原则要求在获取卫生信息时要有科学严谨的作风与实事求是的态度,注意卫生信息源的可靠性与真实性,层层筛选,全方位、多层次进行检验,保证获取信息的客观真实。

5. 计划性原则

计划性是落实信息获取策略的保障。要求在信息获取过程中要分层次、按步骤进行,既要满足当前急需,又要着眼于未来。善于发现和抓住有发展前途的信息,并在组织、资金、人员和时间等方面做出适当安排。

6. 守德合法性原则

这要求在进行卫生信息获取时要遵循道德和法律规范。信息获取必须要在法律允许的范围内进行,一些没有法律规定但属于"灰色地带"的敏感信息的获取,也要用道德自律加以约束。

二、卫生信息获取的方法与工具

由于卫生信息及卫生信息源范畴广泛,其表现方式、存储载体及其他属性存在较大差异性,所以获取不同的卫生信息需要选择不同的途径。一般而言,对于实时卫生信息或实物卫生信息,常通过观察描写途径来获取;对于思维型卫生信息,一般通过调查、走访等人际交往途径获取;对于记录型卫生信息,根据具体类别通过大众传媒途径、出版发行途径、邮政部门途径、信息系统途径、卫生组织机构途径、互联网途径等来获取。不同的卫生信息获取途径对应不同的卫生信息获取方法与工具。

(一)卫生信息获取方法

1. 总结法

总结法指信息获取者将自身经历、亲身体会用文字或语音记录下来的方法,此方法最早来源于美国陆军的"事后总结"(after action reviews,AAR)法。总结法是一个简单有效获取信息的方法,有利于个人将头脑中的隐性知识转化为可传播的显性知识,不仅有益于知识的积累与传承,而且通过其他人对总结后结果的学习与评价,还有利于知识的创新。总结法对信息获取者要求较高,需具备较多的专业知识、较高的思维能力与较强的表达能力。

2. 观察法

观察法指按照一定的计划,为实现一定的目标,围绕研究主题对研究对象进行系统全面的查看,从中获取各种现象资料的方法。在观察过程中,观察者不直接向被研究对象提问,只是凭视觉、听觉、感觉和基于上述感知的思维,以及借助显微镜、录音机、摄像机等设备客观记录观察到的信息。观察法在卫生领域科学研究、市场调查、疾病诊断等方面有广泛的应用,主要对象是实物型卫生信息源,有参与式观察法、旁观式观察法、直接观察法、间接观察法等多种类型。在实际卫生信息获取过程中,可根据不同情况灵活选择。

3. 社会调查法

社会调查法指通过询问与交谈等方式有目的、有计划、有系统地对客观实际进行深入细致的了解,以从中获取信息的方法。通过社会调查法可以获得记录性卫生信息、实物型信息与思维型信息。社会调查的方式主要有普遍调查、典型调查和抽样调查三种,调查的方法主要有访谈调查、会议调查、通信调查和问卷调查四种。

(1)访谈调查:访谈调查又称访问调查或谈话调查,是信息获取者与调查对象的直接交谈和个别访问。访谈调查适用范围广阔,不同性别、不同年龄、不同职业、不同文化水平的人,只要具备一定的语言表达能力,就可以用访谈的方法进行调查。访谈调查带有研究性,是一种有计划、有准备的谈话,谈话过程始终围绕研究主题进行,针对性强。访谈调查是以口头提问形式来获取信息,整个访谈过程调查者与被调查者直接见面,调查对象的态度、性格、情绪可以一目了然,得到的信息真实具体,可获得在公开场合下得不到的信息。

(2)会议调查:会议调查法是指信息获取者通过召集一定数量的调查对象举行调查会议,让调查对象就调查的内容进行发言,从中获取信息的调查方法。进行会议调查,要注意每次参加会议的人数不宜过多,一般5~8人较合适,讨论的议题要集中,调查对象的身份和知识结构要与议题密切相关。

(3)通信调查:通信调查是信息获取者借助于信函、电话、电子邮件或网络进行的调查。进行电话调查时需注意,必须公开信息获取者的身份和意图,且谈话内容简单明了,同时随时做好调查结果记录。随着网络的普及,网络调查是目前越来越普遍的调查方式,网络调查最大的优点是简单易行,调查样本丰富,实施手段快捷经济,且回收率高。

(4)问卷调查:问卷调查是信息获取者将要调查的内容设计成一种调查问卷,提出若干问题,由被调查者填写后回收,从而获取信息的一种调查方法。对调查数据进行统计分析,可得出许多对研究有意义的结论。目前借助网络平台进行问卷调查逐渐兴盛,有许多免费的网络调查平台,网络调查平台可以帮助信息获取者设计问卷、发送问卷,提供调查结果统计分析,还设有质量控制,确保回收数据的真实有效。

4. 阅读法

阅读法是通过阅读来获取信息的方法。阅读法的开展要以阅读材料为支撑。因此,阅读法的关键是获取阅读材料,获取阅读材料的主要方法有采购、索取、交换、检索、复制、网络下载等。

(二)卫生信息获取工具

卫生信息获取工具指卫生信息获取过程中借助的器具与手段,按揭示信息的特征,可将其分为如下类型:

1. 文献信息获取工具

按照用途,文献信息获取工具可分为两类:①提供线索的指示型检索工具。这类检索工具只提供文献信息源的线索,不提供具体信息或事实本身,包括目录(catalog)、书目(bibliography)、索引(index)、文摘(abstract)等类型,如美国的《医学索引》、荷兰的《医学文摘》、我国的《中文科技资料目录》(医药卫生)等。②提供具体内容的检索工具。这类检索工具用于各种事实和数据的查询,如查找新型冠状病毒感染的解释、2019 年职业病发病情况、上海市三级甲等医院名录等,包括年鉴(yearbook、almanac)、手册(handbook、manual)、卫生组织机构名录(health organization directories)、百科全书(encyclopedias)、表谱(genealogy)、人物传记检索工具(biographical sources)、卫生统计资料(health statistics sources)等类型。

2. 计算机信息获取工具

计算机信息获取工具主要指各类软件系统,包括系统管理软件、检索系统应用软件。

3. 网络信息获取工具

网络信息获取工具是在互联网上提供信息检索服务的工具,其检索对象是存在于互联网中的各类卫生信息,包括网络指南、网络资源目录、搜索引擎、组织机构网站、参考咨询工具网络版、专用网络软件等。由于网络发展迅猛,网络信息检索工具层出不穷,在使用过程中可根据实际需要选择合适的检索工具。

4. 语音信息获取工具

言语是日常生活中最为常见的信息表现形式,尤其在进行访谈信息、会议信息等信息获取时,存在大量有价值的语音信息。语音信息的获取工具主要包括采访机、录音笔、速录机、各种类型的声呐设备等。

5. 图像信息获取工具

图像信息获取工具包括数字照相机、扫描仪、磁共振成像设备、数字化 X 线成像设备、智能手机、监控录像软件等。

三、卫生信息获取质量评价

卫生信息评价是对收集到的信息去粗求精、去伪存真的必要步骤,评价卫生信息获取质量可从四大标准入手,即可靠、新颖、全面、适用。

1. 可靠

可靠有真实、准确和完整三层含义。真实是指信息的有无,要求获取的信息反映的必须是真正发生了的客观事件;准确是指信息内容的表达,要求所获取的信息是对客观事件准确无误的表达;完整是指信息内容的构成,要求所获取的信息在保证真实、准确的基础上,在构成上是完整无缺的。评判获取信息是否可靠,可以从信息的外部特征和信息的内容特征两方面入手。

(1)从获取信息的外部特征评判:信息的外部特征是指信息的物理载体直接反映的信息对象,构成信息外在的、形式的特征,如信息载体的物理形态,或者文献题名、作者、出版或发表日期。①根据获取信息的类型判断。一般而言,出版文献中的信息比网络新闻和消息可靠,机构官方网站比一般网站可靠。在各文献类型中,保密文件、内部资料、教科书、专著、年鉴、百科全书、技术标准、专利文献、核心期刊、综述性文献的内容较为真实可靠;普通期刊次之；阶段性研究报告、会议论文、实验报告等具有一定的科学性，但不够成熟、完整；产品广告可靠性较差。②根据获取信息的责任者判断。责任者即发布或发表信息的个人、集体和团体。一般而言，团体责任者比个人责任者可靠。国家政府部门、国内外著名出版社、著名学术团体与组织、知名高等院校和科研机构出版的文献可靠性最强，著名科学家和学者发表的文献质量也很高。③根据获取信息被引用情况判断。一般而言，被摘引次数和被引用次数越多，其可靠性越强。④通过试验验证来判断。通过临床实践、实地考察和数据审核等方式确定获取信息的可靠性。

（2）从获取信息的内容特征评判：信息的内容特征就是信息包含的内容，反映具体的学科内容，它可以通过关键词、主题词或者其他知识单元表达。从获取信息的内容特征评判其可靠性，首先要看信息报道的结果是否真实，其次要看对主题的阐述是否深刻、完整，是否具有深度和广度，再次要看论点、论据和结论是否一致，逻辑推理是否正确。

要保证获取信息的可靠，首先保证信息源的真实可靠；其次，在获取过程中，力求获取路径最短，避免信息传播过程中的信息失真；最后，在表达信息时力求做到清楚、明白、准确，尽量少使用大概、可能等模糊语言。

2. 新颖

新颖有两层含义，即时间上的及时与内容上的先进，表现为两种情形：一是指信息自发生到被获取的时间间隔短，二是指获取信息的内容水平领先。

判断获取的信息是否新颖可从以下几点入手：①观察获取的信息是否为刚刚发生或最近出现的新事件、新概念、新理论、新原理、新应用领域、新技术方法；②将获取的信息内容与其他国家和地区同类信息进行横向对比，从比较中判断信息的先进性；③从国家和地区判断，一般情况下，学科理论研究和科技水平处于领先地位的国家或地区，其地域内产生的相关信息也较为领先。

3. 全面

全面既指所获取信息的数量，也指获取信息内容的系统与连续。数量上是指获取到的与主题相关的信息数量多，能够很好地解决信息需求。"系统、连续"一是指获取的若干信息是自成系统、连续的，二是指信息获取工作是系统、连续的。信息的系统性、连续性越强，其使用价值就越大。

4. 适用

适用即强调获取信息的可利用性，是指所获取信息的内容与获取目的和信息管理工作的需求密切相关，针对性强，包括适用与相关两层含义。在卫生信息获取过程中要尽量做到适用，但在实际的信息获取过程中，有时当场判断信息是否"适用"存在一定困难。所以，获取时还应以"相关"为要求。相关是指内容上相关，一般而言，相关度越高，针对性就越强，就越"适用"。

四、卫生信息安全

(一)卫生信息安全的概念

卫生信息资源安全是指医药信息资源所涉及的硬件、软件及应用系统受到保护以防范和抵御对卫生信息资源不合法的使用和访问,以及有意、无意的泄露和破坏。广义上卫生信息资源安全的概念是指与医药信息内容及其有关人员、设备、资金和技术等要素相关的政策、计划、预算、组织、指导、培训和控制活动。

(二)卫生信息安全的特征

从技术角度而言,卫生信息资源安全的特征主要表现在可靠性、可用性、可控性、保密性、完整性、真实性、可审计性、不可抵赖性等方面。

1. 可靠性

可靠性是卫生信息系统能够在规定条件下和规定时间内完成规定功能的概率。医疗卫生行业对信息系统的可靠性要求很高,相比其他行业系统应用,医疗卫生行业的工作性质要求信息系统 24 小时昼夜不间断运行。其他服务行业的系统尚能在晚上暂停服务进行维护,但医院晚上仍有急诊,不能因系统维护而停止急诊的交费、取药、检查等业务。

2. 可用性

得到授权的实体在需要时可访问卫生信息资源和服务,攻击者不能占用所有资源而妨碍授权者的工作,即无论何时,只要用户需要,医院信息系统必须是可用的,换言之医院信息系统不能拒绝服务。

3. 可控性

可以控制授权范围内的卫生信息流向及行为方式。安全审计方法从技术上对违规操作加大监管力度,一旦发现疑似违规操作会自动报警,为及时制止违法、违规行为赢得时间。

4. 保密性

确保卫生信息不暴露给未授权的实体或进程。医院信息系统全面记录了患者的医疗活动,包括亲属信息、社会保障信息、既往病史、医嘱、检验申请单及检验结果、手术记录、影像、护理信息、费用信息等,均属于绝对的个人隐私。对这些敏感信息的保密关系到患者隐私与医院信誉。

5. 完整性

只有得到允许的人才能修改实体或进程,并且能够判别出实体或进程是否已被篡改。卫生信息应具有不被偶然或意外地删除、修改、伪造、乱序、重放、插入等破坏的特性。

6. 真实性

必须真实反映其所拟反映或理当反映的卫生事务或事项。为满足提高医疗卫生活动效率和质量的需求,不仅在医疗卫生机构内部多个业务系统之间存在信息流转,同时也不可或缺地需要开放一些对外接口,如患者服务平台、医疗保险接口、远程医疗咨询系统接口等,在各接口之间交换信息时必须保障信息的真实性。

7. 可审计性

对出现的卫生信息系统安全问题提供调查的依据和手段。因此,需要对卫生信息数据库操作进行实时监控,实时阻断正在发生的违纪、违法行为。

8. 不可抵赖性

面向通信双方(人、实体或进程)信息真实、同一的安全要求,确保发送信息的人不能否认其所发过的信息,接收信息的人不能否认其所接收的信息。

(三)信息安全管理策略

1. 卫生信息资源安全法律法规

为规范卫生信息资源的开发与使用,我国主要有以下相关的法律、法规、标准及规范:

卫办发〔1999〕2 号《关于加强远程医疗会诊管理的通知》;

2000 年国务院令第 147 号《全国人民代表大会常务委员会关于维护互联网安全的决定》;

2000 年 9 月 25 日《互联网信息服务管理办法》;

2003 年 11 月 7 日《中医医院信息化建设基本规范(试行)》;

2004 年《中华人民共和国电子签名法》;

2004 年 5 月 28 日《互联网药品信息服务管理办法》;

2005 年 12 月 1 日《互联网药品交易服务审批暂行规定》;

2009 年 3 月 25 日卫生部令第 66 号《互联网医疗保健信息服务管理办法》,废止卫办发〔2001〕3 号;

2009 年卫生部印发《基于健康档案的区域卫生信息平台建设指南(试行)》;

GB/T25064－2010《信息安全技术公钥基础设施电子签名格式规范》;

2010 年卫第 75 号《医疗卫生服务单位信息公开管理办法(试行)》;

2010 年 1 月 1 日《医院卫生系统电子认证服务管理办法》;

2010 年 2 月 22 日卫生部颁布的《电子病历基本规范(试行)》;

2010 年 1 月 1 日《卫生系统电子认证服务管理办法(试行)》;

2011 年 1 月卫生部颁布的《电子病历系统功能规范》;

卫办综函〔2011〕350 号《卫生综合管理信息平台建设指南(试行)》;

卫办发〔2011〕60 号《居民健康卡技术规范》;

卫办医政发〔2011〕137 号《电子病历系统功能应用水平分级评价方法及标准(试行)》;

……

目前,我国医药信息资源安全法律法规还不健全,有些只是规范而未立法,有些只是部分省市或单位的管理办法,立法的部分条款不明确,尤其是有些领域没有标准与规范,需要加强卫生信息资源安全立法工作。

2. 卫生信息资源安全管理体系

卫生信息资源安全管理体系的设计和实施受其需要和目标、安全要求、所采用的过程以及组织规模和结构的影响，涉及信息安全管理（information technology security management，ITSM）、业务连续性管理（business continuity management，BCM）及个人信息管理（personal information management system，PTMS）等领域的相关法律法规和标准。因此，需要通过卫生信息资源安全管理体系的建立、实施、运行、监视、评审、保持和改进，规范卫生信息管理工作，确保卫生信息服务的安全。

卫生信息资源安全管理体系必须从人员、技术、政策（包括法律、法规、制度、管理）三大要素来构成宏观层面的医药信息安全管理制度框架和系列标准。该体系包括建立符合中国医药信息行业自身信息安全的系列标准；建立医药信息安全文件体系；以制度形式明确医药信息安全各个关键活动的组织和具体执行流程；培养相关人员掌握医药信息安全建设的工作方法；明确信息安全组织人员和职责；遵循国际标准 1SO27001：2005 和国家标准 GB22080：2005 的要求，建立标准中要求的安全控制域和控制项内容；建立"决策监督层、管理审计层和贯彻执行层"三个层面的医药信息安全管理组织架构，实现"信息安全管理、信息安全执行、信息安全审计"的人员职责分离。

3. 卫生信息资源安全管理制度

卫生信息资源安全管理主要包括建立和完善安全管理规范和机制，切实加强和落实安全管理制度，加强安全培训，增强医务人员的安全防范意识以及制定网络安全应急方案等。

（1）安全管理制度。建立信息安全管理制度是安全管理的重要组成部分。完整的计算机文档是分析、排除故障的基础，是系统正常运行的保证。要设立专门的信息安全领导小组，明确主要领导、分管领导和信息科的相应责任职责，严格落实信息管理责任；建立一整套切实可行的安全制度，包括物理安全、系统与数据安全、网络安全、应用安全、运行安全和信息安全等各方面的规章制度，确保医疗卫生工作有序进行。

（2）安全培训制度。卫生信息系统用户有患者、医护人员、操作人员、管理人员等，必须采用多种方式对每一个用户进行培训，在熟悉操作规程的同时，加强卫生信息安全教育，增强安全意识。首先，需要开展管理层的培训，让管理者充分认识卫生信息安全的重要性和信息安全防御体系建设的必要性，了解信息安全管理体系的理念和作用；其次，开展对计算机科室管理人员的技能培训，对操作层面人员的使用培训、知识更新培训及业务再培训；再次，对患者也要制定相应的安全培训大纲、培训计划，通过网络、短信、宣传、讲座等多种方式有计划地加以实施；最后，必须重视安全队伍建设，通过引进、培训等渠道，建设一支高水平、稳定的安全管理队伍，是卫生信息系统能够正常运行的保证。

（3）应急管理制度。卫生信息系统应急方案是在计算机出现故障，且不能短期完全恢复运行，并影响到局部或整体工作时，只有采用人工方式来开展工作，保证正常医疗卫生活动不被完全打乱的应急管理制度。需要成立突发事件领导机构，确定应急方案实施责任制；制定和落实突发信息网络安全事件应急预案、网络服务器故障应急处理规程、计算机系统出现故障时的应急措施;制定门诊、急诊和住院的手工应急方案,保存全部纸质检查单、缴费单等单据,并定期进行演练,万一系统瘫痪,也能保证医疗卫生工作正常进行。

第三节　卫生信息资源配置与利用

一、卫生信息资源配置

医疗卫生信息资源作为可利用的卫生资源的一部分,其配置包括两层含义:一是分配—初配置,主要指增量配置,如计划投入的卫生信息人员硬件设备技术等;二是流动—再配置,指存量调整,即通过对原有资源的重新分配,改变不合理的配置现状,达到优化的目的。卫生信息资源的合理、优化配置对卫生事业的健康发展具有促进作用,有利于医疗卫生信息服务的供给与需求达到动态平衡,达到对资源的充分有效利用,有利于产生最高的医疗卫生信息服务效率和健康收益。但需指出的是,这种分配和转移不应完全由政府或行业部门主导,而应结合市场需求尤其是广大公众用户的实际需求进行。因此,这就为医疗卫生信息资源的合理、优化配置带来了一定难度和挑战。

随着"互联网＋"医疗时代的到来,卫生信息资源在时间、空间、管理方式上都发生了巨大变化,在时间跨度上覆盖了个体从出生到死亡的全过程,在空间跨度上涉及了卫生行政机构、医疗卫生服务提供机构、公共卫生专业机构等各级各类卫生机构以及保险业、药业、健康服务业、IT 企业等外部机构,在管理方式上更加高效、智能、精准。

我国卫生信息资源配置现状主要体现在以下几个方面:

1. 我国医疗卫生事业信息化发展

我国医疗卫生事业信息化发展经历了三个比较重要的阶段:第一阶段在 20 世纪 70 年代后期,计算机进入我国医疗卫生行业,以原南京军区总医院、北京积水潭医院等开发应用的医院信息系统为代表;第二阶段起于 2003 年"非典"期间,我国极力建立重大疾病预防控制体系,健全突发公共卫生事件应急处理机制、医疗救治体系和卫生执法监督体系;第三阶段在全国开展深化医改活动时期,随着我国医疗卫生信息化全面快速发展,各地积极探索建立基于健康档案的区域医疗卫生信息平台,努力实现区域内医疗卫生机构互联互通信息共享,这一阶段主要以数据的二次开发使用和区域卫生信息化为导向。

2. 卫生信息资源地区评价

2021 年 7 月,第 16 届中国卫生信息技术/健康医疗大数据应用交流大会上发布了全国卫生健康信息化发展指数(2021)城市结果。该评价体系将信息化治理水平、信息化建设水平和信息化利用水平三个维度作为一级评价指标,体现了卫生健康信息化建、管、用三个层面的情况。该指数覆盖了全国157个卫生健康领域数据采集情况较好的城市(36个直辖市、副省级城市及省会城市和其他121个地级行政区)。总体分析,36个直辖市、副省级城市及省会城市卫生健康信息化发展指数平均值为78.42,整体发展水平较高;121个地市级城市卫生健康信息化发展指数平均值为73.37。在此次卫生健康信息化发展指数城市结果中,直辖市、副省级城市及省会城市总指数排前10的依次是广州、深圳、北京、杭州、上海、宁波、南京、武汉、济南、银川。地市级城市卫生健康信息化发展总指数排前30的依次是中山、苏州、佛山、无锡、珠海、惠州、江门、秦皇岛、清远、中卫、扬州、遵义、安顺、蚌埠、东莞、十堰、襄阳、湛江、汉中、龙岩、茂名、大同、阳江、长治、荆门、芜湖、汕尾、洛阳、三门峡、肇庆。全国卫生健康信息化发展指数作为我国卫生健康信息化领域首个综合评价指数,以推动我国城市卫生健康信息化高质量发展为基本出发点,通过系统化、标准化、立体化评估卫生健康信息化发展,努力打造卫生健康信息化发展"风向标"与"晴雨表",持续推进地方卫生健康信息化建设,加快卫生健康领域的数字化转型和现代化进程。

3. 卫生技术人员配置情况

根据国家卫健委统计信息中心调查资料显示,98%的医院设立了信息中心(处、科),配备了相应技术人员。从学历层次分析,本科及以上受教育程度比例超过75%,仍有近四分之一的信息技术人员学历在本科以下,学历层次有待提高;在岗信息技术人员专业能力不足,具有计算机、统计或医学背景的复合型人才比例较低,尚不能满足医院信息化发展的要求。2016年我国公立医院信息化人员配备现状调查结果显示:三级公立医院均数为13.73人,二级公立医院均数为4.02人;三级公立医院信息化人员本科以上学历占79.92%,二级公立医院信息化人员本科以上学历占45.18%。调查资料显示81.2%的医院自报信息化人员数量不能满足工作需求,我国医院信息技术人员尚显不足。

4. 卫生信息化领域投入现状

医院信息化产业调查数据显示,我国医疗信息化产业呈现高速增长,2010—2019年医疗信息化行业市场规模年增长率一直在10%以上。2016年我国HIS系统市场规模约24亿元,2022年达到43亿元,复合年均增长率(compound annual growth rate,CAGR)为10.2%;2022年我国医疗信息化行业市场规模221.5亿元人民币,2023年中国医疗信息化市场规模将达241.59亿元人民币。以上调查结论显示,我国医疗信息化产业市场规模及复合年均增长率不断发展,侧面说明了我国医院信息化领域的投入持续增长。

5. 卫生信息化新技术使用现状

2018年4月,国务院办公厅印发《关于促进"互联网+医疗健康"发展的意见》,该国家战略在发生公共卫生事件时发挥了重大作用。

2020年上半年,由医院主导的互联网医院有166所,占当期全国挂牌互联网医院的80%。国家卫生健康委统计信息中心统计数据显示,医院新兴信息技术的使用率分别为:移动互联网为24.2%、物联网为7.7%、大数据为6.2%、云计算为3.8%、人工智能为1.2%,尚处于较低的应用水平。统计显示目前国内医院信息化采用云服务比例仅为 33%，主要用于电子病历、CIS、PACS 数据备份、OA 等非核心系统，医院数据中心采用云服务仅为 5.4%。新兴技术中除发展较为成熟的移动互联网技术使用率基本达到四分之一之外，其他技术的使用均未超过 10%。且新兴信息化技术的使用仅停留在一些基础信息建设中，未进入医院信息化建设的核心领域，对许多新兴技术的使用，医院管理者仍处于观望态度，新兴技术与医院信息化建设的深度融合机制仍需进一步探索。

"十三五"期间通过多方共同努力，"互联网＋医疗健康"发展的政策效应日益显现。目前全国已有 900 家互联网医院，远程医疗协作网覆盖所有地级市 2.4 万余家医疗机构，5500 多家二级以上医院可以提供线上服务。浙江省通过电子健康卡和电子社保卡融合成"一卡通"，将病人到医院就诊环节从 8 个减至 3 个，交费排队从过去至少两次到现在不需要排队缴费。

6. 医院信息化基础

调查显示，全国三级公立医院电子病历评审的平均级别首次超过 3 级，较 2018 年的 2.7 级提升了 11.11%，反映出三级医院基本实现了院内部门间数据交换与共享。但从全国医院整体来看，"信息孤岛"问题仍存在，且不同级别医院信息化水平差距较大。《2019—2020 年度中国医院信息化状况调查》显示，仅 8.7% 的三级医院各类信息化业务应用数量小于 50 个，二级医院却达 29.3%，说明三级医院信息化水平更高。而在医院信息系统建设优先级上，86.14% 受访医院将"电子病历集成"排在第一，其次是医疗质量监管（74.53%）、临床辅助决策（66.47%），一定程度上体现了医院在国家政策下需完善的信息系统。

7. 信息化建设与配置标准

《全国医院信息化建设标准与规范》等文件的出台，明确了医院信息化建设的内容和要求。但医院信息系统的数据采集、数据格式等方面仍缺乏统一标准，且各医院业务流程与管理方式可能不一致，随着医院信息系统的不断叠加，不同厂商的系统间难以兼容、数据库之间难以整合等问题突出，影响医院全局管理，不利于各医院间的信息传递。

二、卫生信息化发展路径思考

（一）加大医院信息化建设多源投入，统筹安排基础建设

医院信息化过程中资金投入较大，现阶段医院自筹资金投入比例明显不足，社会资助等其他资金投入的途径和制度还不明晰，必然在一定程度上阻碍信息化发展的步伐，因此政府仍需加大投入。根据《全国医院信息化建设标准与规范》，不同级别医院具有不同的基础设施建设标准，因此在增加医院信息化多元化投入的同时，还需考虑政府资金投放的统筹安排。根据各区域特点、区域内医院自身经营特点、医院级别等统筹安排经费投入比例及投入领域，使经费的使用做到有的放矢、查漏补缺、补短扬长，高效提升整体医院信息化的基础建设水平。

（二）加快规范化、标准化建设进程，健全信息安全防护监管体系

"十四五"期间，推进医疗卫生机构建立健全医疗卫生信息交流和信息安全制度是我国医院信息化建设的重要步骤。医院信息化建设中，数据安全环节涉及医院信息化的各个领域。这些数据和信息从微观层面而言涉及个人的隐私保护，从宏观层面而言是国家战略资源，将影响到国家生物安全乃至国家安全。要把信息安全和数据安全作为关键问题，加快建设卫生信息安全防护的安全体系和监管体系。现有研究表明区块链技术是一种共享数据库，存储于其中的数据具有防篡改、全留痕、可追溯、集体维护等特征。因此，医院信息化建设在重点制定医院健康数据采集、存储、分析和应用的技术标准同时，也要同步推进和健全信息安全防护标准及规范的建立，"两条腿走路"才能保证信息化安全高效稳步发展。

（三）加速卫生信息化岗位人力资源配置落实，促进人才队伍建设

卫生信息化技术人才，作为跨学科专业人才，在我国现阶段并没有相关专业进行培养。因此，首先要加紧落实医院信息人员配置，明确人员岗位职责、绩效考核方案、职称评定方案及薪酬体系等一系列政策，确保人员基本待遇，保证人才队伍不流失。其次，要提供医院信息技术人员专业技术培训，助力其职业成长，提升其自我价值感，促进人才队伍可持续发展。最后，大力引进复合型人才，建立交叉学科人才引进等相关制度，从基础上提升医院信息化专业人才的整体质量。

（四）加强医企、政企与校企双层次科研协作，推进新兴技术合理高效使用

从大数据、云计算、人工智能、区块链等新兴技术自身的方法特征而言，是完全适用于现阶段医院信息化发展中数据数量庞大、数据结构复杂、数据产生和更新速度较快、数据可溯源及安全性以及医疗诊断辅助等一系列特点和需求。新兴技术使用率的提升主要是要打破新兴技术专业化研发的科技壁垒。一方面需要建立医企、政企间的产研紧密合作，根据医院信息化需求，提升信息化技术进程，将医院的规模扩张化经营转变到质量效益性经营。另一方面，加强校企学研合作，企业提供实施技术团队，为学校提供科研学术理论基础，共同提升新兴技术在医院信息化发展中的使用率，开发医疗卫生服务的新模式、新业态。

（五）强化以病人为中心的服务理念，改善患者就医体验

我国出台了一系列关于医院信息化规范标准，智慧医院建设、"互联网＋医疗健康"的法规政策，其中一个重要的目的就是再造医疗服务流程，形成新的医疗服务模式，缩短挂号、就医时间等，提升患者就医体验。然而，国家制定政策后需要医院层面进行执行落实。医院的落实则需要医院管理层一方面从思想上对医院信息化建设引起重视，在医院内部的资金投入、人员待遇等各项政策上给予倾斜和支持；另一方面，在医院制订各项智慧医院建设及医院信息平台建设的内部规划时，需把政策制定的核心从以患者为中心转变为以居民健康为中心，完善医院线上线下医疗服务各项流程，从本质上提升患者的就医体验，保障居民健康。

参考文献

[1] 程焕文,潘燕桃.信息资源共享[M].北京:高等教育出版社,2016.

[2] 胡昌平.信息资源管理原理[M].武汉:武汉大学出版社,2008.

[3] 胡西厚.卫生信息管理[M].北京:人民卫生出版社,2013.

[4] 罗爱静.卫生信息管理学[M].北京:人民卫生出版社,2012.

[5] 马费成.信息资源管理[M].武汉:武汉大学出版社,2002.

[6] 孟群.卫生信息资源规划[M].北京:人民卫生出版社,2014.

[7] 牛少彰.信息安全导论[M].北京:国防工业出版社,2010.

[8] 肖珑.数字信息资源检索与利用[M].北京:北京大学出版社,2013

[9] 岳高峰,赵祖明,邢立强.标准体系理论与实务[M].北京:中国计量出版社,2011.

[10] 章新友.医药信息资源管理[M].北京:电子工业出版社,2014.

[11] 赵霞,李小华."十四五"期间医院信息化建设发展的若干思考[J].中国医院,2021(1):64-66.

[12] 周鸿铎.信息资源开发利用策略[M].北京:中国发展出版社,2000.

（段增杰、高磊、陈立富）

第十章
中医药资源配置

【本章提要】通过本章学习,熟悉中医、中药、中医药和中医药资源、中医药文化、中医药文化资源的基本概念,熟悉中医药发展过程、中医药资源的内涵、主要类别和配置现状;了解民族医药的概念和分类,了解我国古代中医防治瘟疫的理论、方法和思想、中医防治疫病思想及中医药瘟疫防治体系的构建,了解中医药资源配置优化方案;能够对卫生领域中的中医药资源配置问题进行研究分析。

中医药是中华民族的传统医药,拥有几千年的悠久历史。新中国成立后,随着党中央和政府的高度重视及政策扶持,中医药得到了较好的发展,但随之而来的中医药资源配置问题也日益突出。由于人口增长以及人们对健康需求的提升,如何让有限的中医药资源更好地服务于人民群众日益增长的健康需求,成为社会关注的焦点。本章主要从中医医疗卫生机构、中医药人员、中医医疗卫生机构床位数等角度阐述资源的配置。

第一节　中医药资源配置概述

一、中医

(一)中医的概念

"中医"一词最早出现在两千多年前东汉班固的《汉书》,其中记载:"有病不治,常得中医。"唐代《备急千金要方》提到:"上医听声,中医察色,下医诊脉。"可见,古代的中医其实是指普通医生,或者说是水平中等的医生,即是个"人"的概念。到了近代,西医传入我国,此时的中医是相对西医而言,即这里的"中"是一个地域概念,指中国的传统医学,所以中医也称"国医"。现在普遍认为中医是包括蒙医、藏医、回医、壮医等我国少数民族医学在内的中华民族传统医学。

（二）中医学的概念

中医学是发祥于我国古代研究人体生命、健康和疾病的科学，是以自然科学知识为主体，与人文社会科学知识相交融的知识体系。中医学属于自然科学范畴，具有社会科学特性，也受我国古代哲学的深刻影响，是多学科交互渗透的产物。

（三）中医学的形成与发展

中医学的形成，源于人类的生产和生活实践。中医产生于原始社会，由于部落间的战争而促进中医的产生和发展。上古时期，就有神农尝百草、伏羲画八卦和制九针、燧人钻木取火教人吃熟食的饮食卫生等传说。

春秋战国时期，在文化界诸家烽起，形成了百花齐放、百家争鸣的格局。儒家、道家、法家和阴阳家等各家理论的提出，为中医理论的形成创造了条件，此时阴阳五行学说已具雏形，中医学理论开始产生。

先秦两汉时期，《黄帝内经》的成书标志着中医理论体系的基本确立，构建了中医理论体系的基本框架；《难经》对《黄帝内经》进一步补充，使中医理论得到了完善和发展；东汉末年，张仲景的《伤寒杂病论》首先确立了辨证论治的体系，被后世称为"方书之祖"；而《神农本草经》的成书则建立了中药学的理论框架。这四本书被称作中医的"四大经典"，奠定了后世中医理论的基础，确立了中医学理论体系。

由于魏晋南北朝与隋唐时期战争相对较多，这一阶段，虽然中医的整体理论没有得到很大发展，但中医的外科逐渐形成和发展。此时中医在治疗外伤、骨伤、创伤和刀剑伤等方面取得了很大成就。这一时期也诞生了许多优秀的医学著作，如王叔和的《脉经》作为第一部中医脉学专著，推动了脉诊的普遍应用。皇甫谧的《针灸甲乙经》作为中医学第一部针灸学专著，系统阐述了经络穴位的定位与应用，促进了针灸在临床上的使用。巢元方的《诸病源候论》作为第一部中医学病因和病机症学专著，对后世中医学的基本诊断与治疗起到了系统化和规范化的推动作用。孙思邈的《备急千金要方》是中医学最早且涵盖知识范围最广的医学百科全书。

两宋时期，政府设置了校正医书局，发行了大量中医学著作，国家的重视使中医在这一时期得到飞速发展，甚至士绅官僚阶层也进入医学的学习和探索中，如苏轼、司马光、王安石和沈梦溪等都在中医上有较高的造诣。这一时期，中医学理论逐渐成熟，并在理念上逐渐出现分歧，各大学派提出了不同观点，中医学正式进入百家争鸣的阶段，如经方派与时方派的争鸣。至元朝，金元四大家的出现，使中医理论与实践得到飞速发展和丰富。

明清时期，中医的瘟疫理论得到了较大发展，温病学派和温补学派的出现标志着中医理论体系取得了突破性进展。具有代表性的是明清温病四大家，即叶天士的《温热论》、薛生白的《湿热病篇》、吴鞠通的《温病条辨》和王士雄的《温热经纬》，对后世预防瘟疫具有重要指导作用。

清末和民国时期，随着西方文化的影响，我国传统文化受到质疑。西医同样对中医造成了较大冲击,这一时期中医在夹缝中生存,中医通过积极弥补自身不足,学习和借鉴西医中的精华,使中西医走向融合和贯通,也促进了中医的科学化。

新中国成立后,国家十分重视对传统医学的传承和保护,为挽救濒临灭亡的中医,开办了多所中医药院校,让中医学从传统的师承教学走向院校科班教学,同时也让各门派的意见相互交融,使得中医迎来了新的发展。

二、中药

(一)中药的概念

中药是相对西药而言的,它是对我国传统药物的总称,指我国传统医学用于治疗、预防保健、康复的药物,可分为中药材、中药饮片和中成药等。中药的认识和使用是以中医理论为基础,具有独特的理论体系和应用形式,它充分反映了我国历史、文化、地理和自然资源等方面的特点。我国古代本草书籍中记载的中药有 3000 多种。

(二)中药学的概念

中药学即研究中药理论和应用的一门学科,研究内容主要包括中药的采集、炮制、配伍、用药禁忌、毒副作用、疗效与剂量关系、药理机理等,是中医的一门基础学科,也是祖国传统医学的一个重要组成部分。

(三)中药学的产生和发展

在原始时代,我们祖先在采集食物和狩猎时,不可避免地对某些动植物出现不良反应和中毒现象,甚至是死亡,因此开始认识一些动植物对人体的影响。古人通过对某些动植物的药效和毒性的认识,再经过无数次有意识的观察和试验,逐渐形成了最初的药物知识。

秦汉时期,《神农本草经》系统地总结了汉代以前的药学成就,分析了药物的四气五味,有毒无毒等不同之处,全书介绍了 365 种药物,并依次介绍药物的正名、性味、主治功能、生长环境,部分药物还有别名和产地等内容。它是我国现存最早的药学专著,对后世本草学的发展具有深远影响。

魏晋南北朝时期,陶弘景所著的《本草经集注》首创按药物的自然属性分类,记载了 730 种药物,并对药物的采收、鉴别、炮制、制剂及合药取量进行详细说明。

隋唐时期,出现了我国历史上第一部官修本草,《新修本草》记载了 844 种药物,书中增加了药物图谱,并附文字说明。这种图文对照的方法,开创了世界药学著作的先例,被称为世界上最早具有药物性质的书籍,对后世药物学的发展影响深远。

宋代,本草书籍的修订沿袭了唐代以来国家政府组织修订的习惯,先后组织修订了多部官修本草,其中具有代表性的《经史证类备急本草》,记载了 1500 多种药物,各种药物附列了大量药方相印证,医药紧密结合,具有很高的学术价值和实用价值。

至明代,李时珍的《本草纲目》集我国 16 世纪以前的药学成就,记载了 1892 种药物,附

图 1100 余幅,药方 11000 余个,并在各药之下都有正名、释名、集解、修治、气味、主治等详细内容。17 世纪末开始传播到海外,先后有多种译本,对世界自然科学的发展具有卓越贡献。

三、中医药

中医药是对中医和中药的统称。因此,在实际运用过程中,需要根据具体情况对中医药的内涵和外延进行界定。在《中华人民共和国中医药法》中,中医药被定义为"包括汉族和少数民族医药在内的我国各民族医药的统称,是反映中华民族对生命、健康和疾病的认识,具有悠久历史传统和独特理论及技术方法的医药学体系"。

中医药发源于古代中国,是中国各族人民在几千年来同疾病的斗争中形成和发展起来的。在古代,中医药有岐黄、青囊、杏林和悬壶等各种代称。在西医传入中国前,我国只有一种医药学,当然也就没有必要将其称为"中医药",所以我国古代没有一部冠以"中医药"的医学典籍。近代以后,随着西医和西药传入我国,为了便于区分,我国本土原有的医学体系就被称为"中医药",从此"中医药"就成了与"西医药"相对应的概念。

四、中医药资源

关于中医药资源的概念目前并没有统一的认识。从广义上说,中医药资源是指包括中医和中药在内的经济、文化、卫生等相关资源,主要可分为中医药卫生资源、经济资源、科技资源、文化资源和生态资源。而狭义的中医药资源主要指中医药卫生资源,是国家和社会投入中医药卫生服务领域中的人力、物力和财力的统称,主要包括中医医疗卫生机构数、床位数、卫生人员数、卫生经费数等,现在这一概念得到人们的普遍认同。本章讨论的中医药资源指狭义上的中医药资源。

五、民族医药

(一)民族医药的概念

我国是一个统一的多民族国家,在长期的历史发展过程中形成了 56 个民族。民族医药是指除汉族以外其他 55 个少数民族的医药,具有鲜明的民族性和地域性。具体而言,民族医药就是我国各少数民族在研究人体生理、病理以及预防、诊断、治疗疾病所使用的理论、信仰和经验为基础的知识、技能和实践,是我国少数民族在几千年来长期与疾病斗争的经验总结和智慧结晶,也是中华民族宝贵的财富。

(二)民族医药的分类

由于历史条件、文化背景和地理环境等因素的不同,我国民族医药的发展水平也是不平衡的,按目前的发展水平和阶段,将民族医药分为三个类别:

第一类民族医药建立了完整的医学理论体系,已经上升至学科水平,同时有大量的医药历史文献和著作,还拥有丰富的临床经验。如藏医、蒙医、维吾尔医、傣医,同时也被称为我国四大少数民族医药。国家为保护和发展民族医药,建立了西藏藏医药大学、内蒙古医科大学蒙医药学院、新疆医科大学维吾尔医学院、云南中医药大学民族医药学院、广西中医药大学壮医药学院和瑶医药学院、成都中医药大学民族医学院等院校,对于民族医药的继承和发展起到了重要作用。

第二类民族医药经过整理和发掘,医学体系得到基本恢复,有本民族的医药文献和专著,并拥有丰富的临床经验和技术,但未形成独立的医学理论体系,也尚未形成一门完整的学科,如壮、苗、彝、侗、土家、朝鲜、畲等民族的医学。

第三类民族医药中传统医药知识尚处于零散状态,只有一些零星的单方验方和医疗经验。这些民族没有自己本民族的文字,一些医疗经验和技术无法通过医学文献著作流传,更无法上升为医学理论体系,只能通过口口相传的方式在民间流传,如土族医药、锡伯族医药、普米族医药、裕固族医药等。

第二节　中医药文化

一、中医药文化概述

(一)中医药文化的概念

由于文化这一概念本身具有广泛性,所以从广义上讲,中医药文化就是中医药在几千年发展历史过程中形成的精神内容和物质内容的总和。从狭义上讲,中医药文化是和中医药有关的思维理念、风俗习惯、文学艺术、行为和生活方式等。

(二)中医药文化的内容

中医药文化博大精深,大致可分为三个方面:精神文化、行为文化和物质文化。

1. 精神文化

精神文化是指历代中医在行医过程中形成的医德医风。中医很早就提出"医乃仁术"的观点。如孙思邈在《大医精诚》中提出医者首先需要精,即精湛的医学技术,这是治病救人的基础;其次是诚,即医者需要高尚的医德修养,只有具备良好的行医道德才能更好地为患者服务。

2. 行为文化

行为文化即中医药的相关行为准则,是与中医药有关的活动规范和行为方式,就是中医药几千年来对人们日常行为和生活方式的影响所体现出来的有形文化,也包括与中医药有关的礼俗、民俗和习俗。如中医的养生文化,提倡防大于治,具体体现在行为上有饮食清淡,生活和睡眠规律,通过打坐、练气、打太极等方式来延年益寿。

3. 物质文化

物质文化是中医药经过某个物质实体所展示出来的文化，是中医药文化传承的一种重要方式，既包括中医药典籍、文献、文物、古迹，也包括与中医药有关的建筑、雕塑、碑刻、书法和字画等。通过将中医药文化有形地展示出来，使得中医药文化的价值和内容得到具体体现。如《黄帝内经》作为经典中医学巨著，对后世的医学和文化都产生了深远影响。

（三）中医药文化的地位与作用

中医药文化是中国传统优秀文化的重要组成部分，是祖国传统医学在几千年发展过程中形成的对疾病与健康认识的总结，凝结了中华民族智慧的结晶，是中华民族优秀文化的瑰宝，也是国家文化软实力的重要体现。传承和发展中医药文化，对祖国中医药事业的继承和发展具有重要作用，对促进中医药在健康事业的发展具有重要意义。

二、中医药文化资源概述

（一）文化资源的概念

文化资源是指凝结人类精神劳动的产物，是人们精神活动转换而来的精神财富，也是精神活动作用于自然对象而产生的结果。具体而言：第一，包括精神内容转化而来的文化资源，如抽象符号被赋予一定的意义从而转化为文化资源；第二，精神内容依附于物质载体而形成的历史人文资源，如名人故居等历史文化遗产；第三，精神活动作用于自然对象而形成的自然物质与人文相结合的文化资源。文化资源的形成和发展是一个复杂的过程，且大多数文化资源是不可再生的。因此，对文化资源的研究不仅有利于开发和利用其价值，也有利于对文化资源的传承和保护。

（二）中医药文化资源的概念

中医药文化资源是指我国在中医药发展的历史长河中，不断沉淀而逐渐形成的传统医药文化资源，具有明显的区域和民族特色，形成了丰富多彩的地域医学流派，如新安医学、岭南医学、孟河医学和燕京医学等。中医药文化资源还包括各民族医学，如藏医、蒙医、壮医、回医和瑶医等。由此可见，不同地区和民族的医药文化已成为该地区、该民族重要的文化标识。

（三）中医药文化资源的分类

中医药文化资源可分为中医药物质文化资源和中医药非物质文化资源两大类。中医药物质文化资源分为五个类别，包括中医药堂馆类、中医药古迹类、名医故居类、中医药档案文献类和中医药器具类。中医药非物质文化资源也可分为五个类别，包括中医药人物类、中医医疗技艺类、药物炮制技艺类、中医养生文化和中医药教育。为开发和保护中医药资源，又将中医药文化资源分为四个级别：保护级（濒临灭绝，急需保护）、传承级（濒临失传或有实用价值）、挖掘级（有学术研究价值）和利用级（有文化科普、资源转化价值）。

1. 中医药物质文化资源

中医药物质文化资源主要是指人们所创造的与中医药相关的物质实体文化资源,分为可移动物质文化资源(中医药古籍档案文献、可移动文物等)、不可移动物质文化资源(太医院与御药房、名医故居、药王庙、药师殿、医药店堂、名医医馆以及相关纪念建筑、纪念地等)。其中不可移动物质文化资源的分类还可参考第三次全国文物普查的分类方法(分为6大类59个小类,包括古遗址、古墓葬、古建筑、石窟寺和石刻、近现代重要史迹及代表性建筑等)。

(1)中医药堂馆类。中医馆是以中医为主营诊疗手段的中医机构。现阶段我国中医馆根据规模和功能可细分为4类,包括大型综合性中医馆、健康会所型中医馆、中型专科型中医馆和诊所药店型中医馆。我国著名的中医馆有同仁堂、胡庆余堂、德仁堂和九芝堂等。

(2)中医药古迹类。指古代留存下来的中医药文化遗迹,多指中医药建筑物古迹。主要可分为两类:一类是历史上名医出生和主要活动区域的遗迹,如云南腾冲药王宫、陕西铜川药王孙思邈故里;另一类是药都文化和药商老字号文化遗迹,如北京同仁堂老铺和天津达仁堂等。

(3)名医故居类。指古代名医的住所,也可泛指各地名医纪念馆,如博物院、药园和庙祠等。我国现存的名医故居数量多、分布广,知名度较高的有华佗故居、张仲景纪念馆、葛洪故居和钱乙故居等。其中,华佗故居保存较为完好,陈列着大量医史文献和文物展品。

(4)中医药档案文献类。中医药历史悠久,流传至今的中医药书籍达一万多种,如人们熟悉的《黄帝内经》《伤寒论》《本草经集注》《神农本草经》和《本草纲目》等,对中医药的传承和发展起到了至关重要的作用。

(5)中医药器具类。中医药器具是指中医药所应用的工具,主要包括诊断器具、治疗器具和中药器具等。大致可分为:①中医诊断器具,如脉枕;②中医治疗器具,如拔罐器、刮痧器、推拿器等;③中药炮制器具,如药碾、切药刀、锉和冲筒等;④其他如药斗、药架和煎药器等。当代人们在传统中医药器械的基础上,加入现代医学元素,形成了中药蒸疗机、电子灸治疗仪、穴位测试仪等一批现代中医药器具。

2. 中医药非物质文化资源

中医药非物质文化资源是指以中医药学家为核心所形成的文化资源,包括各级非物质文化遗产中的中医药项目、名医名药相关技艺、围绕名医的故事传说、口述史、流传民间的中医药相关民俗等。

(1)中医药人物类。中医药经过几千年发展,在历史上留下许多名医。如春秋战国时期的扁鹊、东汉时期的华佗和张仲景、魏晋时期的皇甫谧、唐代的孙思邈、宋代的钱乙、明代的李时珍、清代的叶桂等,这些名医不仅在中医药领域做出了重要贡献,同时在医德医风上也为后世医家树立了榜样,留下许多广为流传的感人故事,激励一代又一代中医人,是中医药文化的重要财富。

(2)中医医疗技术类。是指在中医理论指导下,中医医疗机构及其医务人员以诊断和治疗疾病为目的而采取的技术。中医常见的诊断技术有望、闻、问、切等，常见的治疗方法有针灸、拔罐、刮痧、中药汤剂、贴敷等。这些诊疗方法至今仍在沿用，是祖国传统医学的精华。

（3）中药炮制技艺类。中药炮制是根据药物的自身特性和实际用药需要，对药物进行加工和处理的过程，以达到提高药效，降低毒副作用，同时又方便中药存储的目的。常见的中药炮制技术有漂、洗、渍、炮、泡、煅、煨、炒等方法，通过这些方法保留有治疗作用的成分，去除无效和有害成分，最大程度利用中药的药用价值，达到治病救人的目的。

（4）中医养生。中医养生是以中医理论为指导，通过阴阳五行变化规律，运用各种方法达到预防疾病、促进健康、增强体质和延长寿命的医药活动。中医常见的养生方法有运用气功、膳食、药物、药浴、运动、环境、精神、睡眠、经络、调神等方法。具体而言，第一是要养德，这是养生的前提和基础，只有精神健康，身体才会健康；第二是运动，有规律的合理运动可以强身健体，提高免疫力；第三要合理膳食，睡眠规律，只有生活习惯好了，身体和精神才会有良好的状态。

（5）中医药教育。中医学是一门具有独特理论体系的实践医学，中医学的传承已有几千年历史，传承方式主要有师承教育和院校教育。传统的师承教育模式是千百年来流传下来的，具有成熟的经验，主要包括师徒授受和本家传承。新中国成立后，我国先后建立起25所中医药大学，多所医科大学和综合性大学也相继开设中医和中药等相关课程，中医教育开始从传统师承方式向现代院校教育模式转变，院校教育逐渐成为中医人才培养的主要模式，为祖国中医药的传承和发展起到了很大作用。

（四）中医药文化资源的内容

1. 中医药文化中的德育资源

中医药文化中的德育资源主要包括两个方面：①中医药文献中的德育资源。中医是一门医学与人文科学相结合的学科，历来重视对医者医德医风的培养，历史上保存下来的中医药古籍文献卷帙浩繁。如《备急千金要方》中提出的大医精诚，即医者应有精湛的医学技术和高尚的医德，书中对医者的行为和准则做了系统的阐述。②历代医家道德典范作用的德育资源。纵观历代名医大家，无一不是德才兼备，道德典范，他们不但具有精湛的医学技术，还具备良好的职业道德，流传下许多救死扶伤的感人事迹，这为当代医学生树立了学习榜样。

2. 中医药文化中的民俗资源

一直以来，我国民间就有在传统节日进行卫生活动的民俗，在这些民俗活动中人们采集药材，以达到强身健体和治病防病的目的。如每年端午，正值酷暑，烈日炎炎，蚊虫孳生，此时家家户户都会在门前挂上艾草，可以起到驱蚊虫，预防传染病，促进健康的作用。艾叶在现代中医临床的使用非常广泛，其药用价值也在临床实践中得到了充分证明。每年农历九月初九是我国的重阳节，在这天人们会头插茱萸登高，因为古人认为这样可以除灾避害。在现代，茱萸的药用价值得到论证，中医常用茱萸来杀虫消毒，驱寒祛风，中医在临床上也将茱黄用于治疗各种痛症,如治疗厥阴头疼、寒疝腹痛等。对于这些与中医药有关的民俗资源的开发和利用,有利于中医药的继承和发展,也有利于促进中医药文化资源的开发和利用。

3. 中医药文化中涉及的思维理念

中医药中涉及的思维理念,具有丰富的哲学思想,对当今社会和经济发展同样具有重要指导作用,如整体性思维、辩证思维、阴阳五行学说等。中医的整体性思维源于古人"天人合一"的思想,将人看成一个整体,认为人与自然界存在着密切的联系,二者相互作用,相互联系,密不可分,对于病因的探讨也充分考虑自然界的作用。汉代张仲景创立了望闻问切辨证论治,并通过每个人的具体症状采用不同疗法,这种具体问题具体分析的思想,对于当代医学和社会发展都具有重要的借鉴作用。中医的阴阳五行学说强调世间万物相生相克,相互制约,有利于解释复杂的病因病理,对现代基础医学的研究同样具有理论指导作用。

第三节 中医药资源配置现状

一、中医药资源配置总体现状

(一)数量

2015—2019 年,我国中医类医疗机构数、床位数、中医药人员数、诊疗人次和出院人数持续增加。至 2019 年末,我国中医类医疗机构 65809 个、床位 132.9 万张、中医药人员 76.7 万人、诊疗人次 11.6 亿人次、出院人数 3858.9 万人。对比 2018 年,中医类医疗机构新增 5071 个(增长 8.3%),床位增加 9.5 万张(增长 7.7%),中医药人员增加 5.2 万人(增长 7.2%)。2019 年中医类医疗机构提供的服务量(诊疗人次和出院人数)相比 2018 年均有所增长,诊疗人次增加 0.9 亿人次(增长 8.6%),出院人数增加 274.2 万人(增长 7.6%)(见表 10 - 1)。

表 10 - 1 2015—2019 年全国中医药卫生资源及服务量

年份	医疗机构/个	床位/万张	人员/万	诊疗人次/亿	出院人数/万
2015	46541	95.8	58.0	9.1	2691.4
2016	49527	103.4	61.3	9.6	2948.9
2017	54243	113.6	66.4	10.2	3290.3
2018	60738	123.4	71.5	10.7	3584.7
2019	65809	132.9	76.7	11.6	3858.9

资料来源:2016—2017 年《中国卫生和计划生育统计年鉴》和 2018—2020 年《中国卫生健康统计年鉴》。

（二）占比

与全国卫生资源相比,中医类资源占全国总卫生资源比例仍较低,其中中医类医疗机构占全国医疗机构总数的6.5%,中医类医疗机构床位数占全国医疗机构床位总数的15.1%,中医药人员数占全国医药人员总数的5.9%。中医提供的服务量占全国医疗机构提供的服务量也较低,中医类医疗机构诊疗人次仅占全国医疗机构诊疗人次的13.3%(见表10-2)。

表10-2 2019年全国中医药卫生资源和服务量及占全国比重

科目	中医类	全国总数	占比(%)
医疗机构/个	65809.0	1007545.0	6.5
床位/万张	132.9	880.7	15.1
人员/万	76.7	1292.8	5.9
诊疗人次/亿	11.6	87.2	13.3

注:中医类医疗机构包括中医医院、中医类门诊部、中医类诊所和中医类研究机构。

资料来源:《2020中国卫生健康统计年鉴》。

二、中医药资源各地区配置现状

2019年,我国中医类医疗机构数、床位数、人员数和诊疗人次在东部、西部、中部呈递减趋势。东部人口密集,经济发展水平相对中西部更高,在医疗机构数、床位数、人员数和诊疗人次上都高于中西部,尤其是诊疗人次上明显高于中西部(见表10-3)。

表10-3 2019年各地区中医药卫生资源量和服务量

地区	医疗机构/个	床位/张	人员/人	诊疗人次/万人	出院人数/万人
东部	26217	471901	336875	62954.3	1334.2
中部	15808	407592	201599	22831.8	1179.4
西部	23784	449259	228765	30603.8	1345.3

资料来源:2016—2017年《中国卫生和计划生育统计年鉴》和2018—2020年《中国卫生健康统计年鉴》。

三、中医药资源各类别配置现状

（一）中医类医疗机构

2015—2019年全国中医类医疗机构数持续上升,增加了19268个,年均增长率为

9.05%。2015—2019 年,全国中医类医疗机构数占全国医疗机构数的比例虽呈上升趋势,但占比相对较少,始终未超过 10%(见图 10-1)。

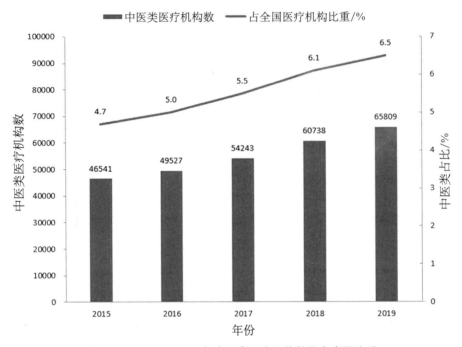

图 10-1 2015—2019 年中医类医疗机构数及占全国比重

资料来源:2016—2017 年《中国卫生和计划生育统计年鉴》和 2018—2020 年《中国卫生健康统计年鉴》。

(二)中医类医疗机构床位

2015—2019 年全国中医类医疗机构床位数持续稳定增长,增加了 37.1 万张,年均增长率为 8.53%。2015—2019 年,全国中医类医疗机构床位数占全国医疗机构床位总数的比例呈上升趋势,但占比较低(见图 10-2)。

(三)中医药人员

2015—2019 年全国中医药人员数持续上升,增加了 18.7 万人,年均增长率为 7.24%。2015—2019 年,全国中医药人员数占全国卫生人员总数的比例呈上升趋势,但占比较低(见图 10-3)。

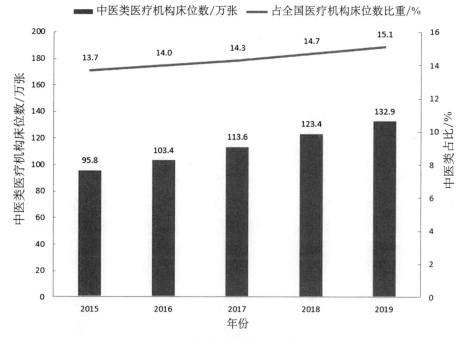

图 10 - 2 2015—2019 年中医类医疗机构床位数及占全国比重

资料来源:2016—2017 年《中国卫生和计划生育统计年鉴》和 2018—2020 年《中国卫生健康统计年鉴》。

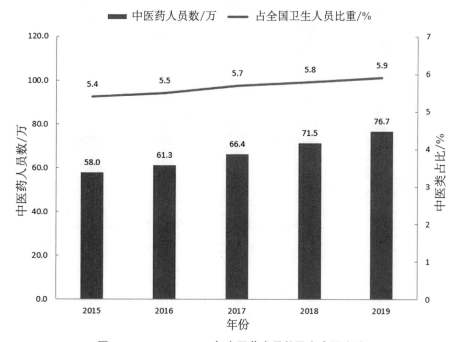

图 10 - 3 2015—2019 年中医药人员数及占全国比重

注:中医药人员数包括中医类执业医师、中医类执业助理医师、见习中医师和中药师(士)。

资料来源:2016—2017 年《中国卫生和计划生育统计年鉴》和 2018—2020 年《中国卫生健康统计年鉴》。

(四)中医类医疗机构医疗服务量

诊疗人次是指医疗卫生机构进行治疗的总人次数的统称,一般包括病人到医疗机构就诊的门诊、急诊人次和医务人员外出诊疗的人次数,其中医务人员外出诊疗人次数主要包括赴家庭病床,到工厂、农村、工地、会议、集会活动的诊疗人次,是衡量医疗服务工作效能的重要指标。通过对 2015—2019 年中医类医疗机构诊疗人次分析,可进一步了解我国中医药资源配置的产出情况和服务能力,对了解目前中医药资源配置情况具有重要的借鉴和指导意义。

2015—2019 年全国中医类医疗机构诊疗人次持续增加,五年间增加了 2.55 亿人次,说明随着中医类医疗机构和床位及中医药人员的增加,中医类医疗机构的服务能力和产出能力也随之提高,总体呈上升趋势,但占比较低。到 2019 年,全国中医类医疗机构诊疗人次仅占同年全国卫生机构总诊疗人次的 13.3%(见图 10 - 4)。

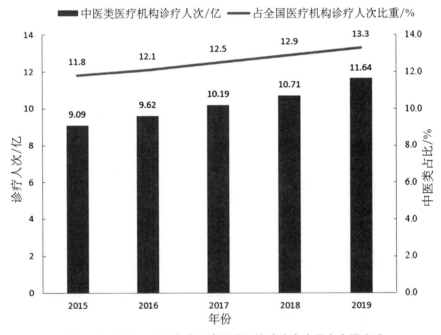

图10 - 4 **2015—2019 年中医类医疗机构诊疗人次及占全国比重**

资料来源:2016—2017 年《中国卫生和计划生育统计年鉴》和 2018—2020 年《中国卫生健康统计年鉴》。

(五)中医药教育

1. 院校数量

2019 年,全国高等中医药院校为 44 所,比 2018 年增加 1 所;设置中医药专业的高等西医药院校为 133 所,比 2018 年增加 10 所;设置中医药专业的高等非医药院校为 227 所,比 2018 年增加 48 所。

2. 招生规模

2019 年,全国高等中医药院校毕业生数 200786 人、招生数 248758 人、在校学生数 776822 人、预计毕业生数 216238 人。与 2018 年相比分别增加 9105 人、24658 人、47641 人、16128 人,增幅分别为 4.8%、11.0%、6.5%、8.1%(见表 10 - 4)。

表 10 - 4 2018 年与 2019 年全国中医药院校学生规模 单位:人

年份	毕业生数	招生数	在校生数	预计毕业生数
2018	191681	224100	729181	200110
2019	200786	248758	776822	216238

资料来源:2019—2020 年《全国中医药统计摘篇》。

3. 教师资源

2019 年,全国高等中医药院校教职工总数达 51570 人,其中专任教师 31151 人,比 2018 年增加 1442 人,增幅为 4.9%。专任教师中高学历者所占比例增加明显,2019 年专任教师中博士学位、硕士学位人数分别较 2018 年增加 12.4%、5.3%;本科、专科及以下学历人数分别减少 0.9%、34.4%(见图 10 - 5)。

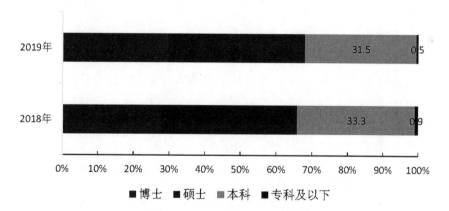

图 10 - 5 2018 年和 2019 年全国高等中医药院校专任教师学历构成

资料来源:2019—2020 年《全国中医药统计摘编》。

4. 研究生导师数量

2019 年,全国高等中医药院校研究生导师共计 16776 人。其中博士研究生导师 941 人,硕士研究生导师 13968 人,博士、硕士研究生导师 1867 人,比 2018 年分别减少 28 人、增加 1068 人、增加 251 人,增幅分别为 -2.9%、8.3%、15.5%。

第四节 中医药资源的发展与应用

近年来,"非典"、禽流感等突发性、急性传染性疾病的出现,严重威胁着人类健康。中医药防治疫病具有悠久历史,中医瘟疫理论的产生、发展与防治瘟疫的实践,在历代瘟疫防治中发挥了重要作用,中医药的安全性和有效性得到普遍认可。

一、古代中医药对瘟疫的防治

(一)古代瘟疫的概念

我国历代文献一直有关于瘟疫的记载。瘟,《辞源》解释为:"疫病,人或牲畜家禽所生的急性传染病。"疫,在古代既包括传染病,也包括非传染病,隋朝巢元方所著的《诸病源候论》第一次明确提出"疫"是具有传染性的疾病,此后疫的非传染性含义逐渐弱化,演变为专指具有传染性的疾病。历代将传染病归于疫病、瘟疫范畴,古代文献中,属于瘟疫范畴的内容丰富,既包括"瘟""疫"等疾病,也包括"温病""时病""热病""伤寒"等具有流行性和传染性的疾病。

(二)中医瘟疫理论

中医瘟疫理论主要包括张仲景的"六经辨证"、吴有性的"表里九传辨证"、叶天士的"卫气营血辨证"和吴鞠通的"三焦辨证"等理论。这些辨证方法在中医药防治瘟疫过程中发挥着重要作用,其共同特点是以一类性质相同的疾病为基础,分析此类疾病整体的发展过程,提炼出能够代表这个过程的几个层次,并抓住外感热病的分期特征及总体特点,在中医病因病机理论的指导下,将各个层次的特征串联起来,升华形成指导临床的辨证方法。

(三)中医药瘟疫防治思想

1. 未病先防

未病先防是指在未发生疾病之前,采取各种有效措施,做好预防工作,以防止疾病发生,这是中医预防疾病的重要指导思想。这种"治未病"的思想最早源自《黄帝内经》中记载:"未病先防,既病防变,瘥后防复",体现了古代中医预防的思想与理念。中医遵循"治未病"的理念,提出了饮食有节、起居有常、运动有度、情志有和的养生方法,对于疾病的预防具有重要的作用。

2. 既病防变

既病防变是指在疾病发生以后,应早诊断、早治疗,以防疾病恶化。疾病发生后,随着时间推移,疾病可能会出现由浅入深,由轻到重,由简单到复杂的转变,如能在疾病发生的初期诊治,此时病情相对简单,可以取得更好的疗效,防止疾病恶化。中医书籍《医学源流论》记载:"病之始生浅,则易治;久而深入,则难治。"这说明诊治越早,疗效越好,如不及时诊治,疾病就有可能步步深入,使病情愈加复杂、严重,治疗也就越困难。

3. 愈后防复

愈后防复是指在疾病治愈后应注意防止疾病的复发。明代著名传染病学家吴有性在《温疫论》中提出,疾病过后虽然症状消失,但是元气仍未完全恢复,此时应当注意休息,减少沐浴,因为这可能导致寒气入体,进而导致疾病复发,这正蕴含着古人愈后防复的思想。《肘后备急方》提出病愈后应注意饮食,不要暴饮暴食,应饮食清淡,说明愈后饮食对于防止疾病复发的重要性。古代医学典籍从心理、生活、饮食起居等各方面都提出了愈后防止疾病复发的措施,这无不体现着古人对愈后防复的重视。

二、现代中医药对瘟疫的防治

现今,中医药在防治突发公共卫生事件中的急性传染病同样取得了显著成效。如1956—1958年,石家庄、北京、广州等地先后发生流行性乙型脑炎,中医按照暑温兼湿的辨证用药方式,有效控制了疫情。1958年以后,中医药在防治流行性感冒、麻疹、流行性出血热、登革热和"非典"等重要病毒性传染病中,均取得显著的疗效。

三、中医瘟疫防治体系的构建

(一)古代瘟疫学理论的传承与研究

传承瘟疫学理论,就是要系统地收集、整理、分析和归纳传统瘟疫理论,继承与发展古代中医在瘟疫防治方面的学术思想和临床经验。我国古代医家在瘟疫防治中积累了丰富的临床经验,基本形成一套丰富而独特的疫病防治理论,同时涌现出许多与瘟疫有关的医学典籍,如《温热论》《温病条辨》和《瘟疫论》等,对古代医学著作防疫理论和思想进行整理分析,总结归纳出古代疫病理论的核心,形成一套系统化的疫病防治新体系,对现代中医防治疫病具有重要的指导和借鉴作用。

(二)传统中医有效方法和方药的挖掘、整理与研究

对传统方法和方药的研究,应当取其精华,去其糟粕,在继承的基础上进一步发展,并结合当代实际情况进行运用,最大程度发挥传统方法和方药的作用。

1. 方法

当前的疫病防治更多是集中于药物运用,在一定程度上忽视了传统防治方法的使用。而在古代,疫病防治方法的作用非常重要,且内容形式丰富多样。如我们通过对中国瘟疫史上具有代表性的晋唐和明清瘟疫预防方法的整理研究,发现古代对疫病预防涉及环境净化、养生摄身、接种预防和情志调节等方面,并结合时令、季节、发病环境、个体体质等因素,通过悬挂、佩戴、烧熏、涂抹、塞鼻等多种方法,取得了很好的预防效果,值得深入研究。

2. 方药

历代医家在防治瘟疫中积累了极其丰富的用药经验,其中有不少具有特色且疗效显著的瘟疫治疗方药,如晋唐时期用于佩戴辟疫的单味药物桑根和女青,明清的降香、沉香等香料,还有《神农本草经》的雄黄、《千金要方》的老君神明白散、《景岳全书》的紫金锭等。对这类方药进行系统整理和发掘,有利于当代瘟疫的防治。

(三)中药的临床评价与应用研究

1. 药物的有效性评价

古代中医方药距今时间久远,加上环境变迁和人体体质变化,对药物的有效性影响不同,运用现代医学技术和手段对古代方药的有效性重新进行评价,可以最大程度地发挥古代方药的作用。

2. 药物的安全性评价

一是对已应用的方药,包括古方和现代名医验方,进行严格的安全性评价,以便推广;二是对当前临床使用的方药,特别是古代文献记载的一些现代认为具有一定毒性的防治药物,如附子、乌头、朱砂、硫磺、雄黄等,应进行药理研究和安全性评价,明确其安全性;三是对防治方药的适用人群范围和剂量进行安全性评估,不同人群的防治方药是否应不同,药物剂量是否应随年龄、体质的不同而不同。这些都要进行研究,才可更好地发挥中医药防治突发急性传染病的作用。

第五节　中医药资源优化配置

一、中医药资源优化配置的意义

随着医疗卫生体制改革不断深入,投入更经济、更少的有限资源以获取最大效益的最优产出是现阶段所寻求的合理配置卫生资源的手段。国务院 2017 年发布的《关于"十三五"深化医药卫生体制改革规划的通知》中要求"健全完善医疗卫生服务体系,优化医疗卫生资源布局,明确各省、各级、各类医疗卫生机构功能定位,加强协作,推动功能整合和资源共享",这也给我国中医药资源的优化配置带来了新的契机。中医药资源配置的优化有利于提高中医药资源配置的公平性,提升现有的中医药资源配置效率,发挥中医药特色优势,为进一步优化中医医院卫生资源配置提供参考意见。

二、中医药资源优化配置的原因与方式

(一)中医药资源优化配置的原因

卫生资源配置是指政府或市场如何使卫生资源公平且有效率地在不同领域、地区、部

门、项目、人群中分配,从而实现卫生资源社会和经济效益最大化。一个国家或地区拥有的卫生资源总量是有限的,社会可以提供的卫生资源与实际需求总是存在一定差距,研究中医药资源配置就是为了最大限度地提高中医药资源配置的公平与效率。

"稀缺性"是中医药资源的一个基本特征,社会可以提供的中医医疗服务与人群的实际需求量也总是存在一定差距。中医药资源的合理配置是提供良好卫生保健服务的基础和先决条件。研究中医药资源的合理配置,尽可能提高中医药资源配置的公平与效率是中医药资源配置研究的一项基本任务。

(二)中医药资源优化配置的方式

中医药资源配置主要有三种方式:计划配置方式、市场配置方式,以及计划和市场调节相结合方式。

1. 计划配置方式

又称宏观配置,是以政府的指令性安排和行政手段为主的资源配置方式。主要体现为政府统一分配中医药资源,统一安排中医药卫生机构、发展速度和规模等。计划配置方式主要通过行政、经济和法律手段,从全局和整体利益出发来规划中医药事业发展规模和速度,能较好地体现中医药事业的整体性和公平性,避免因地理、经济环境等差异造成中医药资源配置不均衡,是中医药资源配置的重要手段。

2. 市场配置方式

市场配置方式,是通过竞争、价格、供求等市场机制来实现中医药资源在不同领域和层次的分配。市场配置方式能够较好地体现效率原则,把有限的中医药资源配置到效率高的领域和地区。然而卫生事业的性质和特点决定市场机制不可能对中医药资源配置起基础性作用,市场机制不能解决中医药资源配置的公平性问题。

3. 计划和市场调节相结合方式

计划和市场调节相结合方式,指在政府宏观调控下,充分发挥计划调节的主导作用,辅以市场调节的资源配置方式。计划调节和市场调节各有其优缺点,卫生事业发展和卫生资源配置实践表明,单一的计划调节或市场调节都不利于中医药资源的最有效配置,必须将两者结合起来,发挥各自长处,才能实现中医药资源优化配置和促进中医药事业不断发展。

三、中医药资源优化配置内容

(一)政府引导和市场驱动相结合

国务院《关于印发中医药发展战略规划纲要》中提出"促进我国中医药事业健康发展要坚持改革完善中医药发展体制机制,发挥政府在制定规划、出台政策、引导投入、规范市场等方面的作用"的基本原则。通过政府引导,打破配置失衡,优化配置工作向薄弱环节倾斜,发挥政府在中医药资源配置中的主导作用。同时应遵循市场规律、依据市场竞争、通过市场调节发挥中医药潜力,促进中医药资源合理流动,提高其利用率。

(二)完善覆盖城乡的中医医疗服务网络

建成以中医医院为主体、综合医院等其他类别医院中医科室为骨干、基层医疗卫生机构为基础、中医门诊部和诊所为补充、覆盖城乡的中医医疗服务网络。县级以上人民政府要在区域卫生规划中合理配置中医医疗资源,原则上在每个地市级区域、县级区域设置1个市办中医类医院、1个县办中医类医院,在综合医院、妇幼保健机构等非中医类医疗机构设置中医科室,在乡镇卫生院和社区卫生服务中心建立中医馆、国医堂等中医综合服务区,加强中医药设备配置和中医药人员配备。

(三)建立中医医联体,推进分级诊疗制度

建立分级诊疗制度是合理配置医疗资源,促进基本医疗卫生服务均等化的重要举措。医联体是建立分级诊疗制度的重要抓手,通过建设多种形式的医联体,可将现在相对固定的格局纵横上下联通起来,形成一个合理布局,从而解决"看病难"的问题。各级卫生健康行政部门应加强统筹规划,加快推进多模式中医医联体建设,从而推动分级诊疗制度的落实,整合优质中医药资源结构和布局,促进中医药卫生工作重心下移和资源下沉,实现优质中医药卫生资源上下贯通、公平共享。

(四)中医药人才队伍建设

作为中医药传承与创新的重要资源,中医药人才的数量、质量和分布与中医药事业整体水平的高低密切相关。因此,要继承好、发展好、利用好中医药,加强中医药人才队伍建设。为此,应加大对中医药教育事业的投入力度,营造有利于人才成长的宽松政策环境,从而增加中医药人才数量,提高人才质量;加快实施中医药传承与创新的人才工程,进一步推进中医药高层次人才培养;建立健全与中医药人才特点相适应的评价激励机制,积极引导过剩及优质中医药人力资源向经济欠发达地区流动,缩小各地区中医药人力资源配置差距,解决"看病贵、看病难"和"大城市病"等一系列社会问题,满足人民群众健康需求,提升人民幸福感。

参考文献

[1] 曹洪欣.应对突发传染病,中医药当有作为[N].中国中医药报,2013-08-14(003).

[2] 窦维华,陈燕,杨飘,等.浅谈中医学的师承教育和院校教育[J].世界最新医学信息文摘,2019,19(99):389-390.

[3] 国家卫生和计划生育委员会.2015中国卫生和计划生育统计年鉴[M].北京:中国协和医科大学出版社,2015.

[4] 国家卫生和计划生育委员会.2016中国卫生和计划生育统计年鉴[M].北京:中国协和医科大学出版社,2016.

[5] 国家卫生和计划生育委员会.2017中国卫生和计划生育统计年鉴[M].北京:中国协和医科

大学出版社,2017.

[6] 国家卫生健康委员会. 2018 中国卫生健康统计年鉴[M].北京:中国协和医科大学出版社,2018.

[7] 国家卫生健康委员会. 2019 中国卫生健康统计年鉴[M].北京:中国协和医科大学出版社,2019.

[8] 国家中医药管理局. 中医医院中医药文化建设指南[R]. 2009.

[9] 曲金桥,郑一,倪菲,等.论中医药防治新型冠状病毒感染肺炎优势与特色[J].辽宁中医药大学学报,2020,22(8):102 - 105.

[10] 王婕琼,刘兰林,李泽庚,等.古代中医药有关疫病的预防措施[J].中国中医药信息杂志,2011,18(1):4 - 6.

[11] 薛培,李泽,李启东.浅议中医药文化资源[J].中医药管理杂志,2017,25(13):1 - 2.

[12] 赵士博,姜皓,张艺馨,等.新冠肺炎中医药诊治预防及地区治疗特色研究进展[J].中国医院药学杂志,2020,40(17):1896 - 1901.

（林谋贵、熊林平）

第十一章
公共卫生资源配置

【本章提要】本章主要介绍公共卫生资源、公共卫生资源配置、突发公共卫生事件预防和控制以及国外公共卫生资源配置的模式。通过本章学习,熟悉公共卫生资源配置的相关概念和基本理论;掌握建立公共卫生体系的必要性;了解国外公共卫生资源配置的概况。

　　公共卫生资源是卫生资源中不可缺少的一部分,也是医疗卫生体制中的重要部分,其既有卫生资源的共性又有公共卫生的特性。公共卫生资源配置是对公共卫生服务涉及的人力、财力、物力等资源进行安排、使用和管理,是整个医疗卫生体系中极为重要的组成部分。近年来,国家践行"健康中国 2030"纲要,加大公共卫生资源的投入,提高公共卫生资源的配置效率,实施完善国家基本公共卫生服务项目和重大公共卫生服务项目,使城乡居民享有均等化的基本公共卫生服务,公共卫生资源的配置也成为国家关注的重点内容。

第一节　公共卫生资源配置概述

一、公共卫生

　　国际上关于公共卫生(public health)的定义有很多,不同发展阶段的国家根据不同国情对其定义的内容各有不同。国际上公认的是 1920 年世界卫生组织采纳的由查尔斯—爱德华·阿莫里·温斯络(Charles-Edward Amory Winslow)提出的定义:公共卫生是防治疾病、延长寿命、改善身体健康及功能的科学和实践。公共卫生通过有组织的社区行动,改善环境卫生条件,控制传染病的流行,教育每个人养成良好的卫生习惯,组织医护力量对疾病进行早期诊断和预防性治疗,健全社会体系以保障社区中的每一个成员都享有能够维持身体健康的足够生活水准。

　　公共卫生的具体内容包括对重大疾病尤其是传染病的预防、监控和治疗,对食品、药品和公共环境卫生的监督管制,以及相关的卫生宣传、健康教育和免疫接种等。

二、公共卫生资源

(一)公共卫生资源的概念

公共卫生资源是特殊的卫生资源,是服务于人类健康事业的重要资源。与一般卫生资源相比,公共卫生资源更为稀缺,因此公共卫生资源的正常运行更需要依靠政府的配置与监管。

(二)公共卫生资源的性质

与一般的公共消费品不同,大部分公共卫生资源具有公共产品和准公共产品的性质。公共产品有较高的社会效益和经济效益,具有非竞争性和非排他性,如空气污染的治理、水资源的治理等。准公共产品并不完全具备非竞争性和非排他性,但是存在正的外部效应,如计划免疫接种和卫生基础设施等。

三、公共卫生资源配置

(一)公共卫生资源配置的概念

公共卫生资源配置是指对公共卫生服务涉及的人力、财力、物力等资源进行安排、使用和管理,是整个医疗卫生体制中极为重要的组成部分。公共卫生资源配置问题不仅是一项公共政策,需要国家介入和社会参与,它还是一个社会问题,关系到每一个人的切身利益。

(二)公共卫生资源配置原则

1. 公平优先,兼顾效率原则

公共卫生资源配置要优先保障基本医疗卫生服务的可及性,促进公平公正,在满足公平的原则下,也要注重卫生资源配置的科学性和协调性,提高卫生服务利用效率和效益,降低成本,实现公平与效率的统一。

2. 与卫生工作方针相适应原则

我国新时期卫生工作方针是"以基层为重点,以改革创新为动力,预防为主,中西医并重,将健康融入所有政策,人民共建共享"。卫生工作方针是国家卫生事业发展的重要指导原则和基本思想,是我国社会经济环境在卫生领域的反映,也是公共卫生资源配置应遵循的原则。

3. 以卫生服务需要和需求为依据原则

公共卫生资源配置是以提高人群健康为中心,以满足人群的需要和需求为导向。一个地区的公共卫生资源配置要从需求出发,使公共卫生资源的配置与公共卫生服务需求相适应,从而有效解决公共卫生资源过剩与短缺等问题,避免出现"供大于求"或"供不应求"的状况。

4. 资源有限保障原则

经济学的基本假设是资源的稀缺性和消费欲望的无限性,如何利用有限的资源满足无限的欲望,就要合理配置资源,合理选择保障范围。某一时期、地区可以调控的公共卫生资源总量有限,政府划分的基本公共卫生服务如预防接种、传染病防治、建立健康档案等应列入公共财政支出,而超出基本公共服务范围的需求应划入社会保险和个人支付。

5. 遵循公共卫生自身规律原则

公共卫生作为一门科学有自身的发展规律,公共卫生资源配置也要遵循这些规律。随着现代医学和社会发展,公共卫生资源配置需要根据卫生形势变化和医疗科技的进步而不断调整。

(三)公共卫生资源配置方式

卫生资源配置方式分为计划配置、市场配置、计划和市场相结合的配置方式。计划配置是指以政府的指令性计划和行政手段为主的卫生资源配置方式。公共卫生资源配置因其特殊性,配置方式以政府为主导,即以计划配置为主。

第二节　我国公共卫生资源配置现状

公共卫生资源的合理配置是我国卫生事业可持续发展的基础,是促进基本公共卫生服务逐步均等化的前提。健康中国提出必须坚持把人民健康放在优先发展的战略位置,公共卫生资源的合理配置也是实现健康中国的必要条件和关键所在。但是我国目前公共卫生资源配置布局并不合理,影响了公共卫生服务的公平效率,没有满足现阶段人民群众对公共卫生服务的需求,本节就我国公共卫生资源配置进行介绍和说明。

一、全国公共卫生资源配置

(一)公共卫生医疗机构数、床位数

我国 2015—2020 年专业公共卫生机构数量呈逐年递减趋势(见图 11 - 1),2015—2016年,专业公共卫生机构数量减少 7061 个,下降 22.12%;2016—2017 年,专业公共卫生机构数量减少 4970 个,下降 19.99%;2017—2018 年,专业公共卫生机构数量减少 1862 个,下降9.36%;2018—2019 年,专业公共卫生机构数量减少 2110 个,下降 11.70%;2019—2020 年,专业公共卫生机构数量减少 1432 个,下降 8.99%。

从占全国卫生机构数量比重上来看,2015 年占比为 3.25%;2016 年占比为 2.53%;2017年占比为 2.02%;2018 年占比为 1.81%;2019 年占比为 1.58%,2020 年占比为 1.42%。

我国专业公共卫生机构数量自 2015 年开始逐年减少,是因为我国计划生育政策的调整。我国在 2015 年出台的《关于优化整合妇幼保健和计划生育技术服务资源的指导意见》

要求各地逐步推进妇幼保健机构和计划生育服务机构的合并整合,整合后的妇幼保健计划生育服务机构承担为广大妇女儿童提供全程服务的职能,贯彻预防为主的方针,满足人民群众日益增长的健康需求。

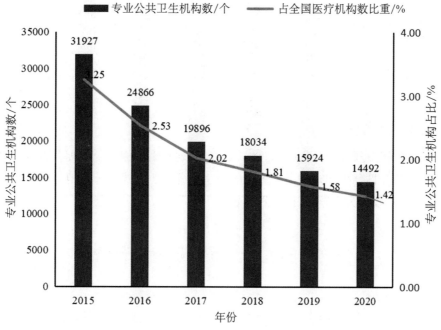

图 11 - 1 2015—2020 年专业公共卫生机构及占全国比重

我国 2015—2020 年专业公共卫生机构床位数量持续增长(见图 11 - 2),2015—2016 年,专业公共卫生机构床位数量新增 1.10 万张,增长 4.66%;2016—2017 年,专业公共卫生机构床位数量新增 1.60 万张,增长 6.48%;2017—2018 年,专业公共卫生机构床位数量新增 1.10 万张,增长 4.18%;2018—2019 年,专业公共卫生机构床位数量新增 1.10 万张,增长 4.01%;2019—2020 年,专业公共卫生机构床位数量新增 1.10 万张,增长 3.86%。

从占全国卫生床位数量比重上来看,2015 年占比 3.37%,2016 年占比 3.34%,2017 年占比 3.31%,2018 年占比 3.27%,2019 年占比 3.24%,2020 年占比 3.25%。2015—2020 年的床位数量占全国卫生床位数量整体波动不大。

(二)公共卫生人员数

2015—2020 年全国专业公共卫生人员数整体呈现增长趋势且增速逐年提升(见图 11 - 3)。2016—2017 年,专业公共卫生机构人员数增加 0.1 万人,增长 0.11%;2017—2018 年,专业公共卫生机构人员数增加 1.1 万人,增长 1.26%;2018—2019 年,专业公共卫生机构人员总数增加 1.3 万人,增长 1.47%;2019—2020 年,专业公共卫生机构人员数增加 2.9 万人,增长 3.24%。

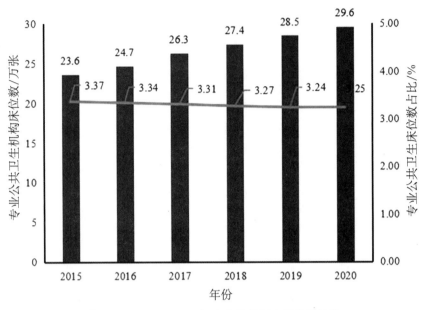

图 11 - 2　2015—2020 年专业公共卫生机构床位数

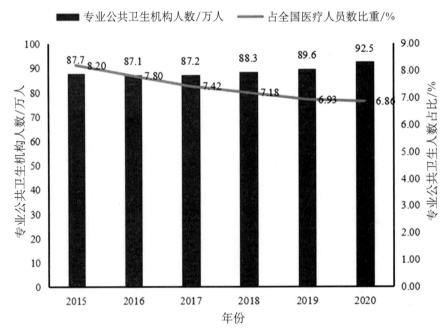

图 11 - 3　2015—2020 年专业公共卫生机构人员数

　　从每万人口专业公共卫生机构人员数来看，2015 年为 6.39 人，2016 年为 6.31 人，2017 年为 6.28 人，2018 年为 6.34 人，2019 年为 6.41 人，2020 年为 6.56 人。

从占全国卫生机构人员数比重来看,全国专业公共卫生人员数占比逐年下降。2015年占比为8.20%,2016年占比为7.80%,2017年占比为7.42%,2018年占比为7.18%,2019年占比为6.93%,2020年占比为6.86%。

（三）公共卫生财力资源

公共卫生财力资源是公共卫生资源中与健康高度相关的、有限的资源,它具有极强的公共性、公益性和福利性。在进行公共卫生财力资源配置时应该遵循"政府主导""以健康需要为导向""公平""效率"和"可行性"原则。

公共卫生资金分为重大公共卫生项目资金和基本公共卫生资金,其中重大公共卫生项目按立项主体分为中央财政立项和地方财政立项,这一资金主要投向重大疾病防治、妇幼卫生、能力建设等方面。2003—2018年,重大公共卫生项目不断增加,资金投入持续扩大,其中中央财政补助地方资金规模超过3500亿元。基本公共卫生项目是指政府针对当前城乡居民存在的主要健康问题,以儿童、孕产妇、老年人、慢性疾病患者为重点人群,面向全体居民免费提供的最基本的公共卫生服务,开展服务项目所需资金主要由政府承担,城乡居民可直接受益。基本公共卫生筹资水平不断提高,新划入了19项基本公共卫生服务工作,人均服务经费补助从2009年的15元增加到2019年的69元。

二、我国公共卫生资源配置存在的问题

1. 数量较为不足

虽然公共卫生床位数和公共卫生人员数均有所增长,但是与《医药卫生中长期人才发展规划(2011—2020年)》提出的2020年专业公共卫生机构人员达到118万人、每万人口8.3人的工作目标仍有较大差距,所以我国仍需不断重视和加大公共卫生资源的投入,提高公共卫生资源数量,扩大公共卫生投入在卫生总费用的占比,使得有足够的公共卫生资源以备配置和调整,促进公共卫生资源配置的合理布局。

2. 地域分布不合理

采用基尼系数对2015—2018年我国专业公共卫生机构卫生资源配置的公平性进行分析,按人口分布的基尼系数为0.0074~0.0607,按地理分布的基尼系数为0.3159~0.6188,公共卫生资源配置按人口分布的公平性大于按地理分布的公平性,这是因为我国卫生部门长期按人口配置卫生资源,使得人口密集的东部地区公共卫生资源比人口稀少的西部地区丰富得多,造成东西资源总量差距明显。政府应合理调整资源分配结构,从地理和人口两个方面综合考量,加大西部地区公共卫生资源的投入,引导卫生资源向短缺地区合理流动,缩小区域间公共卫生资源的差距。

3. 城乡差别大,卫生支出结构失衡

根据2012—2019年中国各地区专业公共卫生机构卫生资源配置对总泰尔指数的贡献率,为东部地区＞西部地区＞中部地区。在城乡二元化经济结构下,政府投入在城乡间呈现

非均衡状态,加剧了城乡间卫生服务的不公平,农村地区相比城市地区资源较为不足,尤其是在东部发达地区,公共卫生资源大部分集中在大城市和大医院,社区、农村等经济较为落后的地区公共卫生资源十分有限,与之相匹配的卫生技术水平也较为低下,导致越发达的东部地区资源配置公平性越差。政府应给予农村更多的财政、人力资源、物力资源的支持,要重点扶持、合理分流,给予农村公共卫生资源一定程度的倾斜,加大资源投入,逐步提升公共资源分配公平性。与此同时也要加强合作医疗,鼓励城市对农村的公共卫生资源对口支援,发布优惠政策鼓励和支持高校毕业生等卫生人力资源去基层医院工作,提高资源分配效率。

4. 预防投入比例失调

据 2019 年国家卫健委公布的预算显示,我国公共卫生领域财政支出 1.6 万亿元,占 GDP 比重仅为 1.7%,相对于发达国家政府财政对公共卫生支出 7% 的占比,以及中等收入国家4.5%的占比,我国财政对公共卫生投入的比重较低。"重治疗、轻预防"现象明显,我国需要加大预防投入比例,加快建设公共卫生体系。同时我国应加强疾病预防控制机构的建设,改善疾病预防控制机构的设施条件,着重加强危险因素监测和现场流行病学调查工作。社区卫生服务中心要建立预防保健组织,按照属地管理原则,在专业公共卫生机构的技术指导下,做好辖区内计划免疫、健康教育和妇幼保健等基本公共卫生服务工作。专业公共卫生机构要对公立医院、基层医疗卫生机构和社会办医院开展公共卫生服务的指导、培训和考核工作,建立信息共享与互联互通等协作机制。

5. 公共卫生资源配置效率低,提供方式和监管方式单一

我国公共卫生资源配置缺少监督机制,在配置时效率低,再加上监管方式单一,有时会造成"供不应求""供大于求"的现象。要扩大公共卫生资源监管和提供方式的范围,使监管方式多样化。公共卫生治理主体中除了政府,还要发挥专业组织、第三方的社会监管作用。要加强公共卫生监督,公共卫生监督在公众食品卫生、用药安全、卫生机构达标等各方面发挥保护者和监督者的作用,是实施公共卫生职能、打击违反卫生法规活动的重要手段。

第三节　突发公共卫生事件的预防和控制

近年来全球性的突发公共卫生事件频发,尤其是传染病等重大疫情,在严峻的形势下人们要做好同疫情"打持久战"的准备。习近平总书记指出:"只有构建起强大的公共卫生体系,健全预警响应机制,全面提升防控和救治能力,织密防护网、筑牢筑实隔离墙,才能切实为维护人民健康提供有力保障。"突发公共卫生事件防疫工作常态化,制定应急预案,提高公共卫生资源防控的配置效率,是进一步完善公共卫生体系、加强疾病预防控制体系建设的基础。

一、突发公共卫生事件下的防控措施

(一)突发公共卫生事件

1.突发公共卫生事件的概念

突发公共卫生事件(public health emergency)是指突然发生的,可能造成或造成对社会人民群众健康的严重损害,需要采取应急处置的卫生事件(如传染病疫情、群体性不明原因疾病、群体性急性中毒、其他由物、化、生等自然或人为因素导致的群体性疾病)所引发严重影响人民群众健康的事件。

2.突发公共卫生事件分级

我国根据突发公共卫生事件的性质、涉及范围、造成或可能造成的社会危害大小,将突发公共卫生事件分为四级。

(1)Ⅰ级:特别重大突发公共卫生事件。指发生在很大区域内,已发生很大范围的扩散或传播或者可能发生很大范围的扩散或传播、原因不清或原因清楚但影响人数巨大且已影响社会稳定甚至发生大量死亡的突发公共卫生事件。

(2)Ⅱ级:重大突发公共卫生事件。指发生在较大区域内,已发生大范围扩散或传播或者可能发生大范围扩散或传播、原因不清或原因清楚但影响人数很多甚至发生较多死亡的突发公共卫生事件。

(3)Ⅲ级:较大突发公共卫生事件。指发生在较大区域内,已经发生较大范围扩散或传播或者有可能发生较大范围扩散或传播、原因不清或原因清楚但影响人数较多甚至发生少数死亡的突发公共卫生事件。

(4)Ⅳ级:一般突发公共卫生事件。指发生在局部地区,尚未发生大范围扩散或传播或者不可能发生大范围扩散或传播、原因清楚且未发生死亡的突发公共卫生事件。

3.突发公共卫生事件的特点

(1)突发性:事件发生和发展速度很快,出乎意料来不及应对。

(2)群体性:严重威胁全体公民的健康和生命安全。

(3)危害性:严重影响社会正常生活秩序和社会稳定发展。

(4)系统性:需要建立有效的、系统的应急机制和疫情防控机制。

4.突发公共卫生事件应急处置机制

(1)启动应急预案。应急救援预案是指针对可能发生的事故,为迅速、有序地开展应急行动而预先制定的行动方案。在突发公共卫生事件暴发之初,卫生行政主管部门应当组织专家对突发事件进行综合评估,在全国范围内或者跨省、自治区、直辖市范围内启动全国突发应急预案后,由国务院卫生行政主管部门报国务院审批后实施。

(2)具备反应灵敏的信息系统和反应迅速的救控系统。包括及时掌握全国疫情趋势的监测系统、科学预测事件发展趋势的预警系统和准确透明的信息发布系统。同时建立上下联动的救控系统,国家、省、市之间做到联防联控,共同抗击疫情。

(3)完善物资储备系统。物资储备包括医疗物资储备、生活物资储备和技术储备。医疗物资储备是医疗器械、特效药物、疫苗等储备;生活物资储备是食品、饮用水储备等;应急技术储备是通信技术、专业人才等储备。物资储备的完善是突发公共卫生事件应急处置的必要条件和长期要求。

(4)加强政策法治保障。依法处置是公共卫生事件应急处置的根本,有法可依也是法治社会的根本,我国现有的突发公共卫生事件法律、法规包括《中华人民共和国传染病防治法》《中华人民共和国突发事件应对法》《突发公共卫生事件应急条例》等。

(二)我国突发公共卫生事件的应急处置

新中国成立以来,发生过许多突发公共卫生事件,下文从血吸虫病、"非典"具体阐述我国突发公共卫生事件的应急处置和防控措施。

1. 血吸虫病的防治

血吸虫病俗称"大肚子病",是由于人或牛、羊、猪等哺乳动物感染了血吸虫所引起的一种传染病和寄生虫病。我国流行的是日本血吸虫病,传染源是患者和贮存宿主,传播途径是接触疫水,其中钉螺为中间宿主,是血吸虫病传播的前提条件。血吸虫病的诊断最重要的是疫水接触史,通过大便沉淀孵化试验、特异性抗体均可判断。

新中国成立后,从1956—1957年,我国对血吸虫病进行了全面普查和防治试点工作。经过50多年的有效防治,我国大部分流行区已消灭或控制了血吸虫病。在抗击血吸虫病的过程中,国家通过建立由上而下的防治机构、构筑高效科学的防治体系、开展群防群治的防治运动,在很短时间内就有效遏制了血吸虫病急剧蔓延的势头,同时积累了应对血吸虫病等传染性疾病疫情的宝贵经验。政府领导地方陆续展开了疫情研究和防治试点工作,所有流行地区都陆续建立了包括防治委员会、防治所、防治站和血防组在内的防治机构。在科研工作者不懈努力下,经过反复的科学试验成功研制出了预防和治疗血吸虫病的药物,吡喹酮是治疗血吸虫病的主要药物,对成虫和虫卵具有杀灭作用,安全且有效。药物的研制大大加速了血防工作的进程。

(1)控制传染源。治疗患者,注意农村地区的大型家畜隔离治疗,加大综合治理力度,实施以机代牛、封洲禁牧、家畜圈养等措施,减少家畜传染源粪便对有螺地带的污染。

(2)切断传播途径。家家有公厕,政府对血吸虫病传染源的监测和控制通过管理粪便、管理水源、消灭钉螺等方式隔断传染源,对遏制疫病的传播、预防疫病的传染起到了重要作用。包括杀灭人、畜传染源粪便中的虫卵、结合水利、农田基本建设和农业产业结构调整等措施。

(3)保护易感人群。疫区农民下水务农时加强个人皮肤防护,不要让皮肤直接接触疫水,带鞋套或者涂抹驱虫药膏,加强渔船民粪便管理,减少水上作业人员传染源粪便的污染。

2016年以来,全国血吸虫病流行区继续实施以控制传染源为主的综合防治策略,因地制宜地开展防控工作,血吸虫病流行区的范围进一步压缩,防治进程不断推进。在抗击血吸虫病的过程中,不仅需要卫生部门的重点查治,还需要国家多个部门如财政、农业、林业和水利部门的密切协作,只有采取综合治理的防治措施,才能组织多个部门为根除血吸虫病提供有力保障。此外,开展健康教育,动员全国各地人民科学、有序开展全国性血吸虫病防治运动也是战胜血吸虫病的重要保障。

2. SARS 的防治

SARS 是一种由 SARS 冠状病毒(SARS-CoV)引起的急性呼吸道传染病,世界卫生组织将其命名为重症急性呼吸综合征。自 2002 年 11 月在我国出现病例并开始大范围流行,大致可以分为两个阶段:2002 年 11 月—2003 年 3 月,疫情主要发生在粤港两地;2003 年 3 月以后,疫情向全国扩散。2004 年 6 月 24 日,世界卫生组织宣布解除对北京的旅游禁令,表明中国抗击 SARS 取得胜利。

SARS 的流行病学特点与以往的冠状病毒感染有极大的不同,人群对 SARS 病毒普遍易感,传播途径为密切接触,包括传染性飞沫、体液传播,潜伏期为 1~12 天。由于没有对 SARS 病原学早期诊断的金标准和完全有效的救治措施,所以防控工作的关键在于控制传染源、切断传播途径和保护易感人群。

(1)控制传染源。对每例 SARS 患者和密切接触者进行早发现、早诊断、早报告、早隔离、早治疗。加强检疫隔离,在车站、港口等地加强乘客体温监测和消毒措施。SARS 的疑似患者、临床诊断患者应住单人病房,避免交叉感染,并尽快进行流行病学调查,追溯发病前接触的同类患者以及发病前和症状期的密切接触者进行隔离观察,隔离观察期为 14 天。

(2)切断传播途径。消毒是切断传播途径的重要措施。在医院感染控制中,消毒与灭菌起到阻断感染途径的作用,加强院内感染的控制,设立发热门诊和定点医院收治患者,配备必要的防护、消毒设施,做好随时消毒、预防性消毒和终末消毒,并且在隔离病区严格实行三区即工作人员清洁休息区、半污区和污染区的划分。

(3)保护易感人群。医护人员要做好个人防护,在 SARS 感染区应佩戴 N95 口罩,在对危重患者进行抢救等近距离接触时要佩戴护目镜或面罩,尤其注意手卫生。同时媒体宣传是保护易感人群的重要途径之一,通过媒体等多种形式广泛开展 SARS 防治知识、健康教育的宣传,使群众提高疾病的自我防护意识和规避风险行为,了解疾病的发生发展过程,并且对群众进行心理干预,对不良心理反应及时进行心理疏导。学校停课、工人调休,减少大型集会和人员流动。

2003 年 4 月 20 日,国家建立了 SARS 疫情日报告制度和新闻发言人制度,全国各省市的 SARS 疫情信息及时汇总,重要媒体每天公布最新疫情信息,保证群众的疫情信息知情权。与此同时,各省市基本成立防治 SARS 领导小组和临时指挥部,全面领导和指挥防治 SARS 工作,卫生、教育、交通等部门联动,统一指挥、统一协调、分工明确、分级管理。成立疾病预防控制、医疗救护、后勤保障等专业队伍,负责各项具体防治措施的落实。启动对防治不力的部门和工作人员从严追究责任的官员问责制,由此形成全国范围内政府领导下、多部门协作、全民抗击 SARS 的格局。

此外,我国加强应急法治化建设,国务院和卫生部在 2003 年 5 月 12 日公布施行了《突发公共卫生事件应急条例》和《传染性非典型性肺炎防治管理办法》,前者为了有效预防、及时控制和消除突发公共卫生事件的危害,保障公众身体健康与生命安全,维护正常的社会秩序,以应对公共卫生事件应急管理中的信息上报、应急准备不充足等问题;后者是为了有效预防和控制传染性非典型肺炎发生与流行,保障公众的身体健康和生命安全,标志着非典防治工作纳入法治化管理轨道。

(三)建立突发公共卫生事件防疫体系

中华人民共和国成立时,党和政府就提出"预防为主"的卫生工作方针,但实际上"重医轻防"观念并未得到根本改变,公共卫生资源投入不足,公共卫生支出占医疗卫生总支出的比例逐年下降。2013 年以来,我国提出了新时代卫生健康工作方针,强调"预防为主"和"将健康融入所有政策",在突发公共卫生事件频发的今天,防治结合的重要性日益凸显。

大到每一座城市、小到每一个社区,都需要建立一个完善的预防型的公共卫生防疫体系,包括按照收治传染病标准来设置的具有足够床位数的各种医院,也包括与控制传染病相关的其他基础设施。建立一个以预防为主,增强早期监测预警能力的公共卫生防疫体系,这也是国家在面对突发公共卫生事件时对人民健康安全的保障。此外,国家要大力加强对公共卫生与防疫人才的培养。首先,政府要鼓励高校建立公共卫生学院,重视应急防疫方面的教育,培养一批既懂公共卫生又懂系统防疫、应急响应的人才队伍;其次,提高医疗卫生资源的配置效率,提高公共卫生人才的待遇,激发公共卫生人才工作积极性;最后,要强化基层卫生人员知识储备和培训演练,开展卫生应急知识宣教等,使突发公共卫生事件能够及早发现、准确判断、及时报告。

二、加强公共卫生体系建设

(一)公共卫生体系的概念

公共卫生体系是指一个国家为了预防疾病尤其是重大传染性疾病、延长人的寿命和促进人的身心健康,由疾病预防控制体系等若干系统组合而成的有机整体。它主要由疾病预防控制体系、卫生监督体系、突发公共卫生事件医疗救治体系、公共卫生应急管理体系、公共卫生法治体系等构成。

目前我国已经形成了基本完善的以政府为主导,包括国家、省市、区县、乡镇各级各类的医疗卫生机构为主体,财政社保、农业教育、食药监媒体等多个部门配合,全社会参与的公共卫生服务体系,确定了政府在公共卫生中的角色——政府是我国公共卫生体系的决策者、出资者、组织动员者、服务提供者以及执法者,公共卫生服务的公益性决定了政府在其中的重要作用。推进构建新时代强大的公共卫生体系是人民群众健康和社会经济发展的重要保障。

（二）公共卫生体系建设

1. 公共卫生应急管理体系

建立集中高效权威的应急统一指挥体系。这就要求坚持国家集中统一领导,完善国家应急管理体制,建立政府应急指挥体系,明确属地政府的应急指挥权。在国家层面,进一步明确各机构之间的权责关系,组建综合性应急指挥机构,对各类突发公共卫生事件实行统一管理。在地方层面,优化中央与地方的权责分工,构建省、市、社区三级应急指挥体系,保证信息传递顺畅、应急响应及时、指令下达清晰。

有效统筹各类突发事件的应急处置力量。一是做好预防和救治的责任分工和合作。加强事前风险预警能力,进一步提升疾病预防控制中心对公共卫生事件的风险预判能力。针对危急突发情况,公共卫生部门要制定应急预案,平时的应急演练应着眼于战时状态,平战结合,根据实际形势开展精准防控,出现疫情后要快速做出反应、自动更换到战时状态和对应的战备预案等级。二是推动公共卫生应急管理部门的优化整合,充分发挥应急管理部门综合优势和各专业部门优势,与卫生健康、公安等部门共同建立应急联动机制,形成应急联动系统,充实国家卫生疾控队伍力量,进一步提升前期风险预判能力和应急救援的专业化水平。三是强化应急储备,建立应急物资储备调用机制,扩大医疗机构救治资源储备、集中隔离场所准备和应急队伍准备,确保疫情发生时有人力、物力和场所来及时应对疫情。四是完善监督机制,建立常态化疫情防控工作监督检查机制,疫情防控指挥部要定期组织专项监督检查,强化疫情防控监督问责机制,从严追责问责,确保疫情防控工作有条不紊进行。

2. 疾病预防控制体系

疾病预防控制体系是保护人民健康、保障公共卫生安全、维护社会稳定的重要保障措施。各级政府必须把疫情防控工作常态化、制度化、法治化,并对疾病预防控制机构实施依法监督和指导。建立稳定的公共卫生人力、物力、财力投入机制和上下联动的部门分工协作机制,健全疾控中心和城乡社区联动工作机制,夯实联防联控的基层基础,创新医防协同机制,建立相互制约的监督监管机制,建立适应现代化疾控体系的专业人才培养使用机制。

除此之外,国家和各地的疾病预防控制中心除了收集各地疾病最新情况、在技术上做鉴定研究外,还要开展对不同地区和不同种类野生动物携带细菌、病毒、寄生虫等的研究和调查,发现新的微生物,评估可能的公共卫生意义,从而防范重大新发突发传染病。目前,我国已具备在传染病疫情发生之前开展主动研究的能力,做到传染病防控的关口前移,推动问题在第一时间解决、事态在第一环节控制;并建立公开透明的信息公开制度,在紧急情况下应向社会直接公布出现的情况,引起公众和社会的高度重视,以便迅速采取相应的预防措施。

为了应对未来可能再次出现的突发传染病重大疫情,国家进一步构建全国各省区市的疫情自动监控报告体系,将新型病原体检测技术与5G、大数据和人工智能技术相结合,最大程度减少疫情给人民造成的生命安全和国民经济带来的损失。现阶段我国已针对北京、西安和成都三个城市,进行了"重大疫情智慧监控天网系统"的开发,这一系统通过5G通信系统,结合内部生物芯片,采用机器直报方式,对于已发传染病和新发传染病都可以在全国范围内为决策层提供科学决策信息。

3. 公共卫生法治体系

建立国家公共卫生安全体系,要把法治建设放在第一位,有针对性地推进传染病防治法、突发公共卫生事件应对法等法律的修改和制定工作。国家制定的法律制度为公共安全体系有效控制疫情的传播提供了坚强的后盾,进一步从法律上完善重大突发传染病防控措施,明确中央和地方、政府和部门、行政机关和专业机构的职责,同时普及公共卫生安全和疫情防控法律法规,推动全社会全人民知法、懂法、守法、用法。

建立公共卫生法治体系时,第一,要充分体现传染病防控的三个基本原则——控制传染源、切断传播途径、保护易感人群,让群众知晓在疫情防控期间国家采取隔离、封闭、防聚集措施的科学意义和目的。第二,要建立健全疫情信息采集、传递、公开制度的详细规定,信息采集包括病原体科研信息、临床接诊治疗信息、动物疫情信息、公民个人报告纰漏等有关疫情信息,信息传递包括直接传递和逐级层递两种机制,信息公开包括国内公开和国际公开。第三,要建立重大新发传染病救治程序的规定,制定感染前期、中期、后期的不同治疗准则,具体规定应采取现代医学、传统医学和中西医结合的治疗方法。第四,建立重大新发传染病关键问题及疫苗、新药、特效药的研发制度规定。第五,要加大疫情防控的保障措施,制定奖惩制度和具有可行性的详细条款。

除此之外,还要积极推进我国突发公共卫生事件的法治建设。随着全球化趋势的日益加深,重大突发公共卫生事件可跨越区域、超越国界,威胁全球安全和人类命运。因此,建立公共卫生应急法治体系要求我国一方面密切关注并借鉴其他国家公共卫生应急法律法规的经验,另一方面应该与深度参与我国倡议的“一带一路”国家签署相应的公共卫生应急合作协议,加强国际公共卫生安全合作。健全国家公共卫生应急管理体系,必须不断加强立法建设,为保障人民群众的生命健康构筑牢不可破的坚固防线。

第四节 国外公共卫生资源配置模式启示

发达国家在公共卫生资源配置的探索道路上,由于历史、文化和政治体制等方面的原因,形成了与我国不同的公共卫生资源配置模式。我国政府在根据我国具体国情决定公共卫生配置模式的同时也应该借鉴国外公共卫生资源配置的优势,丰富和扩宽我国公共卫生资源配置的发展道路。

一、国外公共卫生资源配置模式

(一)英国

英国是政府主导型卫生服务体系的代表,国家对卫生资源进行直接宏观调控,目前是世界上较为公平有效的医疗服务体系之一。英国实行"三合一"的卫生管理结构,主要由三大部门共同构成——管理核心、卫生部和社保部门。其中卫生部和社保部门的主要职能是保障卫生领域事务的规划管理,同时也参与公共卫生资源的优化配置。英国公共卫生支出主要由政府来承担,在英国卫生总支出中,政府卫生支出构成了绝大部分,并且英国在公共卫生上实行城乡一体化模式,城市居民与农村居民享受同等的卫生服务。

(二)美国

由于联邦政治体制的原因,美国的公共卫生服务体系是联邦性质的体系。在公共卫生事业发展的各个环节,美国政府都发挥了主导作用。美国在公共卫生领域统一实行联邦、州、地方三级垂直管理制度,联邦政府、州政府与地方政府既相对独立运行,又有联系合作。地方政府由于职能职责和权限的不同,在向大众提供公共卫生资源时的权责也各不相同,地方卫生部门的公共卫生职能是及时的、个体的、实际的和个人的,各部门分工协作,联邦政府统一管理。美国公共卫生项目的投资主要由联邦政府、地州政府、服务收入和私人基金会四个部分组成,公共卫生的筹资主要来源于政府预算。

(三)德国

德国的公共卫生管理体系分为三级管理体系,包括联邦政府、州政府、地方基层,与此对应的德国卫生服务体系也是由三个方面组成:政府机构、疾病基金会和医疗服务。政府的主要职能是开展监督、协调公共卫生服务各方工作,同时提供对全社会产生重大影响的疾病防治、环境卫生保护、全民健康教育、健康卫生信息服务等;疾病基金会通过与医生协会签订购买服务,维持整个卫生服务体系的良性运转,疾病基金会不直接向公共卫生服务提供者支付,而是根据当地参保人数确定的人均补助,直接向当地的医生协会支付。

二、国外公共卫生资源配置模式的借鉴和启示

(一)以"人人享有卫生保健"为目标进行公共卫生资源配置

公共卫生资源有以公平为本、覆盖全体国民的基本要求。各个国家在公共卫生上需要满足的首要条件都是社会各阶层的全覆盖,不因对象的收入水平、文化层次、从事职业而存在差异。公共卫生资源配置的首要原则是公平优先,兼顾效率,各国虽然实行不同的公共卫生体制,但其根本都是贯彻了公平优先的原则,公平公正是公共卫生配置的首要目标。所以,我国应最大限度地强调公共卫生体系建设过程中的公平性,提高配置公平和效率。

(二)健全自上而下的行政管理体制

英国、美国等西方国家在公共卫生管理组织体系建设上,都设立了一套自上而下的垂直管理体系,推行自上而下的管理次序规范整个公共卫生医疗保障体系,有利于分级管理和责任分担。我国应该调整行政管理体制,整合公共卫生资源,构建垂直的公共卫生防控体系,分级管理不同部门的公共卫生资源,调整不同层级公共卫生机构的隶属关系,通过划分不同专业公共卫生机构对应的职能职责与相对明晰的权限,从而提高公共卫生运行效率和服务水平。

(三)公共卫生筹资多样化,政府公共卫生费用支出比例增加

不同国家对于公共卫生资金的筹措方面,都倾向于使用多样性的融资模式,可以分为三种筹资方式:一是患者自费医疗,二是针对社会特殊人群的医疗保险资金,三是患者自己加入商业医疗保险缴纳的保险费。各国公共卫生资金的投入基本都由各级政府来承担。我国应支持公共卫生多样化筹资,同时调整公共财政支出结构,逐步提高政府支出在公共卫生资金中的比重,逐步去除公共卫生服务可及性上的不平等,提高全民健康水平。

(四)优化政府公共卫生支出与投资结构

各国政府在制定卫生发展政策时会明确政府投入的优先领域,以最大限度实现卫生资源配置的高效性与公平性。如日本将政府财力主要集中于全国性的传染病防治体系、边远地区及弱势群体等具有明显外部性、公益性强、低营利性的公共卫生服务领域。我国政府卫生支出往往集中于对各级公立医院的投入,对公共卫生、社区健康服务、农村医疗等真正需要政府资金支持的领域投入不足,这也是目前我国卫生服务体系发展不平衡与低效率的一个主要原因。我国未来一个时期政府投资应更多地关注贫困人群、农村与边远地区、妇女儿童与老年人口,提高公共卫生服务在弱势群体中的可及性。

(五)建立医防结合的公共卫生体系,加快公共卫生体系法治化建设

我国应提高公共卫生机制工作效率,加大公共卫生体系预防投入比例,完善公共卫生体制,加强医学教育,构建医学科技创新体系。在加强公共卫生体系建设方面,加强传染病防治体系的建设,注重医防结合,促进医防融合,快速有效地应对突发疫情。

公共卫生事业的改革与发展必须要以国家相关法律法规作为强有力的保障,我国公共卫生领域不断加快立法进程,将极大地促进公共卫生体系良性运行,公正有效地解决该领域存在的纠纷,明晰权利与责任,使公共卫生领域尽快步入法治阶段,这将对公共卫生未来的发展产生"里程碑"式的意义。

参考文献

[1] 陈静静,周波.2015—2018年我国专业公共卫生机构卫生资源公平性分析[J].中国公共卫生管理,2021,37(1):22-26.

[2] 陈文. 卫生经济学[M]. 北京:人民卫生出版社,2017.

[3] 金振娅,张胜,王斯敏.中国工程院院士谈:构建强大公共卫生体系,为人民健康护航[N].光明日报,2020-06-11(07).

[4] 李宝永,朱冬梅,董奕.公共卫生资源配置的经济学分析[J]. 企业研究,2012(13):52-54.

[5] 梁万年. 卫生事业管理学[M]. 北京:人民卫生出版社,2017.

[6] 梁颖,文秋林,张新花.我国专业公共卫生机构卫生资源配置公平性评价[J]. 中国医疗管理科学,2021,11(3):1-5.

[7] 林勇明.外国促进基础教育公平性与卫生资源配置均等化的经验及启示[J]. 中国经贸导刊,2006(23):35-36.

[8] 龙海波.健全公共卫生应急管理体系的几点思考[J]. 重庆理工大学学报(社会科学),2020,34(6):1-4.

[9] 皮剑龙.加快构建国家公共卫生应急管理法律体系[J]. 北京观察,2020(6):30.

[10] 浦科学,周洋.基于公平性的公共卫生资源配置分析[J]. 当代经济,2020(3):10-13.

[11] 单莹.孔凡磊.时涛,等.我国公共卫生财政投入现状的时空分析[J].中国卫生经济,2020,39(9):41-44.

[12] 王媛媛,王楠.贾金忠,等.中国专业公共卫生机构人员现状及配置公平性[J]. 中国公共卫生,2019(11):1430-1433.

[13] 卫健委.2019年我国卫生健康事业发展统计公报[R/OL].(2020-06-06)[2021-07-18]. http://www.nhc.gov.cn/guihuaxxs/s10748/202006/ebfe31f24cc145b198dd730603ec4442.shtml.

[14] 吴群红.突发公共卫生事件应对——现代启示录[M]. 北京:人民卫生出版社,2009.

[15] 武汉大学公共卫生治理研究课题组.防疫常态化下公共卫生治理的思考与建议[J]. 学习与探索,2020(6):1-7.

[16] 徐俊,李智利,卢冉.新中国成立初期党领导人民抗击血吸虫病的举措及经验启示[J]. 思想政治课研究,2020(3):65-69.

[17] 应亚珍.以健康为导向探索基本医保基金和公共卫生服务资金统筹使用[J].中国医疗保险,2020(5):7-10.

[18] 赵艳花.发达国家卫生资源配置的模式与启示[J].湘潮,2015(4):81-82.

[19] 赵艳花. 论公共卫生资源配置:理论、原则与政府责任[J]. 管理观察杂志,2014,11(32):15-17.

[20] 赵艳花.我国公共卫生资源配置的政府责任研究[D]. 北京:中央民族大学,2015.

[21] 2016年我国卫生和计划生育事业发展统计公报发布[J]. 健康管理,2017(9):22-30.

(郝思嘉、熊林平)

第十二章

卫生资源配置公平性评价方法

【本章提要】 通过本章学习,熟悉评价卫生资源配置公平性常用的研究方法、基本步骤及其各方法的适用条件。通过实例学习,能够熟练运用卫生资源公平性评价的方法对相关问题进行评价分析与研究。

卫生资源配置的公平性评价主要体现在卫生服务可及性方面,解决"配在哪儿"的问题。因此,为适应医学科学领域,尤其是医学科学研究、医学科学教育和医学科学管理中评价与决策的需要,卫生资源公平性评价的方法主要有洛伦茨曲线和基尼系数、泰尔指数、卫生资源集聚度、卫生资源分布指数、秩和比法等。本章第一节简明阐述卫生资源公平性的概念,以及公平配置医疗卫生资源所要遵循的思想;第二节主要结合实例,介绍以上常用评价方法的原理及评价步骤;第三节在前两节的基础上,补充介绍其他一些卫生资源公平性的评价方法,包括差别指数法、集中指数法和熵权 TOPSIS 法。

第一节 卫生资源配置公平性概述

一、卫生资源配置公平性的概念

卫生资源配置公平是指卫生资源的合理配置。具体而言就是卫生资源在一定区域按居民的卫生服务需要进行配置,使得卫生资源能够有效地被利用。卫生资源配置公平并不是指各地区、区域、项目或机构间在卫生资源配置上的绝对平均化,而是卫生资源配置的结果应能根据人群的健康需要,公平地为人群提供其所需要的医疗卫生服务,满足其需要量。

二、卫生资源配置公平性遵循的思想

(一)健康面前人人平等

健康是人类生存的基本要求和基本权利。世界卫生组织和联合国儿童基金会于 1973

年9月在国际基本保健会议上通过了《阿拉木图宣言》，指出"健康是一种基本人权,达到尽可能高水平的健康是一个世界范畴的最重要的社会目标",并要求各国政府将促进公平作为卫生政策和改革的出发点和目的。1998年召开的面向21世纪初级卫生保健会议再次强调卫生健康应保证增强公平性等"人人健康"的价值观。当代人权观也认为,对于发展中国家而言,首要的基本人权是生存权和发展权,生存权不仅指生命权本身,而且还包括维持生命健康和各种必需的条件。

(二)公平与效率相统一

从哲学的角度讲,公平与效率是对立统一的矛盾体,卫生领域中公平与效率的关系,并不等同于一般的经济活动,但在本质上,两者也是对立统一的关系。一方面,卫生公平依赖于卫生效率。只有提高卫生效率,才能不断地积累和丰富卫生资源,确保卫生公平,没有效率或效率低,卫生公平也就失去一定的物质基础。另一方面,卫生效率也依赖于卫生公平。提高效率要以公平为目标,只有体现卫生公平,医疗卫生机构才能赢得社会公众的信赖,进而增加发展机会,创造良好的经济效益。

(三)计划与市场机制相结合

从经济学的角度讲,医疗卫生资源配置有两种手段,即计划经济手段和市场经济手段。政府的计划经济手段可以有力地调节卫生服务的供需状况,调整卫生资源的配置方向,提高卫生的公平性。但是,单纯强调政府的作用,忽视市场机制的力量,必然导致财政负担过重,医疗卫生资源过度消费和效率低下。因此,在医疗卫生资源配置中,要引入市场经济手段,充分发挥市场机制在资源配置中的作用。

(四)分阶段实现卫生服务目标

公平配置医疗卫生资源,维护人民健康权益,提高居民健康水平,离不开社会经济发展这一物质基础。当然,社会经济与社会文明发展是一个漫长的、渐进的过程。因此,公平配置医疗卫生资源,维护人民健康权益,也需要分阶段实现。在我国目前医疗卫生资源总体不足的情况下,分阶段、分人群地逐步实现卫生服务的公平性,最终实现人人享有卫生保健的宏伟目标。

第二节　常用评价方法

一、洛伦茨曲线与基尼系数

(一)原理

洛伦茨曲线,也译为"劳伦兹曲线",是美国统计学家麦克斯·奥托·劳伦兹(Max Otto

Lorenz)在1907年为研究国民收入在国民之间的分配问题而提出的。它先将一国人口按收入由低到高排序,然后考虑收入最低的任意百分比人口所得到的收入百分比。例如,收入最低的20%人口、40%人口等所得到的收入比例分别为3%、7.5%等。最后,将得到的人口累计百分比和收入累计百分比的对应关系描绘在图形上,即得到洛伦茨曲线(见图12-1)。

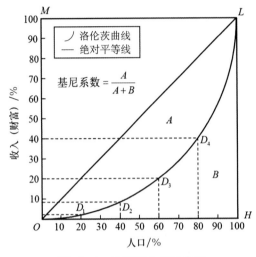

图 12-1　洛伦茨曲线示意图

洛伦茨曲线的弯曲程度有重要意义,一般而言,它反映了收入分配的不平等程度。弯曲程度越大,收入分配越不平等,反之亦然。特别地,如果所有收入都集中在一个人手中,而其余人口均一无所获时,收入分配达到完全不平等,洛伦茨曲线成为折线 OHL。另一方面,若任一人口百分比均等于其收入百分比,从而人口累计百分比等于收入累计百分比,则收入分配是完全平等的,洛伦茨曲线成为通过原点的45度线 OL。

洛伦茨曲线与45度线之间的部分 A 叫作"不平等面积",当收入分配达到完全不平等时,洛伦茨曲线成为折线 OHL,OHL 与45度线之间的面积 $A+B$ 叫作"完全不平等面积"。不平等面积与完全不平等面积之比称为基尼系数,即

$$基尼系数 = \frac{A}{A+B}$$

基尼系数是衡量一个国家贫富差距的标准,它是由洛伦茨曲线推导而来,以测定洛伦茨曲线背离绝对平等线的程度,其取值介于0~1,越接近0,说明卫生资源配置越是趋向公平。反之,则说明卫生资源配置公平性越差。一般认为基尼系数小于0.3为最佳公平状态,0.3~0.4为正常状态,大于0.4为警戒状态,大于0.6则处于高度不公平的危险状态。国际上通常把0.4作为"警戒线",根据黄金分割律,其准确值应为0.382。

基尼系数现已经成为评价卫生资源总体配置公平性的一种常用方法,其基本计算步骤是首先按人均资源拥有量从小到大进行排序,然后将人口数据和资源数据带入相应的数学

公式,常用计算公式为

$$G = 1 - \sum_{i=1}^{n} (x_i - x_{i-1})(y_i + y_{i-1}) \qquad (12-1)$$

式中,x_i、y_i 分别指累计人口(地理面积或人均收入比例)和累计卫生资源拥有量的比重,且 $x_0 = 0$,$y_0 = 0$,n 为观测点或者区域总数,$i = 1, 2, \cdots n$。

文献中也常用以下计算基尼系数的计算公式:

$$G = \sum_{i=1}^{n} P_i Y_i + 2 \sum_{i=1}^{n-1} P_i (1 - V_i) - 1 \qquad (12-2)$$

式中,P_i 为各地区的人口数占总人口数(或地理面积占总地理面积)的比重;Y_i 为各地区人口所拥有的卫生资源占卫生资源总数的比重;V_i 为按人均卫生资源排序后 Y_i 从 $i = 1$ 到 i 的累计数。读者可根据需要做出合理选择。

(二)应用举例

例 12-1 收集到 2018 年我国 31 个省、自治区、直辖市的人口、卫生机构、床位等资源配置数量如表 12-1,试评价我国卫生资源配置的公平性。

表 12-1 2018 年我国各省卫生资源配置情况

序号	地区	人口/万人	卫生机构/个	床位/万张	卫生技术人员/万人	执业(助理)医师/万人	注册护士/万人
1	北京	2154	10058	12.36	255930	99807	107351
2	天津	1560	5686	6.82	104577	43105	39377
3	河北	7556	85088	42.19	461139	211387	172863
4	辽宁	4359	36029	31.44	303140	120431	134492
5	上海	2424	5293	13.9	195640	71580	88005
6	江苏	8051	33254	49.15	590062	233263	260422
7	浙江	5737	32754	33.21	486204	190782	201511
8	福建	3941	27590	19.25	247413	91110	109330
9	山东	10047	81470	60.85	738532	290416	322750
10	广东	11346	51454	51.69	755173	276361	334551
11	海南	934	5325	4.48	63674	22289	29959
12	黑龙江	3773	20349	25.01	230813	89489	93068
13	吉林	2704	22691	16.70	183762	77108	76241
14	山西	3718	42079	20.83	246367	99490	103860
15	安徽	6324	24925	32.81	333563	126824	149723

（续表）

序号	地区	人口/万人	卫生机构/个	床位/万张	卫生技术人员/万人	执业（助理）医师/万人	注册护士/万人
16	江西	4648	36545	24.95	247259	87304	110855
17	河南	9605	71351	60.85	621488	235649	263100
18	湖北	5917	36486	39.35	410971	152040	190858
19	湖南	6899	56239	48.24	437044	180882	184012
20	内蒙古	2534	24610	15.90	188173	73563	76435
21	广西	4926	33742	25.59	320915	105979	140412
22	重庆	3102	20524	22.01	209260	76379	95109
23	四川	8341	71351	59.89	562477	204956	247262
24	贵州	3600	28066	24.56	245456	81475	109127
25	云南	4830	24954	29.12	301804	99669	136886
26	西藏	344	6844	1.68	19077	8322	5573
27	陕西	3864	35300	25.37	327962	99036	138021
28	甘肃	2637	27897	16.27	157293	59560	64276
29	青海	603	6396	3.91	44590	16153	17577
30	宁夏	688	4450	4.1	53066	19435	23277
31	新疆	2487	18450	17.89	176355	63312	72347

1. 绘制洛伦茨曲线

以卫生机构配置为例做简要说明。按每万人口卫生资源拥有量从小到大排序，以各地区人口累积百分比为横坐标，以相对应的卫生资源累积百分比为纵坐标，绘制卫生机构按人口分布的洛伦茨曲线，结果如表 12 - 2 和图 12 - 2 所示。

由图 12 - 2 卫生机构按人口分布的洛伦茨曲线知，前部拥有 60% 人口的地区，卫生机构拥有量约占全国的 40%；洛伦茨曲线中、后部拥有相对集中人口的地区（占 40%），卫生机构拥有量约占全人群的 60%。

2. 计算基尼系数

根据以上洛伦茨曲线的结果，分别计算医疗卫生机构、卫生技术人员、执业（助理）医师、护士和床位按人口分布基尼系数，结果见表 12 - 3，全国各省份之间卫生资源的基尼系数均小于 0.3，且接近 0，处于最佳公平状态。省际间主要卫生资源人口分布基尼系数显示的公平性，表明随着医疗卫生体制改革的逐渐深入，省级地方政府也在不断优化并实施区域卫生规划。

表 12－2　2018 年我国卫生机构配置洛伦茨曲线计算表

地区	人口数/万人	人口累计百分比/%	卫生机构数/个	每万人卫生机构数/个	机构累计百分比/%
上海	2424	1.74	5293	2.18	0.54
天津	1560	2.85	5686	3.64	1.11
安徽	6324	7.38	24925	3.94	3.64
江苏	8051	13.15	33254	4.13	7.01
广东	11346	21.27	51454	4.53	12.22
北京	2154	22.81	10058	4.67	13.24
云南	4830	26.27	24954	5.17	15.76
黑龙江	3773	28.97	20349	5.39	17.82
海南	934	29.64	5325	5.70	18.36
浙江	5737	33.75	32754	5.71	21.68
湖北	5917	37.99	36486	6.17	25.38
宁夏	688	38.48	4450	6.47	25.83
重庆	3102	40.70	20524	6.62	27.91
广西	4926	44.23	33742	6.85	31.32
福建	3941	47.05	27590	7.00	34.12
新疆	2487	48.83	18450	7.42	35.99
河南	9605	55.71	71351	7.43	43.22
贵州	3600	58.29	28066	7.80	46.06
江西	4648	61.61	36545	7.86	49.76
山东	10047	68.81	81470	8.11	58.01
湖南	6899	73.75	56239	8.15	63.71
辽宁	4359	76.87	36029	8.27	67.36
吉林	2704	78.81	22691	8.39	69.66
四川	8341	84.78	71351	8.55	76.88
陕西	3864	87.55	35300	9.14	80.46
内蒙古	2534	89.36	24610	9.71	82.95
甘肃	2637	91.25	27897	10.58	85.78
青海	603	91.68	6396	10.61	86.43
河北	7556	97.09	85088	11.26	95.04
山西	3718	99.75	42079	11.32	99.31
西藏	344	100.00	6844	19.90	100.00

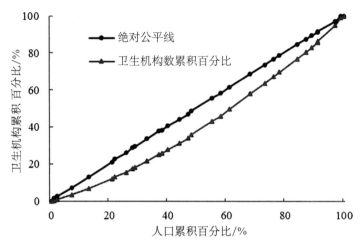

图 12-2　卫生机构按人口分布的洛伦茨曲线

表 12-3　2018 年我国各省份卫生资源配置基尼系数

卫生资源	卫生机构	卫生技术人员	床位	执业(助理)医师	注册护士
基尼系数	0.1783	0.0689	0.0749	0.0804	0.0762

利用洛伦茨曲线和基尼系数的优点在于：①通过绘制和观察洛伦茨曲线与对角线的接近程度，可快速判断卫生资源按人口分布的公平性；②基尼系数的数值含义已经有了明确说明，国际上通常把基尼系数等于 0.4 作为收入贫富差距的警戒线；③利用基尼系数测算全国总和不公平性能够大致了解我国卫生资源配置的公平状况。然而基尼系数对资源配置的高低变化不敏感，作为基尼系数的有力补充，以下介绍泰尔指数的相关概念及计算方法。

二、泰尔指数

(一)原理

泰尔指数(Theil index)是由荷兰鹿特丹伊拉斯姆斯大学的计量经济学家亨利·泰尔(Henri Theil)提出，最早用于经济学领域以研究收入的公平性问题，之后有学者将其应用领域不断扩大。泰尔指数能从区域内、区域间及总体角度对公平性问题进行全面分析，其计算公式为：

$$T = \sum_{i=1}^{n} R_i \times \ln \frac{R_i}{P_i} + \sum_{i=1}^{n} P_i \times T_i = 组间差距 + 组内差距 \qquad (12-3)$$

式中，i 表示按观测指标划分的第 i 组，n 表示总组数；P_i 表示第 i 组的人口占总人口的比重；R_i 为第 i 组所拥有的卫生资源（或平均收入）占卫生资源总数（或总收入）的比重。

T_i 是未加权的组内泰尔指数：

$$T_i = \sum_j \left(\frac{r_{ij}}{r_i}\right) \times \ln\left(\frac{r_{ij}/r_i}{n_{ij}/n_i}\right) \tag{12-4}$$

式中,r_i 是第 i 组所拥有的卫生资源或平均收入;r_{ij} 为第 i 组第 j 个观测点所拥有的卫生资源或平均收入;n_i 是第 i 组的人口数,n_{ij} 为第 i 组第 j 个观测点的人口数。

$\sum\limits_{j=1}^{n} P_i \times T_i$ 是加权组内泰尔指数。

泰尔指数可衡量区域间和区域内卫生资源配置差距分别对总差距的贡献,即组间贡献率=组间差异/总差异,组内贡献率=组内差异/总差异。泰尔指数与公平性成反比,即泰尔指数越大,公平性越差;反之,则越好。

由于泰尔指数的计算较为繁琐,本章附录 1 给出了的泰尔指数 MATLAB 实现。

(二)泰尔指数应用举例

例 12-2　结合 2018 年我国 31 个省、自治区、直辖市按人均 GDP 由低到高排序的人口数及资源配置数量如表 12-4,评价我国卫生资源配置的公平性。

表 12-4　2018 年我国按人均 GDP 由低到高排序的人口数及卫生资源情况

地区	分属区域	地域面积/万平方千米	人口数/万人	卫生技术人员/万人	执业(助理)医师/万人	注册护士/万人	床位/万张	人均 GDP/元
甘肃	西部	45.44	2637	15.73	5.96	6.43	16.27	32995
黑龙江	中部	45.48	3773	23.09	8.95	9.31	25.01	36183
广西	西部	23.60	4926	32.10	10.60	14.05	25.59	42964
吉林	中部	18.74	2704	18.38	7.72	7.63	16.70	43475
山西	中部	15.63	3718	24.64	9.95	10.39	20.83	45724
河北	东部	18.77	7556	46.12	21.14	17.29	42.19	46348
贵州	西部	17.60	3600	24.55	8.15	10.92	24.56	46433
云南	西部	38.33	4830	30.19	9.97	13.69	29.12	47944
西藏	西部	122.80	344	1.91	0.84	0.56	1.68	48902
青海	西部	72.23	603	4.46	1.62	1.76	3.91	48981
江西	中部	16.00	4648	24.73	8.74	11.09	24.95	53164
宁夏	西部	6.64	688	5.31	1.95	2.33	4.10	54217
新疆	西部	166.50	2487	17.64	6.34	7.24	17.89	54280
四川	西部	48.14	8341	56.25	20.5	24.73	59.89	55774
河南	中部	16.70	9605	62.15	23.57	26.31	60.85	56388
海南	东部	3.40	934	6.37	2.23	3.00	4.48	56507

地区	分属区域	地域面积/万平方千米	人口数/万人	卫生技术人员/万人	执业（助理）医师/万人	注册护士/万人	床位/万张	人均GDP/元
辽宁	东部	14.59	4359	30.32	12.05	13.45	31.44	57191
湖南	中部	21.18	6899	43.71	18.09	18.41	48.24	57540
安徽	中部	13.97	6324	33.36	12.69	14.98	32.81	58496
陕西	西部	20.56	3864	32.80	9.91	13.81	25.37	66649
内蒙古	西部	118.30	2534	18.82	7.36	7.65	15.90	67852
山东	东部	15.38	10047	73.86	29.04	32.28	60.85	70653
重庆	西部	8.23	3102	20.93	7.64	9.52	22.01	75828
湖北	中部	18.59	5917	41.10	15.21	19.09	39.35	77387
天津	东部	1.13	1560	10.46	4.31	3.94	6.82	90371
广东	东部	18.00	11346	75.52	27.64	33.46	51.69	94172
福建	东部	12.13	3941	24.75	9.12	10.94	19.25	107139
浙江	东部	10.20	5737	48.63	19.08	20.16	33.21	107624
江苏	东部	10.26	8051	59.01	23.33	26.05	49.15	123607
上海	东部	0.63	2424	19.57	7.16	8.81	13.90	157279
北京	东部	1.68	2154	25.59	9.98	10.74	12.36	164220

1. 计算组间差距

将全国分为东、西、中三大区域，计算卫生技术人员组间差距。由此可得：

$$卫生技术人员数组间差距 = \sum_{i=1}^{n} R_i \times \ln\frac{R_i}{P_i} = \sum_{i=1}^{3} R_i \times \ln\frac{R_i}{P_i} = R_1 \times \ln\frac{R_1}{P_1} + R_2 \times \ln\frac{R_2}{P_2} +$$

$$R_3 \times \ln\frac{R_3}{P_3} = \frac{420.2}{952.05} \times \log\frac{420.2/952.05}{58109/139653} + \frac{260.69}{952.05} \times \log\frac{260.69/952.05}{37956/139653} + \frac{271.16}{952.05} \times \log$$

$$\frac{271.16/952.05}{43588/139653} \approx 0.0009.$$

同理可得医师数、注册护士数和床位数组间差距分别为 0.0015、0.0008 和 0.0142。

2. 计算组内差距

先来计算未加权的东部卫生技术人员数组内差距，即

$$T_{东} = \sum_{j=1}^{11} \left(\frac{r_{ij}}{r_i}\right) \times \ln\left(\frac{r_{ij}/r_i}{n_{ij}/n_i}\right)$$

$$= \frac{46.12}{420.2} \times \ln\left(\frac{46.12/420.2}{7556/58109}\right) + \frac{6.37}{420.2} \times \ln\left(\frac{6.37/420.2}{934/58109}\right) + \cdots + \frac{25.59}{420.2} \times$$

$$\log\left(\frac{25.59/420.2}{2154/58109}\right)$$

$$\approx 0.0049.$$

同理可得未加权的西部和中部卫生技术人员数组内差距分别为 0.0020 和 0.0019。

由此可得卫生技术人员数组内差距 $= \sum_{i=1}^{n} P_i \times T_i = \frac{58109}{139653} \times 0.0049 + \frac{37956}{139653} \times 0.0020$

$+ \frac{43588}{139653} \times 0.0019 \approx 0.0032.$

利用同样的计算方法得到医师、护士和床位的组内差距,最终结果如表 12 - 5。由计算结果可知,我国卫生资源的泰尔指数总差异、组间差距和组内差距数值均很小,说明相关卫生资源配置基本趋于均等化。在区域间的资源配置方面,注册护士的泰尔指数最低,公平性较好,相比较而言床位数的泰尔指数差距最大,最不公平。

表 12 - 5 2018 年我国卫生资源配置的泰尔指数

	卫生技术人员	执业(助理)医师	注册护士	床位
区域内	0.0032	0.0036	0.0037	0.0030
区域间	0.0009	0.0015	0.0008	0.0142
总差异	0.0041	0.0051	0.0045	0.0172

表 12 - 6 为 2018 年我国卫生资源配置差异的贡献率,2018 年我国卫生资源的内部差距对总体差距的贡献值均在 70% 以上(床位除外)。结合表 12 - 5 发现,区域内差异大于区域间差异(床位除外)。

表 12 - 6 2018 年我国卫生资源配置差异的贡献率

	卫生技术人员	执业(助理)医师	注册护士	床位
组内贡献率	0.7805	0.7059	0.8222	0.1744
组间贡献率	0.2195	0.2941	0.1778	0.8256

利用泰尔指数进行卫生资源配置公平性评价的优点在于:①泰尔指数对于资源配置的高低变化特别敏感,与基尼系数相比,它更适合地区间不公平性的描述;②泰尔指数可以进行分解,求出不同层次、不同组别的公平性,更有利于分析各地区、各影响因素对不公平的贡献情况,从而制定更有针对性的政策。因此,在评价卫生资源配置的公平性时,将基尼系数与泰尔指数相结合,可以更加客观地分析问题,避免采用单一指标出现的偏差。

三、卫生资源集聚度

(一)原理

袁素维等将经济学领域中的集聚度概念引入卫生资源配置评价中,提出卫生资源配置集聚度(health resources agglomeration degree,HRAD)的概念,并证实了其在卫生资源配置公平性评价方法中的实用性。按照卫生资源相对于人口分布的公平程度进行计算,所涉及卫生资源集聚度、人口集聚度和经济集聚度的概念及计算公式如下:

$$HARD_i = \frac{(HR_i/HR_n) \times 100\%}{(A_i/A_n) \times 100\%} = \frac{HR_i/A_i}{HR_n/A_n} \tag{12-5}$$

式中,$HARD_i$表示一个国家或地区卫生资源集聚度,是反映该国家或地区占全球(国)卫生资源总量比重的指标。HR_i是一个国家或地区i拥有的某类卫生资源数量,HR_n是全球(国)卫生资源总量。A_i是一个国家或地区面积,A_n是全球(国)地理面积总数。

$$PAD_i = \frac{(P_i/P_n) \times 100\%}{(A_i/A_n) \times 100\%} = \frac{P_i/A_i}{P_n/A_n} \tag{12-6}$$

式中,PAD_i表示一个国家或地区人口集聚度,是反映一个国家或地区占全球或全国1%的地理面积上集聚的全球(国)人口的比重,P_i是一个国家或地区i的人口数量,P_n是全球(国)人口总量。

基于集聚度的概念评价卫生资源配置时,卫生资源集聚度大于1,表明该国家或地区卫生资源按地理配置公平性较高;卫生资源集聚度与人口集聚度的差值大于0,表明该国家或地区的卫生资源相比国家或地区集聚的人口过剩,若差值小于0则表明该国家或地区卫生资源相对不足。

(二)卫生资源集聚度应用举例

例12-3 收集到陕西省2018年10个城市人口数、卫生机构数、土地面积等数据,如表12-7评价的卫生资源配置公平性。

表 12-7 2018 年陕西省 10 城市卫生资源配置情况

地区	人口数/万人	卫生机构数/个	床位数/张	卫生技术人员数/人	执业(助理)医师/人	注册护士/人	土地面积/平方千米
西安	1000.37	5928	66337	98030	32529	45015	10106
铜川	80.37	873	6568	9186	2534	4035	3881
宝鸡	377.10	2991	26921	31768	10212	13134	18162
咸阳	436.61	4363	29130	42292	10982	16677	10189
渭南	532.77	4320	31281	37419	10309	14463	13033

（续表）

地区	人口数/万人	卫生机构数/个	床位数/张	卫生技术人员数/人	执业（助理）医师/人	注册护士/人	土地面积/平方千米
延安	225.94	2655	13705	17597	5400	7800	37031
榆林	341.78	3860	20623	26394	7622	11040	42921
安康	266.89	2897	16539	18877	5523	7415	23535
商洛	238.02	2840	14397	15176	4581	5738	19581
汉中	343.61	3662	23976	25196	7194	10181	27092

以西安市为例计算人口集聚度和卫生技术人员集聚度。

1. 计算人口集聚度

$$PAD_{西安} = \frac{1000.37/10106}{3843.46/205531} \approx 5.2934.$$

2. 西安市卫生技术人员集聚度

$$HARD_{西安} = \frac{98030/10106}{321935/205531} \approx 6.1928.$$

以此类推得到其余 9 城市卫生资源集聚度及评价结果，如表 12-8 所示。

由表 12-8 可知，各类主要卫生资源均分布在人口集聚度较高的西安、铜川、宝鸡等地。从卫生资源各项指标的地理分布来看，西安、铜川、宝鸡、咸阳和渭南各类卫生资源集聚度均大于 1，延安、榆林、安康、商洛和汉中的卫生资源集聚度均小于 1，这既表明以西安、咸阳等为代表的经济发达地区卫生资源集聚度明显高于以延安、榆林等地为代表的经济欠发达地区，也反映了西安、咸阳等地区卫生资源地理可及性较好。

进一步比较陕西省各地区卫生资源集聚度与人口集聚度的差异，发现各地区间差异明显。从卫生资源集聚度与人口集聚度的差值情况来看，在卫生人力资源方面，西安、铜川所集聚的卫生技术人员、医师和护士数量较集聚的人口相对过剩，而渭南、商洛则表现出相对不足。在床位资源方面，铜川市所集聚的床位数较人口数相对过剩，渭南市则相对不足。

从卫生资源集聚度与人口集聚度的差值情况来看，卫生技术人员按人口分布情况显示，宝鸡市最均衡，西安市最不均衡；医师按人口分布情况显示，咸阳最均衡，西安最不均衡；注册护士和床位按人口分布情况显示，延安最均衡。

利用卫生资源集聚度进行公平性评价的优点在于：①同时考虑人口分布和地理规模对卫生资源配置公平性的影响；②可将区域的不公平性进行分解并实现数字化表达；③计算便捷。

表 12 - 8　陕西省各地市卫生资源集聚度评价结果

地市	人口集聚度	卫生技术人员		执业(助理)医师		注册护士		床位	
		集聚度	差值	集聚度	差值	集聚度	差值	集聚度	差值
西安	5.2934	6.1928	0.8994	6.8282	1.5348	6.7565	1.4631	5.4078	0.1144
铜川	1.1074	1.5111	0.4037	1.3851	0.2777	1.5770	0.4696	1.3942	0.2868
宝鸡	1.1103	1.1167	0.0064	1.1928	0.0825	1.0969	−0.0134	1.2212	0.1108
咸阳	2.2915	2.6499	0.3585	2.2865	−0.0050	2.4827	0.1913	2.3554	0.0639
渭南	2.1860	1.8330	−0.3530	1.6780	−0.5080	1.6833	−0.5027	1.9773	−0.2087
延安	0.3263	0.3034	−0.0229	0.3093	−0.0169	0.3195	−0.0068	0.3049	−0.0214
榆林	0.4258	0.3926	−0.0332	0.3767	−0.0491	0.3902	−0.0357	0.3958	−0.0300
安康	0.6064	0.5121	−0.0944	0.4978	−0.1086	0.4779	−0.1285	0.5790	−0.0275
商洛	0.6500	0.4948	−0.1552	0.4963	−0.1537	0.4445	−0.2055	0.6057	−0.0443
汉中	0.6782	0.5937	−0.0845	0.5633	−0.1149	0.5700	−0.1082	0.7291	0.0509

四、卫生资源分布指数

(一)原理

资源分布指数(index of resource distribution，IRD)是一个加权指数，用来衡量不同地域的基本卫生资源分布，主要从人均卫生总费用、千人卫生技术人员和千人卫生设施角度进行评价，分值越高，说明该地区卫生资源越充足，具体算式如下：

$$IRD = \left(\frac{GPDx}{GPDa} \times \omega_1\right) + \left(\frac{MDx}{MDa} \times \omega_2\right) + \left(\frac{FDx}{FDa} \times \omega_3\right) \qquad (12 - 7)$$

式中，$GPDx$ 为某地区人均卫生总费用，$GPDa$ 为某地区人均卫生总费用中的最大值，MDx 为某地区每千人卫生技术人员数，MDa 为某地区每千人卫生技术人员数中的最大值，FDx 为某地区每千人卫生设施数，FDa 为某地区每千人卫生设施数中的最大值。ω_1、ω_2、ω_3 分别为相应权重，国内研究多采用专家赋权法、固定权重法等，本书利用熵权法进行赋权。

熵是信息论中测试系统不确定性的量，信息量越大，不确定性就越小，用熵可以度量数据所提供的有效信息。熵权法就是根据各指标传输给决策者信息量的大小来确定指标权数的一种方法，也是客观赋权的重要方法之一，可有效避免主观定权的不科学性。在实际应用中，某项评价指标的差异越大，熵值越小，该指标包含和传输的信息越多，相应权重越大，说明该指标越重要，反之亦然，而且各指标熵权之和为1。计算步骤如下：

1. 设有 n 个方案, m 个指标(在 IRD 的计算中 $m=3$),指标值为 x_{ij},将各项指标数值进行归一化处理

$$\alpha_{ij} = \frac{x_{ij}}{\sum_{i=1}^{n} x_{ij}}, i=1,2,3,\cdots,n, j=1,2,3,\cdots,m. \tag{12-8}$$

2. 计算评价指标的熵值 H_j,其中 $k>0$,是与 n 有关的常数

$$H_j = -k \sum_{i=1}^{n} \alpha_{ij} \ln \alpha_{ij} \quad (k=1/\ln n). \tag{12-9}$$

3. 将熵值转换为反映差异大小的权数 ω_j

$$\omega_j = \frac{1-H_j}{m - \sum_{j=1}^{m} H_j}, \sum_{j=1}^{m} \omega_j = 1 \quad (0 \leqslant \omega_j \leqslant 1). \tag{12-10}$$

(二)应用举例

例 12-4 收集到四川省和全国 2008—2017 年的人均卫生费用、每千人卫技人员和每千人床位数,如表 12-9,试讨论卫生资源配置的公平性。

表 12-9 2008—2017 年四川与全国人均卫生总费用、每千人卫技人员及每千人床位数

年份	人均卫生总费用/元		每千人卫技人员/人		每千人医疗机构床位/张	
	四川	国家	四川	国家	四川	国家
2008	794.21	1094.52	3.11	3.90	2.74	3.05
2009	1076.87	1314.26	3.37	4.15	3.07	3.32
2010	1213.79	1490.06	3.60	4.39	3.36	3.58
2011	1516.81	1806.95	3.90	4.61	3.7	3.84
2012	1740.81	2076.67	4.82	4.94	4.29	4.24
2013	2066.41	2327.37	5.26	5.27	4.67	4.55
2014	2305.81	2581.66	5.55	5.56	5.02	4.84
2015	2638.14	2980.80	5.76	5.84	5.39	5.11
2016	3238.64	3351.74	6.01	6.12	5.68	5.37
2017	3680.60	3783.83	6.40	6.51	6.82	5.72

1. 将各项指标数值进行归一化处理

$$\alpha_{11} = \frac{x_{11}}{\sum_{i=1}^{10} x_{i1}} = \frac{794.21}{(794.21 + 1076.87 + \cdots + 3680.60)} \approx 0.0392.$$

以此类推计算 α_{21}、$\alpha_{10,1}$ 分别为 0.0531、0.0599、0.0748、0.0859、0.1019、0.1137、0.1301、0.1598、0.1816。

2. 计算评价指标的熵值 H_j

$$H_1 = -\frac{1}{\ln 10}\sum_{i=1}^{10}\alpha_{ij}\ln\alpha_{ij} = -\frac{1}{\ln 10}(0.0392\times\ln 0.0392 + \cdots + 0.1816\times\ln 0.1816)\approx 0.9574.$$

同理得 $H_2 = 0.9874, H_3 = 0.9838$。

3. 将熵值转换为反映差异大小的权数 ω_j

$$\omega_1 = \frac{1-H_1}{3-\sum\limits_{j=1}^{3}H_j}\approx 0.5973.$$

依次得 $\omega_2 = 0.1759, \omega_3 = 0.2268$.

按照以上的步骤计算得到四川省和全国资源分布指数熵权如表 12-10。

表 12-10　四川省和全国资源分布指数熵权

地域	ω_1	ω_2	ω_3
四川	0.5973	0.1759	0.2268
全国	0.6804	0.1283	0.1913

4. 计算 2008—2017 年四川省和全国资源分布指数

$$IRD_{\text{四川}\_2008} = \frac{794.21}{3680.60}\times 0.5973 + \frac{3.11}{6.40}\times 0.1759 + \frac{2.74}{6.82}\times 0.2268\approx 0.31.$$

$$IRD_{\text{全国}\_2008} = \frac{1094.52}{3783.83}\times 0.6804 + \frac{3.90}{6.51}\times 0.1283 + \frac{3.05}{5.72}\times 0.1913\approx 0.38.$$

同理计算 2009—2017 年其余各年的四川省和全国资源分布指数,结果如图 12-3。

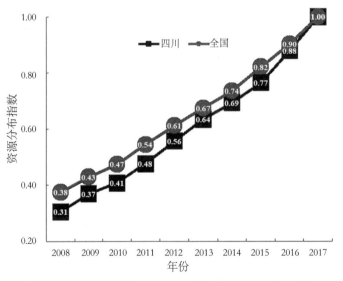

图 12-3　2008—2017 年四川省和全国的资源分布指数分布趋势

由图 12 - 3 可知,2008—2017 年,四川省的卫生资源分布指数呈逐年上升趋势,从 2008 年的 0.31 增长到 2017 年的 1.00,表明四川省卫生资源配置充沛程度越来越高。全国资源分布指数与四川省的变化发展趋势一致,但全国每年的资源分布指数值均高于四川省,说明全国层面的整体卫生资源配置状况优于四川省。

资源分布指数是相对指数,反映的是卫生服务供给方面的指标,数值越高说明相对卫生资源越充沛。该方法的优点在于:①能基本反映出社会卫生状况,数据选取比较简单,属于国家常规信息监控的范畴,方便进行区域间比较;②卫生资源分布指数将人均卫生总费用、每千人卫生技术人员和每千人医疗机构床位数三个指标加权结合计算,反映了卫生财力、人力和物力三大卫生资源的整体分布情况;③通过熵权法计算权重,避免了专家或个人赋权的主观性和随意性,提高了权重的科学性。但卫生资源分布指数没有将每平方千米卫生资源指标考虑进去,而卫生资源的地理分布在卫生资源科学配置中是不可忽视的因素之一,因此为使卫生资源达到人口和面积上的均衡分布,在使用时可综合使用卫生资源密度指数,即

$$\text{HRDI} = \sqrt{\frac{\text{卫生资源}}{\text{人口数量}} \times \frac{\text{卫生资源}}{\text{地理面积}}} = Exp\left(\frac{\ln\frac{\text{卫生资源}}{\text{人口数量}} + \ln\frac{\text{卫生资源}}{\text{地理面积}}}{2}\right) \qquad (12 - 11)$$

五、秩和比法

(一)原理

由于一些现成的统计资料质量参差不齐,存在着不同程度的不足,如有"水分"、残缺现象,不能满足常用统计分析方法的适用条件,一些多元分析方法在推广时也有一定的困难。因而,亟需一种针对这类资料简便易行的综合评价方法。基于这一设想,中国预防医学科学院的田凤调教授首先提出了利用秩和比(rank sum ratio,RSR)这一统计量进行统计分析的一组方法。此法目前在国内卫生统计领域已发展得较为成熟,应用范围日趋广泛。

其原理为对于一些被评价对象(国家或地区),把它们的各项评价指标值按大小排秩,指标值越大,秩次越高(对于正向指标而言)。这样,在这些被评价的对象中,卫生资源配置高的地区各项指标的秩次之和大;卫生资源配置差的,则各项指标的秩次之和小。评价者就可以根据秩和对这些单位进行排序和分类。在实际操作过程中,评价者可将诸项评价指标综合在一个 n 行 m 列的矩阵中,计算出各对象的秩次之和,再转换成无量纲统计量 RSR,进而结合参数分析的概念与方法,解决综合评价、鉴别分类、因素与关联分析、统计监控、预测与决策等问题。

RSR 值的计算可根据需要按指标值矩阵的行(L)或按列(C)分别进行,其公式为:

$$RSR_L = \frac{\sum_{i}^{n} R}{m \cdot n}(按行) \qquad (12 - 12)$$

$$RSR_C = \frac{\sum\limits_{i}^{m} R}{m \cdot n}（按列）\qquad(12-13)$$

式中，m 为指标数，n 为评价对象数，R 为各指标值对应的秩次。

在公平性评价时，为使算得的 RSR 越大，以表明卫生资源配置越好，评价者在对指标编秩时要区分正向指标和反向指标。

（二）应用举例

例 12-5 收集了 2015 年广西人口总数、每千人卫生机构数、每千人床位拥有量等数据，如表 12-11，试评价卫生资源配置公平性。

1. 给每项指标所对应的一列（行）指标值编秩次

本例中是对每座城市的指标按列编秩。正向指标从小到大编秩，反向指标从大到小依次编秩，同一指标数值相同者编平均秩，见表 12-11 中括号内数字。

每千人口卫生机构数、床位拥有量、卫技人员数、执业（助理）医师数和护士人数均为正向（高优）指标，指标值越大秩次越高。

表 12-11　2015 年广西卫生资源配置指标编秩结果

地级市	年末人口总数/万人	每千人口卫生机构数/个	每千人口床位拥有量/张	每千人口卫技人员数/人	每千人口执业（助理）医师数/人	每千人口护士人数/人
南宁	691.38	0.38 (2)	5.40 (14)	7.74 (14)	3.06 (14)	3.27 (14)
柳州	388.65	0.61 (5)	5.31 (13)	7.10 (13)	2.36 (13)	2.99 (13)
桂林	491.91	1.07 (14)	3.74 (4)	5.71 (12)	2.06 (12)	2.36 (12)
梧州	297.55	0.49 (3)	3.85 (6)	4.88 (5)	1.58 (7)	2.03 (9)
北海	160.37	0.68 (8)	4.41 (10)	5.47 (10)	2.02 (11)	2.20 (11)
防城港	90.80	0.69 (9)	4.10 (7)	5.66 (11)	1.91 (10)	2.17 (10)
钦州	318.06	0.15(1)	4.14 (8)	4.90 (6)	1.48 (3)	1.91 (6)
贵港	425.56	1.00 (13)	3.18 (1)	4.03 (1)	1.31 (1)	1.47 (2)
玉林	566.01	0.63(6)	3.80 (5)	4.13 (2)	1.41 (2)	1.54 (3)
百色	356.88	0.73 (12)	4.43 (11)	5.02 (9)	1.50 (5)	1.65 (4)
贺州	201.34	0.56 (4)	3.67 (3)	4.94 (8)	1.48 (4)	0.98 (1)
河池	345.14	0.66 (7)	4.23 (9)	4.90 (7)	1.59 (8)	1.97 (8)
来宾	216.37	0.69 (10)	4.55 (12)	4.73 (3)	1.60 (9)	1.76 (5)
崇左	203.98	0.70 (11)	3.65 (2)	4.85 (4)	1.55 (6)	1.96 (7)

2. 根据评价目的,按行或按列计算 RSR 值

本例中,由于是要对广西各地市卫生资源配置公平性进行评价,因此按列计算 RSR 值,如南宁市计算结果如表 12-12 所示。

$$RSR_{南宁} = \frac{2+14+14+14+14+14}{5\times14} \approx 0.8286.$$

表 12-12 广西卫生资源配置的秩和比分布

地级市	RSR	f	累计频数	R	平均秩次	累计频率/%	X
贵港	0.2571	2	1	1～2	1.5	10.7	3.7547
玉林	0.2571	2	2	1～2	1.5	10.7	3.7547
贺州	0.2857	1	3	3	3	21.4	4.2074
钦州	0.3429	1	4	4	4	28.6	4.4349
梧州	0.4286	2	5	5～6	5.5	39.3	4.7285
崇左	0.4286	2	6	5～6	5.5	39.3	4.7285
河池	0.5571	2	7	7～8	7.5	53.6	5.0904
来宾	0.5571	2	8	7～8	7.5	53.6	5.0904
百色	0.5857	1	9	9	9	64.3	5.3665
防城港	0.6714	1	10	10	10	71.4	5.5651
北海	0.7143	1	11	11	11	78.6	5.7926
桂林	0.7714	1	12	12	12	85.7	6.0669
柳州	0.8143	1	13	13	13	92.9	6.4584
南宁	0.8286	1	14	14	14	98.2*	7.0969

注:* 为按 $\left(1-\frac{1}{4n}\right)$ 校正。

3. 确定 RSR 的分布,计算回归方程为 $\hat{RSR}=A+BX$

通常情况下,在被评价对象的一系列值中,较大和较小的值较少,而居中的值较多,其分布应接近正态分布。统计学中的概率单位值(这里用 X 表示)所对应的分布正好是正态分布,因此可以拟合 RSR 与 X 之间的线性回归方程。表 12-13 中列出了 RSR 的累计频率和它相对应的概率单位值 X(通过查附表 2 得到)。参照散点图,用最小二乘法求得,

$$\hat{RSR}=-0.5133+0.2036X,$$

求出 $R^2=0.951$,方差分析结果显示,F=232.572,P<0.001,说明该方程具有统计学意义,即 X 与 RSR 之间关系非常密切。

4. 对各地市的秩和比进行排序和分档是应用 RSR 法进行公平性评价的关键所在

对一系列有序的指标值进行分档,可分为好、中和差三档,也可分为优、良、中和差四档,或很好、较好、一般、较差和很差五档等,各档所占的比例,一般是人为制定。以分四档为例,可分为好的占 20%、差的占 20%、良和中各占 30%,也可分为好和差各占 15%、良和中各占 35%,或根据实际情况分配。有了分配比例,就可用百分位数法对实际的指标值分档归类了。

RSR 法中的分档也是基于上述的原则,不过是将分档比例所对应的百分位数转换成了 0~10 的概率单位值 X。RSR 法的分档法分为两种,即合理分档法和最佳分档法。

合理分档法是采用经验的分档比例,找出能与其相对应的、较为整齐的概率单位值 X 作为分档的界值,并编制成表 12-13,评价者可根据自己的分档数从表中查出各档的界值 X。而在实际应用中,得到的 RSR 值与 X 值并不是呈完全的直线关系,直接用 X 值来分档可能会产生偏差。所以,将分档的 X 界值代入回归方程中,算出期望值,再由期望值对实际的一系列评价单位进行分档。

表 12-13 合理分档数表

分档数	分值	概率单位值 X
3	4 以下	4~ 6~
4	3.5 以下	3.5~ 5~ 6.5~
5	3.2 以下	3.2~ 4.4~ 5.6~ 6.8~
6	3 以下	3~ 4~ 5~ 6~ 7~
7	2.86 以下	2.86~ 3.72~ 4.57~ 5.44~ 6.28~ 7.14~

对于本例就是采用这种分档方法,分档结果见表 12-14。

表 12-14 RSR 的排序与分档

等级	X	RSR	排序与分档
下	<4	<0.3011	贵港、玉林、贺州
中	4~	0.3011~	钦州、梧州、崇左、河池、来宾、百色、防城港
上	6~	0.7084	北海、桂林、柳州、南宁

最佳分档法是在合理分档法的基础上再做必要调整。评价者可将已分好的各档中某个或者某几个 RSR 值移入上一档或下一档,或将例数较少的档与邻近的档合并,经过几次试验,可达到各档之间的 RSR 值的方差一致,并且差异具有显著性。两种分档方法在很多情况下是吻合的。

针对三档 X 值进行方差分析，$F=28.658$，$P<0.001$，结果如表 12-15 所示，这说明各档之间存在差异。按 $\alpha=0.05$ 水准对三档概率单位 X 值均数进行两两比较，得 P 值均小于 0.05，这说明各档间差异具有统计学意义。

表 12-15　三档 X 值的方差分析结果

项目	平方和	自由度	均方	F	P
组间	10.597	2	5.299	28.658	<0.001
组内	2.034	11	0.185		
总计	12.631	13			

通过表 12-14 和表 12-15，对广西卫生资源配置进行分析，其结果显示：广西卫生资源配置状况与经济发展水平有一定的关系，卫生资源配置较差的城市大多来自桂西北地区，而卫生资源配置上等的城市大多来自桂东南地区。因此，桂东南的卫生资源配置状况明显优于桂西北地区，经济水平高的地区卫生资源配置状况也较好。由此可见，卫生计生部门一方面应当加强对卫生资源配置的管理，实施区域卫生规划，整合优势资源，并加大对贵港市、玉林市、贺州市等卫生资源短缺地区的卫生投入和政策支持力度。另一方面，应着力提高桂西北地区医务人员的待遇，改善医务人员的工作环境，完善激励机制，加强人才队伍建设。

总的来说，秩和比法是一种原理易懂、简便易行的综合评价方法，它将非参数统计与参数统计结合起来，把"原材料"加工成可塑性极强的"半成品"，获得了一个能够反映多指标综合信息的统计量 RSR。这种方法以非参数法为基础，对指标的选择无特殊要求，适用于各种被评价对象，应用范围广。由于计算中采用的数值是指标的秩次，所以可消除异常值的干扰，不用对指标值进行标准化，就可以表明计量单位不同的多个指标的综合水平。在利用 RSR 进行评价时又融合了参数分析的方法，对数据的分布无特殊要求，尤其在对同时具有相对指标和绝对指标的综合评价、估计预测预报、估计质量控制等各个方面，结果较为精确，根据分段 RSR 值可以找出影响全局的薄弱环节，从而可以有的放矢地采取有效措施，达到提高卫生资源配置水平的目的。

不过，该方法对原始资料利用不充分，损失了定量资料的部分信息。对某一指标排秩，相邻的秩次之差是相等的，但它们所对应的实际值的差距并不相等，所以最终算得的 RSR 值并不能反映各评价单位间的真实差距。此外，各指标的原始值不符合正态分布时，如果按正态分布对 RSR 值进行分档归类，所得到的评价结果可能会与实际情况有一定的偏差，当然这种情况比较少见。

第三节 其他评价方法

第二节中详细介绍了卫生资源配置公平性评价常见的五种方法,然而在文献中也会采用如差别指数法、集中指数、熵权 TOPSIS 法等,以下针对这三种方法做简要介绍。

一、差别指数

(一)原理

差别指数是通过测量卫生资源分布情况和各地的差异程度,进而分析各地区不同的卫生资源分配公平性情况,其计算公式为:

$$ID = \frac{1}{2} \sum_{s=1}^{n} |R_{sr} - R_{sp}| \qquad (12-14)$$

式中,s 为地区分组,$s=1,2,\cdots,n$;R_{sr} 为第 s 组卫生资源构成比;R_{sp} 为第 s 组人口数量(或地理面积)构成比;ID 的取值范围为 0~1,越接近 0,代表卫生资源配置公平性越好,反之则代表越不公平。

(二)应用举例

例 12 - 6 结合表 12 - 16 收集的资料评价北京市卫生资源配置公平性。

表 12 - 16 2015 年北京市各区医疗卫生资源配置情况

地区	土地面积/km²	常住人口/万人	医疗卫生机构数/个	编制床位/张	实有床位/张	卫生人员/人	卫技人员/人	执业(助理)医师/人	注册护士/人
全市	16410.54	2170.5	10425	118384	111555	289205	225440	85232	94626
东城区	41.86	90.5	570	11483	11046	32825	25449	9790	10303
西城区	50.53	129.8	646	15010	15604	42205	34824	11992	15338
朝阳区	455.08	395.5	1362	22010	20133	59361	45244	17888	19085
丰台区	305.8	232.4	554	10056	9534	22331	17523	6509	7664
石景山区	84.32	65.2	212	5280	4636	9459	7687	2848	3349
海淀区	430.73	369.4	1053	12788	11238	37148	29026	10761	12660
房山区	1989.54	104.6	984	5671	6362	12854	9344	3516	3768
通州区	906.28	137.8	611	5554	3494	11129	8769	3362	3380
顺义区	1019.89	102.0	707	3799	3372	9615	7441	3127	2693
昌平区	1343.54	196.3	907	11286	10147	17458	13187	4810	5938

（续表）

地区	土地面积/km²	常住人口/万人	医疗卫生机构数/个	编制床位/张	实有床位/张	卫生人员/人	卫技人员/人	执业（助理）医师/人	注册护士/人
大兴区	1036.32	156.2	778	6102	6780	13794	10697	4021	4313
门头沟区	1450.70	30.8	259	2715	2858	4476	3376	1170	1440
怀柔区	2122.62	38.4	481	1730	1683	4179	3291	1387	1130
平谷区	950.13	42.3	437	2040	2020	4720	3678	1530	1479
密云区	2229.45	47.9	589	1811	1666	4697	3590	1580	1204
延庆区	1993.75	31.4	256	1049	982	2954	2314	941	882

1. 依次计算人口数量和各卫生资源的构成比，结果如表 12-17 所示

表 12-17 2015 年北京市各区人口数量和医疗卫生资源构成比情况

地区	常住人口	医疗卫生机构数	编制床位	实有床位	卫生人员	卫技人员	执业（助理）医师	注册护士
东城区	0.0417	0.0548	0.0970	0.0990	0.1135	0.1129	0.1149	0.1089
西城区	0.0598	0.0621	0.1268	0.1399	0.1459	0.1545	0.1407	0.1621
朝阳区	0.1822	0.1309	0.1859	0.1805	0.2053	0.2007	0.2099	0.2017
丰台区	0.1071	0.0532	0.0849	0.0855	0.0772	0.0777	0.0764	0.0810
石景山区	0.0300	0.0204	0.0446	0.0416	0.0327	0.0341	0.0334	0.0354
海淀区	0.1702	0.1012	0.1080	0.1007	0.1284	0.1288	0.1263	0.1338
房山区	0.0482	0.0946	0.0479	0.0570	0.0444	0.0414	0.0413	0.0398
通州区	0.0635	0.0587	0.0469	0.0313	0.0385	0.0389	0.0394	0.0357
顺义区	0.0470	0.0679	0.0321	0.0302	0.0332	0.0330	0.0367	0.0285
昌平区	0.0904	0.0872	0.0953	0.0910	0.0604	0.0585	0.0564	0.0628
大兴区	0.0720	0.0748	0.0515	0.0608	0.0477	0.0474	0.0472	0.0456
门头沟区	0.0142	0.0249	0.0229	0.0256	0.0155	0.0150	0.0137	0.0152
怀柔区	0.0177	0.0462	0.0146	0.0151	0.0144	0.0146	0.0163	0.0119
平谷区	0.0195	0.0419	0.0172	0.0181	0.0163	0.0163	0.0180	0.0156
密云区	0.0221	0.0566	0.0153	0.0149	0.0162	0.0159	0.0185	0.0127
延庆区	0.0145	0.0246	0.0089	0.0088	0.0102	0.0103	0.0110	0.0093
合计	1.0000	1.0000	1.0000	1.0000	1.0000	1.0000	1.0000	1.0000

2. 代入公式计算医疗卫生机构差别指数

$$ID_{医疗卫生机构} = \frac{1}{2}\sum_{s=1}^{s}|R_{sn}-R_{sp}| = \frac{1}{2}\sum_{s=东城区}^{延庆区}|R_{sn}-R_{sp}| = \frac{1}{2}\big[|0.0548-0.0417| + \cdots +$$

$|0.0246-0.0145|\big] \approx 0.1919$.同理可分别计算 2015 年北京市其他地区卫生资源按人口与地理配置的差别指数,结果如表 12 - 18。

由表 12 - 18 分析结果显示,2015 年北京市各项卫生资源人口配置公平性优于地理配置。其中,在人口配置上,医疗卫生机构和注册护士的差别指数大于 0.19,表明除医疗卫生机构和注册护士的各项卫生资源配置绝对公平,医疗卫生机构和注册护士配置相对公平。在地理配置上,除医疗卫生机构差别指数小于 0.50 外,其余各项卫生资源差别指数均大于 0.50,超过了警戒线 0.40(同基尼系数警戒线),表明各项卫生资源配置高度不平均。

表 12 - 18   2015 年北京市卫生资源按人口与地理配置的差别指数

项目	医疗卫生机构数	编制床位	实有床位	卫生人员	卫技人员	执业(助理)医师	注册护士
人口	0.1919	0.1542	0.1697	0.1849	0.1892	0.1851	0.1953
地理	0.3654	0.5774	0.5728	0.6197	0.6252	0.6181	0.6395

差别指数在卫生领域常用于表示某特定人群的健康分布与同组人群某特征分布间的差异,即健康公平性。也可用以测量总公平指数及各地区差异性,从而评价地区之间的卫生资源配置公平性,利于分析其不公平产生的具体原因。该方法计算便捷,易于掌握。

二、集中指数

(一)原理

集中指数(concentration index,CI)是世界银行推荐用于评价不同经济发展水平条件下健康和卫生服务利用公平性的重要指标,即它可以总体量化与经济因素相关的卫生资源配置的公平程度,其大小为集中曲线和均等线之间面积的 2 倍,取值范围[-1,1],绝对值越大则表示不公平程度越大。集中指数为 0,说明绝对公平,为 1 说明绝对不公平;集数指数取[-1,0)时,集中曲线位于绝对公平线上方,说明卫生资源倾向于配置在经济水平低的地区;集中指数取(0,1]时,集中曲线位于绝对公平线下方,说明较多的卫生资源倾向于配置在经济水平高的地区。集中指数计算公式为:

$$S = \frac{1}{2}\sum_{i=0}^{n-1}(Y_i + Y_{i+1})(X_{i+1} - X_i) \tag{12-15}$$

式中,$Y_0 = 0$,$X_0 = 0$;$CI = 2 \times (0.5 - S)$,n 表示观测个数,i 表示各观测点按经济水平(人均GDP)由低到高排序的名次,X_i 表示各观测点按人均 GDP 排序后,各观测点人口的累计百分比,Y_i 值为卫生资源的累计百分比。

(二)应用举例

例 12 - 7 结合表 12 - 19 的资料来说明用集中指数进行公平性评价的步骤。

表 12 - 19 　2018 年我国按人均 GDP 由低到高排序的人口数及卫生资源情况

地区	人均 GDP	人口数 /万人	医疗卫生 机构/个	卫生技 术人员	执业(助 理)医师	注册护士	床位	政府卫生 支出/亿元
西藏	344	1.91	6844	0.84	0.56	1.68	48902	95.48
青海	603	4.46	6396	1.62	1.76	3.91	48981	127.35
宁夏	688	5.31	4450	1.95	2.33	4.10	54217	100.18
海南	934	6.37	5325	2.23	3.00	4.48	56507	129.42
天津	1560	10.46	5686	4.31	3.94	6.82	90371	201.14
北京	2154	25.59	10058	9.98	10.74	12.36	164220	507.43
上海	2424	19.57	5293	7.16	8.81	13.9	157279	449.64
新疆	2487	17.64	18450	6.34	7.24	17.89	54280	317.85
内蒙古	2534	18.82	24610	7.36	7.65	15.9	67852	333.11
甘肃	2637	15.73	27897	5.96	6.43	16.27	32995	291.84
吉林	2704	18.38	22691	7.72	7.63	16.7	43475	284.56
重庆	3102	20.93	20524	7.64	9.52	22.01	75828	366.41
贵州	3600	24.55	28066	8.15	10.92	24.56	46433	440.82
山西	3718	24.64	42079	9.95	10.39	20.83	45724	326.24
黑龙江	3773	23.09	20349	8.95	9.31	25.01	36183	304.33
陕西	3864	32.8	35300	9.91	13.81	25.37	66649	424.72
福建	3941	24.75	27590	9.12	10.94	19.25	107139	426.09
辽宁	4359	30.32	36029	12.05	13.45	31.44	57191	343.79
江西	4648	24.73	36545	8.74	11.09	24.95	53164	497.86
云南	4830	30.19	24954	9.97	13.69	29.12	47944	553.80
广西	4926	32.1	33742	10.60	14.05	25.59	42964	519.16
浙江	5737	48.63	32754	19.08	20.16	33.21	107624	598.55
湖北	5917	41.1	36486	15.21	19.09	39.35	77387	586.78
安徽	6324	33.36	24925	12.69	14.98	32.81	58496	604.65
湖南	6899	43.71	56239	18.09	18.41	48.24	57540	594.26

（续表）

地区	人均GDP	人口数/万人	医疗卫生机构/个	卫生技术人员	执业（助理）医师	注册护士	床位	政府卫生支出/亿元
河北	7556	46.12	85088	21.14	17.29	42.19	46348	615.69
江苏	8051	59.01	33254	23.33	26.05	49.15	123607	808.57
四川	8341	56.25	81537	20.5	24.73	59.89	55774	841.88
河南	9605	62.15	71351	23.57	26.31	60.85	56388	844.81
山东	10047	73.86	81470	29.04	32.28	60.85	70653	842.49
集中指数			0.1511	0.1603	0.1570	0.1544	−0.1787	0.0985

按公式分别计算人口累计比和卫生资源累计百分比,在此基础上计算集中指数。其结果如表12‐19所示。从研究结果可以看出,2018年我国卫生资源配置集中指数整体较小,主要集中在−0.1787~0.1603,说明整体公平程度较好。在卫生资源配置方面,政府卫生支出的集中指数为0.0985,说明不同经济水平地区政府卫生支出基本公平;除床位外,其他卫生资源集中指数均大于0,说明其配置主要集中在经济水平较高的地区,而医疗机构床位的集中指数为−0.1787,说明其配置主要集中在经济水平较低的地区。

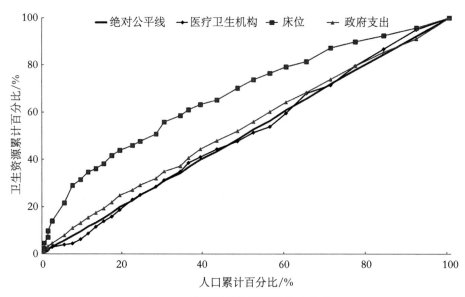

图12‐4　我国卫生资源配置集中曲线

集中指数作为公平性的测量方法之一,受到人们越来越广泛的重视,常用于卫生服务公平性研究中,包括健康公平性、卫生服务利用公平性,以及本章介绍的卫生资源配置公平性,在卫生资源配置公平性中用来评价不同经济发展水平地区的相对公平性。集中指数常用的

计算方法除以上介绍的几何法外,还有协方差法,即

$$CI = 2 \times \frac{\text{cov}(h,r)}{\mu} \qquad (12-16)$$

式中,h 为指标值,μ 为其均值,r 为按人均 GDP 排序的地区累积百分比。虽然计算方法不同,但尚未查到相同资料用不同方法计算集中指数的差异,读者可自主选择。

三、熵权 TOPSIS 法

(一)原理

熵权法可以通过评价对象指标数据的变异幅度来确定权重值,从而避免主观因素对结果的影响。TOPSIS 法即正负理想解法,它是针对归一化后的原始数据矩阵,找出有限方案中的最优方案和最劣方案,然后通过某一评价单元与最优方案和最劣方案之间的距离,求出该评价单元与最优方案的接近程度 C,并以此作为评价各评价单元优劣的依据。相对接近 C 取值在 0 与 1 之间,该值越接近 1,反映该评价单元越接近最优水平;该值越接近 0,则该评价单元越接近最劣水平。现用图 12-5 来说明其原理:

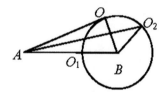

图 12-5 TOPSIS 法原理示意图

把某一管理目标的最优方案、最劣方案和某评价单元抽象为多维空间上的 3 个点 A、B 和 O。该评价单元 O 距最优方案 A 和最劣方案 B 的距离分别为 $|OA|$ 和 $|OB|$,相对接近度 $C = \frac{|OB|}{|OA| + |OB|}$。显然,当 O 点与 A 点重合时(相当于该评价单元为最优方案),$OA = 0$,C 有最大值 1;当 O 点与 B 点重合时(相当该评价单元为最劣方案),$OB = 0$,C 有最小值 0;当评价单元处于其他位置时,有 $0 < C < 1$,且距离 A 点越近(即越接近最优方案)C 值越大,如距 B 点距离相同的 3 个点 O_1、O_2 和 O 中,O_1 位置的 C 值最大。

TOPSIS 法是系统工程中有限多方案多目标决策分析的一种常用方法,能反映不同评价单元的优劣程度,直观、可靠。此方法对样本量、指标多少及数据的分布无特殊要求和限制,灵活、方便、实用,现已成熟用于评价卫生决策及管理等多个方面。

(二)应用举例

例 12-8 结合表 12-20 的资料来说明运用熵权-TOPSIS 法进行公平性评价的步骤。

表 12‑20　2013 年山东省基本公共卫生服务资源配置情况

地区	财政补助（元/人）	每千人卫生技术人员	每千人执业（助理）医师	每千人注册护士	每万人医疗卫生机构	每千人床位数
济南	444.83	1.98	1.03	0.61	7.21	0.89
青岛	230.10	2.34	1.19	0.79	8.48	1.06
淄博	172.87	1.87	1.01	0.52	10.45	1.07
枣庄	178.92	1.41	0.68	0.48	5.96	0.87
东营	325.83	1.56	0.75	0.44	7.86	0.82
烟台	184.07	2.50	1.05	0.64	7.25	1.80
潍坊	137.55	3.31	1.49	1.25	7.78	1.58
济宁	152.27	2.06	0.83	0.58	7.93	1.37
泰安	153.69	1.87	0.83	0.55	7.10	0.93
威海	162.92	2.10	0.87	0.70	8.50	1.79
日照	117.97	1.38	0.60	0.35	7.74	1.04
莱芜	131.68	1.58	0.83	0.44	8.97	0.91
临沂	113.24	1.66	0.65	0.50	6.56	1.56
德州	73.98	1.62	0.85	0.38	7.99	1.15
聊城	123.63	1.12	0.44	0.24	9.14	0.97
滨州	207.99	1.83	0.81	0.42	6.04	1.24
菏泽	80.18	2.11	0.91	0.73	4.10	1.37

1. 将各指标数据标准化

由于原始指标可分为正向指标和负向指标，因此有别于第二节资源分布指数标准化的处理方法。对于正向指标，记 M_j 为其理想值，对于负向指标，记 m_j 为其理想值。理想值的获取可以通过原始数据，把极值作为理想值，即令 $M_j=\max(x_{ij})$，$m_j=\min(x_{ij})$，定义 x'_{ij} 为 x_{ij} 对于理想值的接近度，对于正向指标 $x'_{ij}=\dfrac{x_{ij}}{M_j}$，对于负向指标 $x'_{ij}=\dfrac{m_j}{x_{ij}}$，定义其标准化值 $y_{ij}=\dfrac{x'_{ij}}{\sum\limits_{i=1}^{m}x'_{ij}}$。标准化后各指标值如表 12‑21。

表 12‑21　2013 年山东省基本公共卫生服务资源标准化结果

地区	财政补助 （元/人）	每千人卫生 技术人员	每千人执业 （助理）医师	每千人注 册护士	每万人医疗 卫生机构	每千人 床位数
济南	1.0000	0.5982	0.6913	0.4880	0.6900	0.4944
青岛	0.5173	0.7069	0.7987	0.6320	0.8115	0.5889
淄博	0.3886	0.5650	0.6779	0.4160	1.0000	0.5944
枣庄	0.4022	0.4260	0.4564	0.3840	0.5703	0.4833
东营	0.7325	0.4713	0.5034	0.3520	0.7522	0.4556
烟台	0.4138	0.7553	0.7047	0.5120	0.6938	1.0000
潍坊	0.3092	1.0000	1.0000	1.0000	0.7445	0.8778
济宁	0.3423	0.6224	0.5570	0.4640	0.7589	0.7611
泰安	0.3455	0.5650	0.5570	0.4400	0.6794	0.5167
威海	0.3663	0.6344	0.5839	0.5600	0.8134	0.9944
日照	0.2652	0.4169	0.4027	0.2800	0.7407	0.5778
莱芜	0.2960	0.4773	0.5570	0.3520	0.8584	0.5056
临沂	0.2546	0.5015	0.4362	0.4000	0.6278	0.8667
德州	0.1663	0.4894	0.5705	0.3040	0.7646	0.6389
聊城	0.2779	0.3384	0.2953	0.1920	0.8746	0.5389
滨州	0.4676	0.5529	0.5436	0.3360	0.5780	0.6889
菏泽	0.1802	0.6375	0.6107	0.5840	0.3923	0.7611

2. 计算指标信息熵、信息效用值和指标权重

同第二节卫生资源分布指数中信息熵的计算，第 j 项指标的信息熵为

$$e_j = -k \sum_{i=1}^{m} y_{ij} \ln(y_{ij}) \qquad (12-17)$$

其中 $k = 1/\ln n$，$0 \leqslant e_j \leqslant 1$。对于一个完全无序的系统，其熵值最大，此时 y_{ij} 对于给定的 j 全部相同，那么 $y_{ij} = 1/n$，此时，e 取极大值。

某项指标的信息效用值：$d_j = 1 - e_j$。

某项指标的信息效用值越高，则对于评价的重要性就越大，第 j 项指标的权重为：

$$\omega_j = \frac{d_j}{\sum_{j=1}^{n} d_j} \qquad (12-18)$$

评价指标熵值及权重如表 12‑22 所示。

表 12-22　基本公共卫生服务资源配置评价指标熵值及权重

指标	财政补 （元/人）	每千人卫生 技术人员	每千人执业 （助理）医师	每千人注 册护士	每万人医疗 卫生机构	每千人床 位数
熵值	0.9620	0.9888	0.9876	0.9760	0.9937	0.9885
熵权	0.3672	0.1084	0.1198	0.2321	0.0610	0.1115

3. 计算加权标准化矩阵

加权标准化矩阵就是规范评价矩阵与采用熵权法后得到的各个指标权重的乘积，用 Z 来表示，$Z=(Z_{ij})_{n \times s}$ 计算公式如下：

$$Z_{ij}=\omega_j \cdot y_{ij}, i=1,2,\cdots,m; j=1,2,\cdots,n. \qquad (12-19)$$

式中，i 为地区，j 为指标，m 为地区数。得到加权标准化结果如表 12-23。

表 12-23　2013 年山东省基本公共卫生服务资源经标准化后的加权属性值

地区	财政补助 （元/人）	每千人卫生 技术人员	每千人执业 （助理）医师	每千人注 册护士	每万人医疗 卫生机构	每千人 床位数
济南	0.3672	0.0648	0.0828	0.1133	0.0421	0.0551
青岛	0.1900	0.0766	0.0957	0.1467	0.0495	0.0657
淄博	0.1427	0.0612	0.0812	0.0966	0.0610	0.0663
枣庄	0.1477	0.0462	0.0547	0.0891	0.0348	0.0539
东营	0.2690	0.0511	0.0603	0.0817	0.0459	0.0508
烟台	0.1519	0.0818	0.0845	0.1189	0.0423	0.1115
潍坊	0.1135	0.1084	0.1198	0.2321	0.0454	0.0979
济宁	0.1257	0.0674	0.0668	0.1077	0.0463	0.0849
泰安	0.1269	0.0612	0.0668	0.1021	0.0414	0.0576
威海	0.1345	0.0687	0.0700	0.1300	0.0496	0.1109
日照	0.0974	0.0452	0.0483	0.0650	0.0452	0.0644
莱芜	0.1087	0.0517	0.0668	0.0817	0.0523	0.0564
临沂	0.0935	0.0543	0.0523	0.0929	0.0383	0.0966
德州	0.0611	0.0530	0.0684	0.0706	0.0466	0.0712
聊城	0.1020	0.0367	0.0354	0.0446	0.0533	0.0601
滨州	0.1717	0.0599	0.0651	0.0780	0.0352	0.0768
菏泽	0.0662	0.0691	0.0732	0.1356	0.0239	0.0849

4. 确定加权标准化矩阵的正理想解 Z_j^+ 和负理想解 Z_j^-

正负理想解分别选取各指标的最大值和最小值,它们分别表示各个指标中的最优值和最劣值,构成正理想解 Z_j^+ 与负理想解 Z_j^-:

$$Z_j^+ = \max(Z_{1j}, Z_{2j}, Z_{mj})$$

$$Z_j^- = \min(Z_{1j}, Z_{2j}, Z_{mj})$$

其中 $j = 1, 2, \cdots, n$.

根据加权标准化矩阵得到的正理想解和负理想解分别为:

$$Z_j^+ = (0.3672, 0.1084, 0.1198, 0.2321, 0.0610, 0.1115)$$

$$Z_j^- = (0.0611, 0.0367, 0.0354, 0.0446, 0.0239, 0.0508)$$

5. 计算各评价单元指标值与正负理想解的距离,分别记为 D_i^+ 和 D_i^-

$$D_i^+ = \sqrt{\sum_{j=1}^{n}(Z_{ij} - Z_j^+)^2}$$

$$D_i^- = \sqrt{\sum_{j=1}^{n}(Z_{ij} - Z_j^-)^2} \quad (i = 1, 2, \cdots, m; j = 1, 2, \cdots, n) \qquad (12-20)$$

在众多计算结果中,如果一个评价对象越靠近正理想解、远离负理想解,则该评价对象在所有评价对象中排名越好。

如青岛市各指标距正负理想解的距离分别为:

$$D_{青岛}^+ = [(0.1900-0.3672)^2 + (0.0766-0.1084)^2 + (0.0828-0.1198)^2 + (0.1133-0.2321)^2$$
$$+ (0.0421-0.0610)^2 + (0.0551-0.1115)^2]^{\frac{1}{2}} = 0.1683.$$

$$D_{青岛}^- = [(0.1900-0.0611)^2 + (0.0766-0.0367)^2 + (0.0828-0.0354)^2 + (0.1133-0.0446)^2$$
$$+ (0.0421-0.0239)^2 + (0.0551-0.0508)^2]^{\frac{1}{2}} = 0.1821.$$

6. 计算各评价单元指标值与最优值的相对接近程度 C_i

$$C_i = \frac{D_i^-}{D_i^+ + D_i^-} \times 100 \quad (i = 1, 2, \cdots, m). \qquad (12-21)$$

计算结果见表 12-24。

表 12-24　山东省基本公共卫生服务资源配置综合评价排名表

地区	D_i^+	D_i^-	C_i	排序
济南	0.1447	0.3191	68.8080	1
青岛	0.1683	0.1821	51.9690	3
淄博	0.2730	0.1170	29.9952	12
枣庄	0.2294	0.1004	30.4394	11
东营	0.3241	0.2143	39.8012	7

（续表）

地区	D_i^+	D_i^-	C_i	排序
烟台	0.2103	0.1492	41.4968	6
潍坊	0.1583	0.2300	59.2291	2
济宁	0.1989	0.1084	35.2749	8
泰安	0.2070	0.0979	32.1084	10
威海	0.1894	0.1385	42.2419	4
日照	0.2169	0.0511	19.0657	16
莱芜	0.2075	0.0755	26.6737	14
临沂	0.1908	0.0793	29.3604	13
德州	0.1927	0.0544	22.0322	15
聊城	0.2383	0.0513	17.7113	17
滨州	0.2484	0.1249	33.4528	9
菏泽	0.1508	0.1093	42.0255	5

7. 按接近程度大小对各评价单元进行排序

其值越大,表明该评价对象得分越高、越优秀;反之,则相反。山东省 17 个地级市中,济南市的基本公共卫生服务资源配置最好,聊城市最差,且差距较大,表明基层卫生资源配置存在严重不均衡问题。

应用 TOPSIS 法进行综合评价时,对原始数据进行了同趋势和归一化处理,消除了不同指标量纲的影响。该方法能定量地反映不同评价单元的优劣程度,由于在计算过程中充分利用了原始数据信息,所以得出的结果较为精确,能忠实地反映出各评价单元之间的差距。熵权法可以通过评价对象指标数据的变异幅度来确定权重,TOPSIS 法中熵权法的引入,可有效避免主观因素对结果的影响。

另外,由于在实际应用中所用的"最优值"和"最劣值"是各评价单元中的最大值和最小值,确切地说,得出的正理想解 Z_j^+ 与负理想解 Z_j^- 代表的只是"较优方案"和"较劣方案",而不是理想的最优方案与最劣方案。所以最终算出的 C 值,反映的只是各评价单元与较优方案的相对接近程度,而不是与最优方案的相对接近程度,这在评价时值得注意。

有卫生统计工作者对相对接近度 C 的分析进行了深化和扩展,借鉴秩和比法的思想,拟合 C 与概率单位 X 之间的回归方程,为按质量好坏分档提供定量依据,具有较强的实用性。应注意的是,C 值的分组及评价结果分档应视评价单元的多少而定。

参考文献

[1] 白玲.基于基尼系数和差别指数的北京市卫生资源配置公平性分析[J].中国医院统计,2017,

24(1):17 - 20,23.

[2] 陈安琪,徐爱军,薛成兵.基于基尼系数和集聚度的江苏省卫生资源配置公平性分析[J].中国卫生统计,2018,35(4):527 - 529.

[3] 程杨杨,徐凌忠,许敏兰,等.基于洛伦茨曲线和基尼系数的我国卫生监督人力资源公平性分析[J].中国卫生统计,2016,32(3):473 - 476.

[4] 付先知,刘昭阳,徐飞,等.基于集中指数评价中国卫生资源配置的公平性[J].卫生经济研究,2018(5):28 - 31.

[5] 古龙,海丽且姆·阿卜杜巴日,买买提·牙森.基于基尼系数的新疆卫生人力资源公平性研究[J].中国卫生统计,2018,35(1):83 - 85.

[6] 何思长,杨长皓,应嘉川,等.基于资源分布视角的新医改前后四川省卫生资源配置研究[J].中国卫生经济,2019,38(4):44 - 46.

[7] 胡慧美,陈定湾,高启胜,等.基于集聚度的浙江省区域卫生资源配置评价分析[J].中国卫生经济,2016,35(7):56 - 59.

[8] 井淇,徐凌忠,赵思琪,等.基于资源分布指数的新医改以来我国卫生资源配置研究[J].中国卫生经济,2015,34(10):40 - 42.

[9] 李炳辉,刘智勇,李雨晨,等.湖北省区域卫生资源分类研究[J].中国卫生资源,2019,22(2):106 - 110.

[10] 李小亭,张秋.基于基尼系数和差别指数的广东省卫生资源配置公平性分析[J].现代预防医学,2019,46(4):658 - 662,686.

[11] 李晓燕.农村卫生资源配置公平性与效率性研究[M].北京:中国农业出版社,2010.

[12] 李阳,段光锋,熊林平.2012—2015 年上海市卫生资源配置公平性分析[J].中国卫生资源,2017,20(5):390 - 393.

[13] 林三汝,张秋.基于泰尔指数的广东省卫生资源配置公平性研究[J].经济师,2019(1):24 - 26.

[14] 刘蓓,赵修安.基于熵权 TOPSIS 法的基本公共服务均等化评价实证研究——以广西为例[J].学术论坛,2016,39(3):72 - 76.

[15] 刘浩然,汤少梁.基于泰尔指数和 TOPSIS 法研究江苏省卫生资源配置公平性及利用效率[J].中国药业,2015,24(20):11 - 13.

[16] 刘亮,骆达,毕长伟,等.基于基尼系数和集聚度的天津市医疗卫生资源配置研究[J].中国卫生经济,2019,38(5):48 - 50.

[17] 沈晓,甘恩儒,徐一明.基于集聚度的我国西部地区卫生资源配置评价[J].医学与社会,2019,32(7):32 - 35,53.

[18] 苏源,杨静,司明舒,等.基于熵权资源分布指数的宁夏卫生资源配置研究[J].中国卫生经济,2017,36(11):41 - 43.

[19] 孙健,王前强,文秋林.基于秩和比法评价广西卫生资源配置现状[J].中国卫生统计,2017,

34(3):488 - 489,491.

[20] 王丹丹,姚峥峥.基于 HRAD 和 DEA 的江苏省卫生资源配置的公平与效率分析[J].中国卫生事业管理,2018(10):740 - 743.

[21] 魏亚卿,李育民,李林贵.甘肃省 2012～2016 年卫生资源配置的公平与效率研究[J].中国医疗管理科学,2019,9(3):5 - 9.

[22] 杨茜茜,张翔,李丹.基于泰尔指数和集中指数的我国中医药资源配置公平性评价[J].医学与社会,2019,32(6):17 - 20.

[23] 于芳,于贞杰,梁峥嵘.基于集中指数和泰尔指数的我国基本公共卫生服务资源配置均等化分析[J].中国卫生统计,2016,33(3):463 - 465.

[24] 袁素维,危凤卿,刘雯薇,等.利用集聚度评价卫生资源配置公平性的方法学探讨[J].中国医院管理,2015,35(2):3 - 5.

[25] 臧芝红.基于泰尔指数的我国卫生资源配置区域公平性研究[J].卫生经济研究,2017,5:32 - 35.

[26] 张怡青,王高玲.基于 DEA 的 RSR 的我国基层医疗卫生机构服务效率评价[J].中国卫生事业管理,2019,36(4):261 - 265.

[27] 赵颖波,王建伟,尹畅,等.基于洛伦茨曲线和基尼系数的我国卫生资源配置公平性研究[J].中国医院,2018,22(2):22 - 25.

[28] 周明华,肖政.我国卫生资源配置状况及公平性分析[J].中国社会医学杂志,2019,36(2):193 - 196.

[29] O'Donnell O, Doorslaer E V, Wagstaff A, et al. Analyzing Health Equity Using Household Survey Data: A Guide to Techniques and Their Implementation. The World Bank, Washington, D.C., 2007.

(刘沛)

附录 1 泰尔指数的 MATLAB 实现

function [Tb,Tw]＝TbTw(x,n)

%函数 TbTw()计算泰尔指数分解,返回 Tb 为组间差距,Tw 为组内差距

%泰尔指数 T＝Tb＋Tw

%x 为 N 个个体的收入向量,依次分为 K 个分组

%n＝[n1,…,nK]为各分组的个体数向量,sum(n)＝N

K＝length(n);

s＝[0,cumsum(n)];

for k＝1:K

  X{k}＝x(s(k)＋1:s(k+1))./sum(x);

  %X{k}为第 k 个分组的 nk 个个体的收入份额(占总收入的比例)

   y(k)＝sum(X{k});

  %y(k)为第 k 组的收入份额(占总收入的比例)

end

Tb＝sum(y.＊log(y./(n./length(x))));%组间差距

for k＝1:K

  z(k)＝sum((X{k}./y(k)).＊log(n(k)＊X{k}./y(k)));

  %第 k 组的组内差距

end

Tw＝sum(y.＊z);%总的组内差距为各分组组内差距的加权和

主程序:

$\gg$ x＝[10 10 8 8 8 8 6 6 6 6 6 6 4 4 4 4 2 2];%每个个体的收入(万美元)

$\gg$ n＝[2 4 6 4 2];%各分组的个体数

$\gg$ [Tb,Tw]＝TbTw(x,n)

运行结果:

Tb ＝

  0.0791

Tw ＝

  －3.7007e－17

  说明:由于该例中,每个分组内各个个体的收入是相同,故每个分组的组内差距为 0,总的组内差距 Tw 也为 0,结果中的－3.7007e－17 是由于 MATLAB 中的双精度误差造成的,相当于是 0。

如若让各分组的个体收入不相等,则继续以上算法。

主程序:

```
>> x2=[9.5 10 9 8.5 8 7.5 7 6.5 6 6 6 5.5 5 3.5 4.5 4 2.5 1.5];
>> n=[2 4 6 4 2];
>> [Tb,Tw]=TbTw(x2,n)
```

运行结果:

```
Tb =

    0.0743

Tw =

    0.0042
```

附录 2　百分比与概率单位对照表

百分比	概率单位									
/%	0	0.1	0.2	0.3	0.4	0.5	0.6	0.7	0.8	0.9
0	—	1.9098	2.1218	2.2522	2.3479	2.4242	2.4879	2.5427	2.5911	2.6344
1	2.6737	2.7096	2.7429	2.7738	2.8027	2.8299	2.8556	2.8799	2.9034	2.9251
2	2.9463	2.9665	2.9859	3.0046	3.0226	3.0400	3.0569	3.0732	3.0890	3.1043
3	3.1192	3.1337	3.1478	3.1616	3.1759	3.1881	3.2009	3.2134	3.2256	3.2376
4	3.2493	3.2608	3.2721	3.2831	3.2940	3.3046	3.3151	3.3253	3.3354	3.3454
5	3.3551	3.3648	3.3742	3.3836	3.3928	3.4018	3.4107	3.4195	3.4282	3.4268
6	3.4452	3.4536	3.4618	3.4699	3.4780	3.4859	3.4937	3.5015	3.5091	3.5167
7	3.5242	3.5316	3.5389	3.5462	3.5534	3.5606	3.5675	3.5745	3.5813	3.5882
8	3.5949	3.6016	3.6083	3.6148	3.6213	3.6278	3.6342	3.6405	3.6468	3.6531
9	3.6592	3.6654	3.6715	3.6775	3.6835	3.6894	3.6953	3.7012	3.7070	3.7127
10	3.7184	3.7241	3.7298	3.7354	3.7409	3.7464	3.7519	3.7547	3.7625	3.7681
11	3.7735	3.7788	3.7840	3.7893	3.7945	3.7996	3.8048	3.8099	3.8150	3.8200
12	3.8250	3.8300	3.8350	3.8399	3.8448	3.8497	3.8545	3.8593	3.8641	3.8689
13	3.8736	3.8783	3.8830	3.8877	3.8923	3.8969	3.9015	3.9061	3.9107	3.9152
14	3.9197	3.9242	3.9268	3.9331	3.9375	3.9419	3.9463	3.9506	3.9550	3.9593
15	3.9636	3.9678	3.9721	3.9763	3.9806	3.9848	3.9890	3.9931	3.9973	4.0014
16	4.0055	4.0096	4.0137	4.0178	4.0218	4.0259	4.0299	4.0339	4.0379	4.0419
17	4.0458	4.0498	4.0537	4.0576	4.0615	4.0654	4.0693	4.0731	4.0770	4.0808
18	4.0846	4.0884	4.0922	4.0960	4.0998	4.1035	4.1073	4.1110	4.1147	4.1184
19	4.1221	4.1258	4.1295	4.1331	4.1367	4.1404	4.1440	4.1476	4.1512	4.1548
20	4.1584	4.1619	4.1655	4.1690	4.1726	4.1761	4.1796	4.1831	4.1866	4.1901
21	4.1936	4.1970	4.2005	4.2039	4.2074	4.2108	4.2142	4.2176	4.2210	4.2244
22	4.2278	4.2312	4.2345	4.2379	4.2412	4.2446	4.2479	4.2512	4.2546	4.2579
23	4.2612	4.2644	4.2677	4.2710	4.2743	4.2775	4.2808	4.2840	4.2872	4.2905
24	4.2937	4.2969	4.3001	4.3033	4.3065	4.3097	4.3129	4.3160	4.3192	4.3224
25	4.3255	4.3287	4.3318	4.3349	4.3380	4.3412	4.3443	4.3474	4.3505	4.3536
26	4.3567	4.3597	4.3628	4.3659	4.3689	4.3720	4.3750	4.3781	4.3811	4.3842
27	4.3872	4.3908	4.3932	4.3962	4.3992	4.4022	4.4052	4.4082	4.4112	4.4142
28	4.4172	4.4201	4.4231	4.4260	4.4290	4.4319	4.4349	4.4378	4.4408	4.4437

百分比	概率单位									
/%	0	0.1	0.2	0.3	0.4	0.5	0.6	0.7	0.8	0.9
29	4.4466	4.4495	4.4524	4.4554	4.4583	4.4612	4.4641	4.4670	4.4698	4.4727
30	4.4756	4.4785	4.4813	4.4842	4.4871	4.4899	4.4982	4.4956	4.4985	4.5013
31	4.5041	4.5050	4.5098	4.5129	4.5155	4.5183	4.5211	4.5239	4.5267	4.5295
32	4.5323	4.5351	4.5379	4.5407	4.5435	4.5462	4.5490	4.5518	4.5546	4.5573
33	4.5601	4.5628	4.5656	4.5684	4.5711	4.5739	4.5766	4.5793	4.5821	4.5845
34	4.5875	4.5903	4.5930	4.5957	4.5984	4.6011	4.6039	4.6066	4.6093	4.6120
35	4.6147	4.6174	4.6201	4.6228	4.6255	4.6281	4.6308	4.6335	4.6362	4.6389
36	4.6415	4.6442	4.6469	4.6495	4.6522	4.6549	4.6575	4.6602	4.6628	4.6655
37	4.6681	4.6708	4.6734	4.6761	4.6787	4.6814	4.6840	4.6866	4.6893	4.6919
38	4.6945	4.6971	4.6992	4.7024	4.7050	4.7076	4.7102	4.7129	4.7155	4.7181
39	4.7207	4.7233	4.7259	4.7285	4.7311	4.7337	4.7363	4.7389	4.7414	4.7441
40	4.7467	4.7492	4.7518	4.7544	4.7570	4.7596	4.7622	4.7647	4.7673	4.7699
41	4.7725	4.7750	4.7776	4.7802	4.7827	4.7853	4.7879	4.7904	4.7930	4.7955
42	4.7981	4.8007	4.8032	4.8058	4.8083	4.8109	4.8134	4.8160	4.8185	4.8211
43	4.8236	4.8262	4.8287	4.8313	4.8338	4.8363	4.8389	4.8414	4.8440	4.8465
44	4.8490	4.8516	4.8541	4.8566	4.8592	4.8617	4.8642	4.8668	4.8693	4.8718
45	4.8743	4.8769	4.8794	4.8819	4.8844	4.8870	4.8895	4.8920	4.8945	4.8970
46	4.8995	4.9021	4.9046	4.9071	4.9096	4.9122	4.9147	4.9172	4.9197	4.9222
47	4.9247	4.9272	4.9298	4.9323	4.9358	4.9373	4.9398	4.9423	4.9448	4.9473
48	4.9498	4.9524	4.9549	4.9574	4.9599	4.9624	4.9649	4.9674	4.9699	4.9724
49	4.9749	4.9774	4.9799	4.9825	4.9850	4.9875	4.9900	4.9925	4.9950	4.9975
50	5.0000	5.0025	5.0050	5.0075	5.0100	5.0125	5.0150	5.0175	5.0201	5.0226
51	5.0251	5.0276	5.0301	5.0326	5.0351	5.0376	5.0401	5.0426	5.0451	5.0476
52	5.0502	5.0527	5.0552	5.0577	5.0602	5.0627	5.0652	5.0677	5.0702	5.0728
53	5.0753	5.0778	5.0803	5.0828	5.0853	5.0878	5.0904	5.0929	5.0954	5.0979
54	5.1004	5.1030	5.1055	5.1080	5.1105	5.1130	5.1156	5.1181	5.1206	5.1231
55	5.1257	5.1282	5.1307	5.1332	5.1358	5.1383	5.1408	5.1434	5.1459	5.1484
56	5.1510	5.1535	5.1560	5.1586	5.1611	5.1637	5.1662	5.1687	5.1713	5.1738
57	5.1764	5.1789	5.1815	5.1840	5.1866	5.1891	5.1917	5.1942	5.1968	5.1993
58	5.2019	5.2045	5.2070	5.2096	5.2121	5.2147	5.2173	5.2198	5.2224	5.2250
59	5.2275	5.2301	5.2327	5.2353	5.2378	5.2404	5.2430	5.2456	5.2482	5.2508
60	5.2533	5.2559	5.2585	5.2611	5.2627	5.2663	5.2689	5.2715	5.2741	5.2767

（续表）

百分比 /%	概率单位									
	0	0.1	0.2	0.3	0.4	0.5	0.6	0.7	0.8	0.9
61	5.2793	5.2819	5.2845	5.2871	5.2898	5.2924	5.2950	5.2976	5.3002	5.3029
62	5.3055	5.3081	5.3107	5.3134	5.3160	5.3186	5.3213	5.3239	5.3266	5.3292
63	5.3319	5.3345	5.3372	5.3398	5.3425	5.3451	5.3478	5.3505	5.3531	5.3558
64	5.3585	5.3611	5.3638	5.3665	5.3692	5.3719	5.3745	5.3772	5.3799	5.3826
65	5.3853	5.3880	5.3907	5.3934	5.3961	5.3989	5.4016	5.4043	5.4070	5.4097
66	5.4125	5.4152	5.4179	5.4207	5.4234	5.4261	5.4289	5.4310	5.4344	5.4372
67	5.4399	5.4427	5.4454	5.4482	5.4510	5.4538	5.4565	5.4593	5.4621	5.4649
68	5.4677	5.4705	5.4733	5.4761	5.4689	5.4817	5.4845	5.4874	5.4902	5.4930
69	5.4858	5.4987	5.5015	5.5044	5.5072	5.5101	5.5129	5.5158	5.5187	5.5215
70	5.5244	5.5273	5.5302	5.5330	5.5359	5.5388	5.5417	5.5445	5.5476	5.5505
71	5.5534	5.5563	5.5592	5.5622	5.5651	5.5681	5.5710	5.5740	5.5769	5.5799
72	5.5828	5.5858	5.5888	5.5918	5.5948	5.5978	5.6008	5.6038	5.6068	5.6098
73	5.6128	5.6158	5.6189	5.6219	5.6250	5.6280	5.6311	5.6341	5.6372	5.6403
74	5.6433	5.6464	5.6495	5.6526	5.6557	5.6588	5.6620	5.6651	5.6682	5.6713
75	5.6745	5.6776	5.6808	5.6840	5.6871	5.6903	5.6935	5.6967	5.6999	5.7031
76	5.7063	5.7095	5.7128	5.7160	5.7192	5.7225	5.7257	5.7290	5.7323	5.7356
77	5.7388	5.7421	5.7454	5.7488	5.7521	5.7554	5.7588	5.7621	5.7655	5.7688
78	5.7722	5.7756	5.7790	5.7824	5.7858	5.7892	5.7926	5.7961	5.7995	5.8030
79	5.8064	5.8099	5.8134	5.8169	5.8204	5.8239	5.8274	5.8310	5.8345	5.8331
80	5.8416	5.8452	5.8488	5.8524	5.8560	5.8596	5.8633	5.8669	5.8705	5.8742
81	5.8779	5.8816	5.8853	5.8890	5.8927	5.8965	5.9002	5.9040	5.9078	5.9116
82	5.9154	5.9192	5.9230	5.9269	5.9307	5.9346	5.9385	5.9424	5.9463	5.9502
83	5.9542	5.9581	5.9621	5.9661	5.9701	5.9741	5.9782	5.9822	5.9863	5.9904
84	5.9945	5.9985	6.0027	6.0069	6.0110	6.0152	6.0194	6.0237	6.0279	6.0322
85	6.0364	6.0407	6.0450	6.0494	6.0537	6.0581	6.0625	6.0669	6.0714	6.0758
86	6.0803	6.0848	6.0893	6.0929	6.0985	6.1031	6.1077	6.1123	6.1170	6.1217
87	6.1264	6.1311	6.1359	6.1407	6.1455	6.1503	6.1552	6.1601	6.1650	6.1700
88	6.1750	6.1800	6.1850	6.1901	6.1952	6.2004	6.2055	6.2107	6.2160	6.2212
89	6.2265	6.2319	6.2372	6.2426	6.2431	6.2536	6.2591	6.2646	6.2702	6.2759
90	6.2816	6.2873	6.2930	6.2988	6.3047	6.3106	6.3165	6.3225	6.3285	6.3346
91	6.3408	6.3469	6.3532	6.3595	6.3658	6.3722	6.3787	6.3852	6.3917	6.3984
92	6.5051	6.4118	6.4187	6.4255	6.4325	6.4395	6.4466	6.4538	6.4611	6.4584

（续表）

百分比	概率单位									
/%	0	0.1	0.2	0.3	0.4	0.5	0.6	0.7	0.8	0.9
93	6.5758	6.4833	6.4909	6.4985	6.5063	6.5141	6.5220	6.5301	6.5328	6.5484
94	6.5548	6.5632	6.5718	6.5805	6.5893	6.5982	6.6072	6.6164	6.6258	6.6352
95	6.6449	6.6546	6.6646	6.6747	6.6849	6.6954	6.7050	6.7169	6.7279	6.7392
96	6.7507	6.7624	6.7744	6.7866	6.7991	6.8119	6.8250	6.8384	6.8522	6.8663
97	6.8808	6.8957	6.9110	6.9268	6.9431	6.9600	6.9774	6.9954	7.0141	7.0335
98	7.0537	7.0749	7.0969	7.1201	7.1444	7.1701	7.1973	7.2262	7.2571	7.2904
99	7.3263	7.3656	7.4089	7.4573	7.5121	7.5758	7.6521	7.7478	7.8782	8.0900

第十三章
卫生资源配置效率评价方法

【本章提要】本章简要介绍三种常用的卫生资源配置效率评价方法：数据包络分析（DEA）、随机前沿分析（SFA）以及两者结合使用的三阶段分析。通过本章的学习，熟悉这些方法的基本概念、基本分析步骤和适用范围。通过实例学习，能够运用适当的卫生资源配置效率评价方法对卫生领域中的相关问题进行研究分析。

卫生资源配置效率评价是卫生经济学的重要研究课题之一，与一般资源配置效率评价不同。一方面，卫生事业服务通常由政府主导，由于缺乏完全竞争，卫生资源未必有合理的市场定价（一般均衡价格）；另一方面，很多卫生机构是非营利性组织，其经营目的是社会性的，业绩表现难以货币化。这些都导致不能简单地以"利润"来衡量卫生资源配置是否有效。因此，在评价卫生资源效率时，既要综合考虑其整体性，又要考虑数量、质量和经济等相关因素，兼顾总体和个体。本章第一节简明阐述效率的概念、内涵以及效率评价的基本思想；第二节着重讲解数据包络分析，包括传统模型、效率分解、基于 DEA 的 Malmquist 指数，并简要介绍一些改进的模型；第三节主要讨论如何应用随机前沿分析测算生产过程中的技术效率和成本效率，并针对受到环境因素影响较大的情况，简要介绍基于 DEA 和 SFA 的三阶段分析法，用以提升此类问题评价的准确性；第四节举例说明卫生资源配置效率评价方法的具体应用，包括医院效率评价、地区和全国卫生服务效率评价，以及基本医疗服务均等化问题。

第一节　预备知识和效率评价方法的基本思想

一、效率的含义

经济学家将经济效率（economic efficiency）定义为"没有浪费任何一个帕累托改进的机会"。所谓帕累托改进（Pareto improvement），是一种"利己而不损人"的行为，既增加某个人的利益又没有损害其他任何人的利益。

关于效率测度,1957 年迈克尔·法雷尔(Michael J. Farrell)结合杰勒德·德布鲁(Gerard Debreu)和查林·库普曼斯(Tjalling C. Koopmans)的工作,对多个投入的情况,定义了一种企业效率的简单测度方法。他提出一个企业的效率包括两个方面:

1. 技术效率(technical efficiency,TE)

经济学意义上的技术效率是指投入与产出之间的关系。指在既定的投入下实现了产出最大化,或者在生产既定的产出时实现了投入最小化。法雷尔从投入角度给出了技术效率的定义,认为技术效率是指在相同的产出下生产单元理想的最小可能性投入与实际投入的比率。1966 年哈维·莱宾斯坦(Harvey Leibenstein)从产出角度认为技术效率是指在相同的投入下生产单元实际产出与理想的最大可能性产出的比率。

2. 配置效率(allocative efficiency,AE)

配置效率是指以投入要素的最佳组合来生产出"最优的"产品数量组合。在投入不变的条件下,通过资源的优化组合和有效配置,就会提高效率,增加产出。

将以上两者结合就得到了一个企业总的经济效率。本章所说的效率,主要是指技术效率。

二、技术效率的影响因素

决定技术效率的主要因素包括纯技术效率、要素搭配和规模报酬。

1. 纯技术效率

纯技术效率(pure technology efficiency,PTE)只涉及投入物品向产出物品转换的物理过程,可以理解为"运营管理"的能力。

2. 要素搭配

本章基于要素的自由处置性(free disposal)提出假设,即不涉及要素价格来讨论要素的搭配。

3. 规模报酬

规模报酬(return to scale,RTS)是探讨投入—产出的数量关系,即当各种要素同时增加或减少一定比率时,生产规模变动所引起产量的变化情况。例如,某医疗用品公司,日产口罩 100 万只,需要投入资本 10 单位,劳动 5 单位,资本与劳动的比例是 2:1,此时该公司扩大生产,购买 20 单位资本和 10 单位劳动,即各增加一倍,则日产口罩数量有三种可能,分别对应以下三种情况:

(1)规模报酬不变(constant return to scale,CRS),这种规模报酬的特征是产出的数量变化比例等于投入变化比例,于上例即日产口罩量等于 200 万只;

(2)规模报酬递减(diminishing return to scale,DRS),其特征是产量的变化比例小于投入的变化比例,于上例即日产口罩量小于 200 万只;

(3)规模报酬递增(increasing return to scale,IRS),其特征是产出的数量变化比例大于投入的变化比例,于上例即日产口罩量大于 200 万只。

对于单投入单产出的情形，CRS、DRS 和 IRS 分别如图 13-1(a)、(b)和(c)所示，其中 x 轴表示投入，y 轴表示产出。

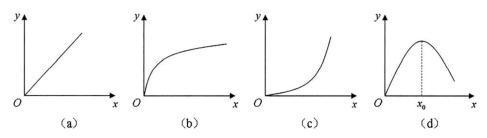

图 13-1　规模报酬和"拥挤"迹象示意图

DRS 和 IRS 混合出现的情况被称为规模报酬可变（variable return to scale，VRS）。

另外，还有一种是"拥挤"迹象，即当投入增大时，产出不但不会增加，反而会减少（或当投入减少时，产出不但不会减少，反而会增加）。在图 13-1(d)中，当投入 $x > x_0$ 时，就呈现出"拥挤"迹象。

三、生产前沿面

对于资源配置技术效率的评价有赖于当时的生产技术水平。对生产技术的数学描述有几种相互等价的形式，本章采用投入要求集的形式。

1. 投入要求集

投入要求集（input requirement set，IRS）是指能够得到某一给定产出量的所有可能投入量所构成的集合。产出量 y 的投入要求集记为

$$IRS(y) = \{x \mid 投入 \ x \ 能够得到产出 \ y\}。$$

2. 等产量线

产量 y 的等产量线（isoquant）为

$$Iso(y) = \{x \mid x \in IRS(y), x \notin IRS(y'), y' > y\},$$

即能达到最大产出量为 y 的所有投入量 x 构成的集合。

3. 生产可能集

在投入产出空间中，定义生产可能集（production possibility set，PPS）为

$$PPS = \{(x, y) \mid x \in IRS(y), y \geqslant 0\}。$$

4. 生产前沿面

在投入产出空间中，定义生产前沿面（production frontier，PF）为

$$PF = \{(x, y) \mid x \in Iso(y), y \geqslant 0\}$$

下面结合具体图示来说明。图 13-2(a)描述了某种单投入单产出生产活动的投入产出

关系图。图中曲线上任一点表示现有技术条件下,对应投入可以达到的最大产出。闭区间 $[x_1, x_2]$ 中任一点皆可达到或者超过产量 $\tilde{y}$,而 $[x_1, x_2]$ 外的点则不行,因此 $IRS(\tilde{y}) = [x_1, x_2]$。这里需要特别注意,由于可能存在"拥挤"迹象(本图即属此类),当 $x_1 \in IRS(\tilde{y})$ 时,并不一定能得出对所有 $x > x_1$ 都有 $x \in IRS(\tilde{y})$ 的结论。另外,除 x_1 和 x_2 以外的点 x,或者有 $x \notin IRS(\tilde{y})$,或者存在 $y > \tilde{y}$ 使得 $x \in IRS(y)$,所以 $\tilde{y}$ 的等产量线 $Iso(\tilde{y}) = \{x_1, x_2\}$。进而可知,曲线以下的阴影部分(包括曲线本身)即为生产可能集,而曲线即为生产前沿面。

图 13-2(b)是两个投入一个产出的情形,其中 x_1 轴和 x_2 轴分别表示两种不同的投入。类似于前面的分析,图中曲面即为生产前沿面,曲面以下的立体区域(包括曲面本身)即为生产可能集,平面 $y = \hat{y}$ 与生产前沿面相交得到的虚线在 $x_1 O x_2$ 平面内的投影即为 $\hat{y}$ 的等产量线 $Iso(\hat{y})$,以此线为边界的平面阴影区域即为 $\hat{y}$ 的投入要求集 $IRS(\hat{y})$。

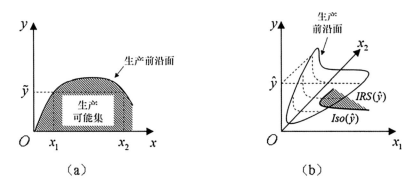

图 13-2 投入要求集,等产量线和生产前沿面示意图

综合以上分析,生产前沿面可视为生产可能集的"边界"。生产前沿面上的点 (x, y) 表示在当时的技术条件下,投入 x 最多能够、也应该能够获得产出 y。因此,只有生产前沿面上的点才是技术有效的。

借助生产可能集的概念,可以定义强自由处置性。

定义 13-1 对任意 $(x, y) \in PPS$,若 $\hat{x} \geqslant x$,$\hat{y} \leqslant y$,都有 $(\hat{x}, \hat{y}) \in PPS$,则称投入产出满足强自由处置性(strong free disposal)。

类似地,可分别定义投入满足强自由处置性和产出满足强自由处置性的概念。

四、线性规划简介

线性规划(linear programming,LP)是运筹学的一个重要分支。要掌握本章模型的建立过程,需要了解线性规划的基本知识。线性规划问题的一般形式为

目标函数:$\max(\min) z = c_1 x_1 + c_2 x_2 + \cdots + c_n x_n$

$$约束条件:\begin{cases} a_{11}x_1+a_{12}x_2+\cdots+a_{1n}x_n\leqslant(\geqslant,=)b_1 \\ a_{21}x_1+a_{22}x_2+\cdots+a_{2n}x_n\leqslant(\geqslant,=)b_2 \\ \cdots \\ a_{m1}x_1+a_{m2}x_2+\cdots+a_{mn}x_n\leqslant(\geqslant,=)b_m \\ x_1,x_2,\cdots,x_n\geqslant0 \end{cases}$$

上式中$(x_1,x_2,\cdots,x_n)$是一组决策变量,一般表示一套方案,根据各分量取不同的非负值,代表不同的具体方案。目标函数中的 max 和 min 分别是 maximum 和 minimum 的缩写,根据不同的实际问题,线性规划的目标函数可以取 max(最大化),也可以取 min(最小化)。$c_j(j=1,2,\cdots,n)$称为价值系数;$a_{ij}(i=1,2,\cdots,m;j=1,2,\cdots,n)$称为技术系数;$b_i(i=1,2,\cdots,m)$称为限定系数(或称右端系数)。线性规划的"线性"是指目标函数和约束条件都是关于决策变量的一次(线性)等式或不等式。为了形式的简洁,可将上式写成矩阵形式如下:

$$\max(\min)z=cx$$
$$s.t.\begin{cases} Ax\leqslant(\geqslant,=)b \\ x\geqslant0 \end{cases}$$

其中 $c=(c_1,c_2,\cdots,c_n)$，$x=(x_1,x_2,\cdots,x_n)^{\mathrm{T}}$，$A=\begin{bmatrix} a_{11} & a_{12} & \cdots & a_{1n} \\ a_{21} & a_{22} & \cdots & a_{2n} \\ \cdots & \cdots & \cdots & \cdots \\ a_{m1} & a_{m2} & \cdots & a_{mn} \end{bmatrix}$，$b=$

$(b_1,b_2,\cdots,b_m)^{\mathrm{T}}$，$0=(0,0,\cdots,0)^{\mathrm{T}}$，s.t.是 subject to 的缩写。

1947 年,乔治·丹齐格(George Dantzig)提出一般线性规划问题的求解法——单纯形法后,线性规划在理论上趋向成熟。加之计算机技术的迅猛发展,使得线性规划在诸如工业、农业、商业、交通运输、军事等多个领域的应用日益广泛和深入,已成为当代科学管理的重要手段之一。

在运用单纯形法求解线性规划之前,需将其化为所谓的标准形式(standard form of LP)。标准形式要求约束条件中除决策变量的非负约束外,其余约束均需化为等式,这就需要对不等式约束添加非负的松弛变量(slack variable)。松弛变量的实际意义在于:当模型达到最优解时,若原约束为"$\leqslant$",则松弛变量的取值表示资源的富余量;若原约束为"$\geqslant$",则松弛变量的取值表示超过最低要求的部分。因此,从效率的角度,希望松弛变量的最终取值越小越好。

若称线性规划

$$\max z=cx$$
$$(P)\quad s.t.\begin{cases} Ax\leqslant b \\ x\geqslant0 \end{cases}$$

为原问题(primal problem),则按表 13-1 所列对应关系,可快速得到原问题(P)的对偶问题(dual problem)如下:

$$\min w = y^{\mathrm{T}} b$$

$$(D)\ \text{s.t.} \begin{cases} A^{\mathrm{T}} y \geqslant c^{\mathrm{T}} \\ y \geqslant 0 \end{cases}$$

其中 $y = (y_1, y_2, \cdots, y_m)^{\mathrm{T}}$。

原问题和对偶问题互为对偶关系,即若视(D)为原问题,则其对偶问题为(P)。关于原问题和对偶问题,本章涉及如下定理和定义。

定理 13-1(强对偶定理) 若原问题有最优解,则对偶问题也有最优解,且最优目标函数值相等。

定义 13-2 (D)的最优解 y_i^*($i = 1, 2, \cdots, m$)称为(P)第 i 条约束对应资源的影子价格(shadow price)。

表 13-1 原问题与对偶问题的对应关系

原问题(或对偶问题)	对偶问题(或原问题)
目标函数 $\max z$	目标函数 $\min w$
约数条件数:m 个	对偶变量数:m 个
第 i 个约数条件为"$\leqslant$"	对偶变量 $y_i \geqslant 0$
第 i 个约数条件为"$\geqslant$"	对偶变量 $y_i \leqslant 0$
第 i 个约数条件为"$=$"	对偶变量 y_i 为自由变量
变量 x_j 的数目:n 个	约数条件数:n 个
变量 $x_j \geqslant 0$	第 j 个约数条件为"$\geqslant$"
变量 $x_j \leqslant 0$	第 j 个约数条件为"$\leqslant$"
变量 x_j 为自由变量	第 j 个约数条件为"$=$"
约束条件的限定向量 b	约束条件的限定向量 c^{T}
目标函数的价值向量 c	目标函数的价值向量 b
约束条件的系数矩阵 A	约束条件的系数矩阵 A^{T}

影子价格不是某种资源在市场上的真实价格,其表示在其他资源的投入量均不变的条件下,对第 i 种资源的投入量增加 1 个单位时,总收益将增加 y_i^*。影子价格 y_i^* 实际是对第 i 种资源稀缺程度的一种度量,影子价格越大,说明该资源相对紧缺;反之,则说明该种资源不紧缺;若最优生产计划下第 i 种资源有剩余,则必有 $y_i^* = 0$。

五、资源配置效率测度的基本思想

在生产理论中，

$$生产率 = \frac{产出}{投入}$$

对于单投入单产出的情形，模仿该形式即可将生产率作为其效率评价值。例如，可用单位时间内出院人次（产出）和病区占用的病床数（投入）这两项数据之比来评价病区工作效率，这就是医院统计学中常用的指标——病床周转次数。然而，在面对多投入和（或）多产出时，则无法直接计算产出投入比。此处尝试考虑如下问题。

例 13-1　现有不同医院的 7 个同类病区，分别记为 A—G，各病区医生和床位数以及一段时间内的出院人数，如下表所示。

表 13-2　各病区医生数、床位数及出院人数情况

病区	A	B	C	D	E	F	G
医生数 x_1	8	7	8	8	6	5	6
床位数 x_2	6	3	1	4	12	2	4
出院人数 y	2	1	1	2	3	1	1

现需对各病区的效率进行评价。

将各病区的医生数和床位数视为投入，而将出院人数视为产出。为便于分析，先将原始数据进行单位化。

表 13-3　各病区数据按出院人数单位化后结果

病区	A	B	C	D	E	F	G
x_1/y	4	7	8	4	2	5	6
x_2/y	3	3	1	2	4	2	4
y	1	1	1	1	1	1	1

其中 x_1/y 和 x_2/y 分别表示每出院一个病人，病区需要投入的医生数和床位数。可在平面直角坐标系中标出各病区单位产出的投入量，如图 13-3。

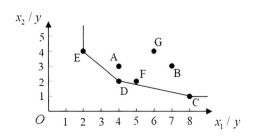

图 13-3　各病区单位产出投入量

根据上文生产前沿面的讨论,各病区是否有效率,关键是看其投入产出数据点有无落在生产前沿面上。那么如何利用现有数据来估计生产前沿面呢?图 13-3 中的点对应的产出都为 1,因此图中越靠近"左下"的点显然效率越高。据此选出 C、D、E 三点作为可观测数据中最高生产技术水平的"代表",依次连接 C、D、E。另外,由表 13-3 可知,E 点 x_1/y 项的数据和 C 点 x_2/y 项的数据分别是同类数据中最小的,因此可以用 2 和 1 分别作为 x_1/y 和 x_2/y 实际可达最小值的估计。分别过 E 点作射线平行于 x_2/y 轴,过 C 点作射线平行于 x_1/y 轴,如图 13-3 所示。这样,就得到了一条折线,它是本例生产前沿面的一种估计,它将其他各已知点"包络"其中,其右上方区域表示所有产出为 1 的可能的投入组合。对于给定病区的数据,只需将投入关于产出进行单位化,若其落在这条折线上,则说明它是技术有效的;如果没有落在这条折线上,则表示它是技术无效的,可以通过计算该病区数据点到折线的"距离"来测算该病区的效率。

在过去的 60 年间,很多方法被用于估计生产前沿面。本章将着重介绍其中的两种方法:数据包络分析和随机前沿分析,以及基于两者基础上发展起来的三阶段分析方法。

第二节　数据包络分析

1978 年,运筹学家 Charnes、Cooper 和 Rhodes(1978)首次提出了一种评价同类型决策单元相对有效性(relative efficiency)的非参数方法——数据包络分析,并用他们三人名字的第一个字母命名了第一个 DEA 模型——CCR 模型(简记为 C^2R 模型)。

这里涉及两个概念。其一,什么是"决策单元"? 一个经济系统或生产过程可视为一个单元在可能的范围内,通过投入生产要素产出"产品"并实现"效益"最大化的活动。这样的单元就被称为决策单元(decision making units,DMU)。DMU 的概念是广义的,可指一家医院、一个企业,甚至一个国家。每个 DMU 都具有一定的输入和输出,在将输入转化为输出的过程中,努力实现自身的决策目标。

其二,什么是"同类型"的决策单元? 可有如下两种理解:

（1）在同一时期内,具有相同目标和任务,相同外部环境和相同输入输出指标的决策单元。

（2）在外部环境和内部结构相似的情况下,同一决策单元的不同时期。

DEA 的基本思想来源于法雷尔对生产率的研究。他提出在决策单元生产率的研究中,没有综合分析多种投入和多种产出,并且还存在较多局限性。为此,他把生产率的概念扩展到了生产效率,利用线性规划技术构造非参数的生产前沿面,从而为实现多投入多产出情况下决策单元相对有效性的评价奠定了基础。

由于"效率"的定义和资源配置有效性有着密切联系,因而运用 DEA 方法处理卫生资源配置问题具有一定的优势。若将决策单元的投入看作它对资源或生产要素的占有,那么效率评价就是评估这些部门是否充分利用了现有的投入资源,以获得最大的产出;或是在评估实现当前的产出时,是否使用了最少的资源投入。另外,DEA 方法无须预设生产函数的形式,甚至无须决策者获取任何价格信息。此外,DEA 方法给出的评估权重可以看作在某种意义上符合每个决策单元竞争资源的博弈策略。这些特点使 DEA 方法在解决卫生资源配置问题上具有更为广阔的应用前景。

本节将介绍传统的 DEA 模型、效率分解、规模报酬和"拥挤"迹象分析,基于 DEA 的 Malmquist 指数,并简要介绍一些改进的 DEA 模型。

一、C^2R 模型

假设有 n 个同类型的 DMU,第 j 个 DMU 记为 DMU_j。每个 DMU 有 m 种投入,s 种产出,数据如表 13-4 所示。

表 13-4　n 个同类型 DMU 的投入产出表

（DMU 编号）			1	2	⋯	n			
v_1	1	→	x_{11}	x_{12}	⋯	x_{1n}			
v_2	2	→	x_{21}	x_{22}	⋯	x_{2n}			
⋮	⋮	⋮	⋮	⋮		⋮			
v_m	m	→	x_{m1}	x_{m2}	⋯	x_{mn}			
			y_{11}	y_{12}	⋯	y_{1n}	→	1	u_1
			y_{21}	y_{22}	⋯	y_{2n}	→	2	u_2
			⋮	⋮		⋮	⋮	⋮	⋮
			y_{s1}	y_{s2}	⋯	y_{sn}	→	s	u_s

其中,x_{ij} 表示 DMU_j 第 i 项投入的数量,y_{rj} 表示 DMU_j 第 r 项产出的数量,v_i 是第 i 项投入在总计 m 项投入中所占权重,u_r 是第 r 项产出在总计 s 项产出中所占权重,这里 $i=1$,

$2,\cdots,m,r=1,2,\cdots,s,j=1,2,\cdots,n$。

为方便，记 $\boldsymbol{x}_j=(x_{1j},x_{2j},\cdots,x_{mj})^{\mathrm{T}}$，$\boldsymbol{y}_j=(y_{1j},y_{2j},\cdots,y_{sj})^{\mathrm{T}}$ $(j=1,2,\cdots,n)$，$\boldsymbol{v}=(v_1,v_2,\cdots,v_m)^{\mathrm{T}}$，$\boldsymbol{u}=(u_1,u_2,\cdots,u_s)^{\mathrm{T}}$。模仿生产率，定义第 j 个决策单元 DMU$_j$ 的效率评价指数为 $\dfrac{\boldsymbol{u}^{\mathrm{T}}\boldsymbol{y}_j}{\boldsymbol{v}^{\mathrm{T}}\boldsymbol{x}_j}$。注意到权值 $\boldsymbol{u}$ 和 $\boldsymbol{v}$ 是变量，若不对其施加约数条件，则 $\dfrac{\boldsymbol{u}^{\mathrm{T}}\boldsymbol{y}_i}{\boldsymbol{v}^{\mathrm{T}}\boldsymbol{x}_i}$ 无上界从而失去意义。因此，不失一般性，假设

$$\frac{\boldsymbol{u}^{\mathrm{T}}\boldsymbol{y}_j}{\boldsymbol{v}^{\mathrm{T}}\boldsymbol{x}_j}\leqslant 1,j=1,2,\cdots,n。$$

将待评价决策单元及其投入和产出向量分别记为 DMU$_o$，$\boldsymbol{x}_o\in R_+^m$ 和 $\boldsymbol{y}_o\in R_+^s$（下标"$o$"即 observation），$o=1,2,\cdots,n$。基于使自身效率最大化的原则，构建评价模型如下：

$$TE_o=\max\frac{\boldsymbol{u}^{\mathrm{T}}\boldsymbol{y}_o}{\boldsymbol{v}^{\mathrm{T}}\boldsymbol{x}_o}$$
$$\text{s.t.}\begin{cases}\dfrac{\boldsymbol{u}^{\mathrm{T}}\boldsymbol{y}_j}{\boldsymbol{v}^{\mathrm{T}}\boldsymbol{x}_j}\leqslant 1,j=1,2,\cdots,n\\ \boldsymbol{v}\geqslant 0,\boldsymbol{u}\geqslant 0\end{cases}\qquad(13-1)$$

上式是一个分式规划，其构造可理解为：在所有参评决策单元效率指数均不大于 1 的约束下，选取最有利于 DMU$_o$ 的权值 $\boldsymbol{u}$ 和 $\boldsymbol{v}$，使其效率指数达到最大。为了便于求解，运用 Charnes-Cooper 变换：令 $t=\dfrac{1}{\boldsymbol{v}^{\mathrm{T}}\boldsymbol{x}_o}$，$\boldsymbol{\omega}=t\boldsymbol{v}$，$\boldsymbol{\mu}=t\boldsymbol{u}$，将上述分式规划转化为等价的乘数形式（multiplier form）线性规划，

$$TE_o=\max\boldsymbol{\mu}^{\mathrm{T}}\boldsymbol{y}_o$$
$$(P^{\mathrm{I}}_{\mathrm{C^2R}})\quad\text{s.t.}\begin{cases}\boldsymbol{\omega}^{\mathrm{T}}\boldsymbol{x}_j-\boldsymbol{\mu}^{\mathrm{T}}\boldsymbol{y}_j\geqslant 0,j=1,2,\cdots,n\\ \boldsymbol{\omega}^{\mathrm{T}}\boldsymbol{x}_o=1\\ \boldsymbol{\omega}\geqslant 0,\boldsymbol{\mu}\geqslant 0\end{cases}$$

这里 P 表示原问题，I 表示基于投入（input-orientated）。可以证明（$P^{\mathrm{I}}_{\mathrm{C^2R}}$）一定存在最优解。根据最优解和最优值的不同情况，给出判断 DMU$_o$ 相对有效性的定义如下：

定义 13-3 假设（$P^{\mathrm{I}}_{\mathrm{C^2R}}$）的最优解为 $\boldsymbol{\omega}^*$ 和 $\boldsymbol{\mu}^*$，且有以下两个判定条件：

（a）$TE_o=\boldsymbol{\mu}^{*\mathrm{T}}\boldsymbol{y}_o=1$；

（b）$\boldsymbol{\omega}^*>0$，$\boldsymbol{\mu}^*>0$。

那么：

（1）若 $\boldsymbol{\omega}^*$ 和 $\boldsymbol{\mu}^*$ 同时满足条件（a）和条件（b），则称 DMU$_o$ 为 DEA 有效；

（2）若 $\boldsymbol{\omega}^*$ 和 $\boldsymbol{\mu}^*$ 仅满足条件（a），则称 DMU$_o$ 为弱 DEA 有效；

（3）若 $\boldsymbol{\omega}^*$ 和 $\boldsymbol{\mu}^*$ 不满足条件（a），即 $TE_o=\boldsymbol{\mu}^{*\mathrm{T}}\boldsymbol{y}_o<1$，则称 DMU$_o$ 为 DEA 无效的。

可以证明效率指数 TE_o 是单位不变的（units invariant），即其值与各项投入产出数据的量纲选取无关。

对于线性规划模型,人们在研究线性规划的性质时(特别是它的经济特性时),都会习惯性地研究其对偶问题。对于 DEA 模型(P_{C2R}^1)也不例外。称(P_{C2R}^1)为原规划。按表 13－1 所示原问题和对偶问题的对应关系,(P_{C2R}^1)的对偶规划为:

$$TE_o = \min\theta$$

$$(D_{C2R}^1)\text{s.t.}\begin{cases} \sum_{j=1}^n \lambda_j \boldsymbol{x}_j \leqslant \theta\boldsymbol{x}_o \\ \sum_{j=1}^n \lambda_j \boldsymbol{y}_j \geqslant \boldsymbol{y}_o \\ \lambda_j \geqslant 0, j=1,2,\cdots,n \\ \theta \text{ 无限制} \end{cases}$$

其中,θ 和 $\lambda_j(j=1,2,\cdots,n)$ 是对偶变量。由强对偶定理可知(D_{C2R}^1)存在最优解,且最优值为 TE_o。

对偶规划(D_{C2R}^1)有着较为直观的经济解释,且易于推广。假设规模报酬不变(CRS),投入产出满足强自由处置性,可证由表 13－4 中投入产出数据生成的最小凸生产可能集为

$$PPS_{C2R} = \left\{ (\boldsymbol{x}, \boldsymbol{y}) \left| \begin{array}{l} \sum_{j=1}^n \lambda_j \boldsymbol{x}_j \leqslant \boldsymbol{x}, \sum_{j=1}^n \lambda_j \boldsymbol{y}_j \geqslant \boldsymbol{y} \\ \boldsymbol{y} \geqslant 0, \lambda_j \geqslant 0, j=1,2,\cdots,n \end{array} \right. \right\}$$

对给定的一组 $\lambda_j(j=1,2,\cdots,n)$,$(\sum_{j=1}^n \lambda_j \boldsymbol{x}_j, \sum_{j=1}^n \lambda_j \boldsymbol{y}_j) = \sum_{j=1}^n \lambda_j (\boldsymbol{x}_j, \boldsymbol{y}_j)$ 可视为由观测到的投入产出数据按线性组合的方式"生成"的决策单元,其投入为 $\sum_{j=1}^n \lambda_j \boldsymbol{x}_j$,产出为 $\sum_{j=1}^n \lambda_j \boldsymbol{y}_j$。因此,$PPS_{C2R}$ 中点可分为两类:

(1) 形如 $(\sum_{j=1}^n \lambda_j \boldsymbol{x}_j, \sum_{j=1}^n \lambda_j \boldsymbol{y}_j)$ 的"生成"点;

(2) 相对"生成"点无效的点。

显然,PPS_{C2R} 对应的生产前沿面仅包含"生成"点。

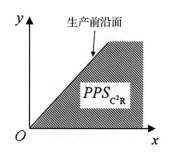

图 13－4 单投入单产出 PPS_{C2R} 示意图

图 13-4 是特例 $m=1, s=1$，即单投入单产出时，PPS_{C2R} 的示意图。可以看到：图中的生产前沿面是一条过原点的射线，这是因为假设规模报酬不变（CRS）；另外，该射线的斜率 $k = \max\left\{\dfrac{y_j}{x_j}\right\}$，这是因为 $\dfrac{y_j}{x_j}$ 越大，表示 DMU_j 的生产率越高，产出投入比最大的点一定落在生产前沿面上。射线右端阴影部分（包括射线本身）构成了生产可能集 PPS_{C2R}。

对比生产可能集 PPS_{C2R} 和 (D_{C2R}^I) 的约束条件，可将 (D_{C2R}^I) 记为

$$(D_{C2R}^I) \quad \begin{aligned} TE_o &= \min\theta \\ \text{s.t.} \; (\theta \boldsymbol{x}_o, \boldsymbol{y}_o) &\in PPS_{C2R} \end{aligned}$$

由上式可明晰建模意图：在保持产出 $\boldsymbol{y}_o$ 的前提下，在生产可能集 PPS_{C2R} 内，尽可能等比例压缩各项投入 $\boldsymbol{x}_o$，压缩倍率为 θ，最大压缩程度，即 θ 可以达到的最小值就是 DMU_o 的效率值。从这里，也可以理解所谓"基于投入"是指保持产出缩减投入的意思。

以图 13-5(a) 为例，DMU_1 在生产前沿面上，在保持 y_1 的前提下，已无法沿着 x 减小的方向压缩 x_1，所以此时 θ 可达到的最小值为 1。而 DMU_o 远离生产前沿面，保持 y_o，沿 x 减小的方向，最小可将 x_o 压缩至 x_o^*，显然 $TE_o = \dfrac{x_o^*}{x_o} < 1$，所以此时 DMU_o 是 DEA 无效的。

图 13-5(b) 是两种投入的情形，图中 A 点对应 DMU_o 的两项投入 $\boldsymbol{x}_o = (x_{1o}, x_{2o})$，$DMU_o$ 的产出为 $\boldsymbol{y}_o$；折线表示产出为 $\boldsymbol{y}_o$ 时对应的等产量线 $Iso(\boldsymbol{y}_o)$。等比例压缩 DMU_o 的两项投入，即沿着射线 OA 向左下移动 A 点，最多可压缩至 $Iso(\boldsymbol{y}_o)$ 和 OA 的交点 B。此时 $TE_o = \dfrac{OB}{OA} < 1$，因此该 DMU_o 也是 DEA 无效的。

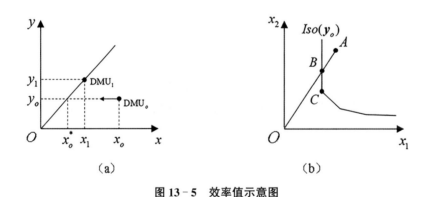

（a）   （b）

图 13-5 效率值示意图

由于是按等比例的方式调整投入，即在投入空间中沿 DMU_o 的投入和 O 连线方向调整投入，所以在很多文献中也把 C^2R 模型这类 DEA 模型称为径向模型（radial model）。

观察图 13-5(b)，发现按径向的方式，A 只能压缩至 B。然而 B 点的效率却不是最高的。和 B 点横坐标相同，但纵坐标更小的 C 点显然是 A 的最优调整目标（对于 C^2R 模

型,单投入单产出不存在此类情况)。为度量类似 BC 段的输入冗余,在模型 (D_{C2R}) 中引入松弛变量,得到

$$TE_o = \min\theta$$

$$(D_{C2R}^{\mathrm{I}}) \quad \text{s.t.} \begin{cases} \sum_{j=1}^{n} \lambda_j \boldsymbol{x}_j + \boldsymbol{s}^- = \theta\boldsymbol{x}_o \\ \sum_{j=1}^{n} \lambda_j \boldsymbol{y}_j - \boldsymbol{s}^+ = \boldsymbol{y}_o \\ \lambda_j \geqslant 0, j = 1, 2, \cdots, n \\ \theta \text{ 无限制} \end{cases}$$

其中 $\boldsymbol{s}^- = (s_1^-, s_2^-, \cdots, s_m^-)^{\mathrm{T}}$, $\boldsymbol{s}^+ = (s_1^+, s_2^+, \cdots, s_s^+)^{\mathrm{T}}$。假设 $\lambda_1^*, \lambda_2^*, \cdots, \lambda_n^*, \theta^* (= TE_o)$, $\boldsymbol{s}^{-*}, \boldsymbol{s}^{+*}$ 为 (D_{C2R}^{I}) 的最优解。当投入压缩达到最大时,$\boldsymbol{s}^{-*}$ 和 $\boldsymbol{s}^{+*}$ 分别度量了投入和产出的冗余部分。可以给出等价于定义 13-3 的定义如下:

定义 13-4 (1)当 $\theta^* = 1$,且有 $\boldsymbol{s}^{-*} = \boldsymbol{0}$ 和 $\boldsymbol{s}^{+*} = \boldsymbol{0}$ 时,称 DMU$_o$ 是 DEA 有效的;

(2)当 $\theta^* = 1$,且有 $\boldsymbol{s}^{-*} \neq \boldsymbol{0}$ 或 $\boldsymbol{s}^{+*} \neq \boldsymbol{0}$ 时,称 DMU$_o$ 是弱 DEA 有效的;

(3)当 $\theta^* < 1$ 时,称 DMU$_o$ 是 DEA 无效的。

称 $(\hat{\boldsymbol{x}}_o, \hat{\boldsymbol{y}}_o) = (\sum_{j=1}^{n} \lambda_j^* \boldsymbol{x}_j, \sum_{j=1}^{n} \lambda_j^* \boldsymbol{y}_j)$ 为 DMU$_o$ 的"投影"(projection),即 $(\boldsymbol{x}_o, \boldsymbol{y}_o)$ 在生产前沿面上的投影。显然,$(\hat{\boldsymbol{x}}_o, \hat{\boldsymbol{y}}_o)$ 是 DEA 有效的。"投影"也称为目标值或理想值。它表示在现有数据下,由 DEA 模型计算得出的 DMU$_o$ 最优的投入产出值(不同的 DEA 模型,可能得出不同的"投影")。以 (D_{C2R}^{I}) 为例,$\hat{\boldsymbol{x}}_o = \sum_{j=1}^{n} \lambda_j^* \boldsymbol{x}_j = \theta^* \boldsymbol{x}_o - \boldsymbol{s}^{-*}$ 称为投入目标值,$\hat{\boldsymbol{y}}_o = \sum_{j=1}^{n} \lambda_j^* \boldsymbol{y}_j = \boldsymbol{y}_o + \boldsymbol{s}^{+*}$ 称为产出目标值,分别表示了在 (D_{C2R}^{I}) 模型意义下,DMU$_o$ 理论上可以达到的"最优"投入和"最优"产出。然而,在实际生产中,"投影"未必可以达到,例如压缩投入至投入目标值,未必就能得到产出目标值;反之,想要达到产出目标值,可能需要远大于投入目标值的投入。因此,"投影"的意义在于提示改进管理的努力方向,或管理问题可能的来源。下面通过一个例子,简要介绍决策单元 C²R 效率值及相关参数的计算。

例 13-2 表 13-5 列出了 6 所县级医院的投入产出数据,试对样本医院 5 进行效率评估。

表 13-5　6 所县级医院的投入产出

样本医院	投入指标 x_j			产出指标 y_j	
	年平均职工数/人	固定资产/万元	专用设备/万元	医疗收入/万元	年总工作量/诊次
1	87	136	10	60	69 370
2	182	210	30	92	37 007
3	241	726	232	195	73 026
4	177	399	94	195	148 000
5	178	579	100	181	111 734
6	245	403	138	149	98 186

表 13-5 所列样本医院属同类型决策单元,故 C^2R 模型适用。根据要求,将样本医院 5 列为待评价决策单元 DMU_o,并按基于投入的模型 $(D^I_{C^2R})$ $(n=6,m=3,s=2)$,编写 Lingo 代码如下:

model:

min=theta;

lambda1 * 87+lambda2 * 182+lambda3 * 241+lambda4 * 177+lambda5 * 178+lambda6 * 245<theta * 178;

lambda1 * 136+lambda2 * 210+lambda3 * 726+lambda4 * 399+lambda5 * 579+lambda6 * 403<theta * 579;

lambda1 * 10+lambda2 * 30+lambda3 * 232+lambda4 * 94+lambda5 * 100+lambda6 * 138<theta * 100;

lambda1 * 60+lambda2 * 92+lambda3 * 195+lambda4 * 195+lambda5 * 181+lambda6 * 149>181;

lambda1 * 69370+lambda2 * 37007+lambda3 * 73026+lambda4 * 148000+lambda5 * 111734+lambda6 * 98186>111734;

end

本例选择 Lingo 主要基于两点:(1)Lingo 在求解线性规划方面具有独特优势;(2)语言可读性强(比较以上代码和 $(D^I_{C^2R})$ 即可发现)。在 Lingo 中运行以上代码,得到如下结果:

```
Global optimal solution found.
Objective value:                        0.9229905
Infeasibilities:                        0.000000
Total solver iterations:                        5
Elapsed runtime seconds:                     0.12

Model Class:                                   LP

Total variables:              7
Nonlinear variables:          0
Integer variables:            0

Total constraints:            6
Nonlinear constraints:        0

Total nonzeros:              34
Nonlinear nonzeros:           0


              Variable           Value        Reduced Cost
                 THETA       0.9229905            0.000000
               LAMBDA1       0.000000            0.1828003
               LAMBDA2       0.000000            0.5533276
               LAMBDA3       0.000000            0.3595506
               LAMBDA4       0.9282051            0.000000
               LAMBDA5       0.000000         0.7700951E-01
               LAMBDA6       0.000000            0.6165946

                   Row  Slack or Surplus          Dual Price
                     1         0.9229905           -1.000000
                     2         0.000000         0.5617978E-02
                     3         164.0576            0.000000
                     4         5.047767            0.000000
                     5         0.000000        -0.5099395E-02
                     6         25640.36            0.000000
```

图 13-6　Lingo 代码运行结果

其中 Objective value 对应 $\theta^* = 0.9229905 < 1$,根据定义 13-4,样本医院 5 是 DEA 无效的。需要注意的是,这里计算得到的 C^2R 效率值 0.9229905,是样本医院 5 相对于所列 6 所县级医院的相对效率值。该值非常接近 1,说明这家医院虽然是无效率的,但相对于其他 5 所医院,其无效率程度很低。进一步观察图 13-6,在 Slack or Surplus 列,从 Row 2 开始(因为 Row 1 对应的是目标函数)到 Row 6,依次对应:$s_1^{-*} = 0, s_2^{-*} = 164.0576, s_3^{-*} = 5.047767, s_1^{+*} = 0, s_2^{+*} = 25640.36$。从而,可以计算得到样本医院 5 的"投影"如下:

年平均职工目标值 $= 178 - 0 = 178$(人),

固定资产目标值 $= 579 - 164.0576 = 425.9424$(万元),

专用设备目标值 $= 100 - 5.047767 = 94.952233$(万元),

医疗收入目标值 $= 181 + 0 = 181$(万元),

年总工作量目标值 $= 111734 + 25640.36 = 137374.36$(诊次)。

本小节的最后,简单讨论一下基于投入还是基于产出的评价角度问题。现在,如果换一种方式:保持投入,尽可能扩大产出至生产前沿面,则可得如下模型:

$$(D_{C^2R}^O) \quad \begin{matrix} \max \eta \\ \text{s.t.} (\boldsymbol{x}_o, \eta \boldsymbol{y}_o) \in PPS_{C^2R} \end{matrix}$$

即

$$\max \eta$$

$$(D_{C^2R}^O) \quad \text{s.t.} \begin{cases} \sum_{j=1}^{n} \lambda_j \boldsymbol{x}_j \leqslant \boldsymbol{x}_o \\ \sum_{j=1}^{n} \lambda_j \boldsymbol{y}_j \geqslant \eta \boldsymbol{y}_o \\ \lambda_j \geqslant 0, j=1,2,\cdots,n \\ \eta \text{ 无限制} \end{cases}$$

这里 O 表示基于产出(output-orientated)。如图 13 - 7(a),对 DMU_o,保持 x_o 不变,最多可将 y_o 扩大至 y_o^*,此时 $\eta^* = \dfrac{y_o^*}{y_o} > 1$。一般地,因为 $\eta^* \geqslant 1$,所以运用($D_{C^2R}^O$)模型时,定义 DMU_o 的效率值为 $TE_o = \dfrac{1}{\eta^*}$。

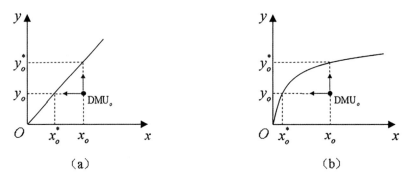

（a） （b）

图 13 - 7　不同规模报酬假设下基于投入和基于产出评价结果比较示意图

在规模报酬不变(CRS)的假设下,观察图 13 - 7(a),由相似比的知识,可得 $\theta^* = \dfrac{x_0^*}{x_0} = \dfrac{y_0}{y_0^*} = \dfrac{1}{\eta^*}$。进一步可以证明,对 C^2R 模型,基于投入和基于产出的评价结果是一致的。然而,在规模报酬递减(DRS)假设下,如图 13 - 7(b)所示,基于投入和基于产出计算得到的效率值显然是不同的。

综上所述,在不同的假设下,基于投入和基于产出的评价结果可能不同。在实际运用中如何选择,可根据实际需要决定。

二、BC² 模型及效率分解

Banker、Charnes 和 Cooper(1984)提出了 BCC 模型,简记为 BC² 模型。BC² 模型的假设与 C²R 模型基本相同,唯一的区别在于改规模报酬不变(CRS)为规模报酬可变(VRS)。可证此时的生产可能集为

$$PPS_{BC^2} = \left\{ (\boldsymbol{x}, \boldsymbol{y}) \left| \begin{array}{l} \sum\limits_{j=1}^{n} \lambda_j \boldsymbol{x}_j \leqslant x, \sum\limits_{j=1}^{n} \lambda_j \boldsymbol{y}_j \geqslant \boldsymbol{y}, \boldsymbol{y} \geqslant 0 \\ \sum\limits_{j=1}^{n} \lambda_j = 1, \lambda_j \geqslant 0, j = 1, 2, \cdots, n \end{array} \right. \right\}$$

和 PPS_{C^2R} 相比,PPS_{BC^2} 的描述条件中增加了 $\sum\limits_{j=1}^{n} \lambda_j = 1$。相应的,基于投入的 BC^2 模型为

$$PTE_o = \min\theta$$

$$(D^1_{BC^2}) \quad \text{s.t.} \begin{cases} \sum\limits_{j=1}^{n} \lambda_j \boldsymbol{x}_j + \boldsymbol{s}^- = \theta \boldsymbol{x}_o \\ \sum\limits_{j=1}^{n} \lambda_j \boldsymbol{y}_j - \boldsymbol{s}^+ = \boldsymbol{y}_o \\ \sum\limits_{j=1}^{n} \lambda_j = 1 \\ \lambda_j \geqslant 0, j = 1, 2, \cdots, n \end{cases}$$

类似于 C²R 模型,同样可以证明效率指数 PTE_o 满足单位不变性,且有如下定义:

定义 13-5 假设 $\lambda_1^*, \lambda_2^*, \cdots, \lambda_n^*, \theta^* (=PTE_o), \boldsymbol{s}^{-*}, \boldsymbol{s}^{+*}$ 为 $(D^1_{BC^2})$ 的最优解,则

(1)当 $\theta^* = 1$,且有 $\boldsymbol{s}^{-*} = \boldsymbol{0}$ 和 $\boldsymbol{s}^{+*} = \boldsymbol{0}$ 时,称 DMU$_o$ 是 DEA 有效的(I−BC²);

(2)当 $\theta^* = 1$,且有 $\boldsymbol{s}^{-*} \neq \boldsymbol{0}$ 或 $\boldsymbol{s}^{+*} \neq \boldsymbol{0}$ 时,称 DMU$_o$ 是弱 DEA 有效的(I−BC²);

(3)当 $\theta^* < 1$ 时,称 DMU$_o$ 是 DEA 无效的(I−BC²)。

这里的 I−BC² 表示基于投入的 BC² 模型。

如图 13-8,在单投入单产出的情形下,考察 4 个决策单元(DMU$_1$、DMU$_2$、DMU$_3$ 和 DMU$_o$)的相对效率。过 O 点和 DMU$_2$ 的射线是规模报酬不变(CRS)假设下的生产前沿面。通过上一小节的讨论,我们已经知道运用 DEA 模型估计得到的生产前沿面一定是由形如 $\sum\limits_{j=1}^{n} \lambda_j (\boldsymbol{x}_j, \boldsymbol{y}_j)$ 的"生成"点构成的。由于在规模报酬可变(VRS)下,$\sum\limits_{j=1}^{n} \lambda_j = 1$,所以在图13-8 中,运用 BC² 模型估计得到的生产前沿面一定包含最"外围"(投入小或产出大,即效率相对高)的点依次连接得到的折线。另外,针对图 13-8 中的 4 个决策单元,由 PPS_{BC^2} 的定义,对任一 $(x,y) \in PPS_{BC^2}$,一定有

$$x \geqslant \sum_{j=1}^{n} \lambda_j x_j \geqslant x_1, y \leqslant \sum_{j=1}^{n} \lambda_j y_j \leqslant y_3,$$

所以连接$(x_1,0)$和DMU_1,并过点DMU_3做平行于x轴的射线,再合并过DMU_1、DMU_2和DMU_3的折线,便得到BC^2意义下的生产前沿面,而其包络的区域正是PPS_{BC^2}。

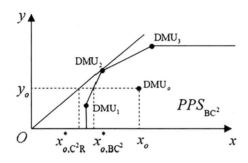

图 13 - 8 C^2R 模型和 BC^2 模型比较示意图

再次观察图13-8可以发现,对于基于投入的DEA,DMU_2不仅是DEA有效($I-BC^2$),同时也为DEA有效($I-C^2R$),而DMU_1和DMU_3仅为DEA有效($I-BC^2$)。一般地,可以证明对同一个决策单元有$\theta^*_{C^2R} \leqslant \theta^*_{BC^2} \leqslant 1$。从图中还发现$PPS_{BC^2} \subset PPS_{C^2R}$。造成这些差异的原因就在于,$C^2R$模型的假设规模报酬不变(CRS)要强于$BC^2$模型的假设规模报酬可变(VRS),这使得$C^2R$模型的评价标准更高,包含的投入产出可能性也更多。另外,发现DMU_o于两者都无效,分别计算其效率值得到:

$$\theta^*_{o,C^2R} = \frac{x^*_{o,C^2R}}{x_o} < \frac{x^*_{o,BC^2}}{x_o} = \theta^*_{o,BC^2}$$

由于两者间的效率差异是由关于规模报酬的假设不同引起的,定义DMU_o的规模效率(scale efficiency,SE)如下:

$$SE_o = \frac{\theta^*_{o,C^2R}}{\theta^*_{o,BC^2}}$$

因此,可将θ^*_{o,C^2R}分解为:$\theta^*_{o,C^2R} = \theta^*_{o,BC^2} \cdot SE_o$。一般的,称$\theta^*_{C^2R}$为DMU的技术效率(TE),$\theta^*_{BC^2}$为DMU的纯技术效率(PTE),并有如下效率分解公式:

$$TE = PTE \cdot SE \tag{13-2}$$

需要说明的是,效率分解是DEA的重要分析手段,并不仅限于上面的形式。效率分解往往是将一个综合效率分解为多个特殊效率的乘积,通过观察特殊效率值,发现导致整体无效率可能的原因,从而为DMU的改进提出更有针对性的决策建议。

三、FG 模型、ST 模型、WY 模型,以及规模报酬分析和"拥挤"迹象

在进行实证分析前,往往并不清楚考察对象的规模报酬状态。而使用生产函数讨论规

模报酬状态和"拥挤"迹象,主要是指投入的规模状况。因此,需要使用基于产出的 DEA 模型。本小节通过引入 FG 模型、ST 模型和 WY 模型,并结合 C^2R 模型和 BC^2 模型,给出 DMU 规模报酬状态和是否出现"拥挤"迹象的辨别准则。

类似于 BC^2 模型,FG 模型和 ST 模型都是在 C^2R 模型的基础上发展起来的。FG 模型是 Färe 和 Grosskopf(1985)首先提出的,而 ST 模型则是 Seiford 和 Thrall(1990)首先给出的。除关于规模报酬的假设外,两模型的基本假设同 C^2R 模型。其中 FG 模型要求规模报酬递减(DRS),而 ST 模型要求规模报酬递增(IRS)。可证其生产可能集分别为

$$PPS_{FG}=\left\{(\boldsymbol{x},\boldsymbol{y})\left|\begin{array}{l}\sum_{j=1}^{n}\lambda_j\boldsymbol{x}_j\leqslant\boldsymbol{x},\sum_{j=1}^{n}\lambda_j\boldsymbol{y}_j\geqslant\boldsymbol{y},\boldsymbol{y}\geqslant0\\\sum_{j=1}^{n}\lambda_j\leqslant1,\lambda_j\geqslant0,j=1,2,\cdots,n\end{array}\right.\right\}和$$

$$PPS_{ST}=\left\{(\boldsymbol{x},\boldsymbol{y})\left|\begin{array}{l}\sum_{j=1}^{n}\lambda_j\boldsymbol{x}_j\leqslant\boldsymbol{x},\sum_{j=1}^{n}\lambda_j\boldsymbol{y}_j\geqslant\boldsymbol{y},\boldsymbol{y}\geqslant0\\\sum_{j=1}^{n}\lambda_j\geqslant1,\lambda_j\geqslant0,j=1,2,\cdots,n\end{array}\right.\right\}$$

从而可得基于产出的 FG 模型和 ST 模型如下:

$$(D_{FG}^O)\quad\begin{array}{l}\max\eta\\\text{s.t.}\left\{\begin{array}{l}\sum_{j=1}^{n}\lambda_j\boldsymbol{x}_j\leqslant\boldsymbol{x}_o\\\sum_{j=1}^{n}\lambda_j\boldsymbol{y}_j\geqslant\eta\boldsymbol{y}_o\\\sum_{j=1}^{n}\lambda_j\leqslant1\\\lambda_j\geqslant0,j=1,2,\cdots,n\end{array}\right.\end{array}\quad 和(D_{ST}^O)\quad\begin{array}{l}\max\eta\\\text{s.t.}\left\{\begin{array}{l}\sum_{j=1}^{n}\lambda_j\boldsymbol{x}_j\leqslant\boldsymbol{x}_o\\\sum_{j=1}^{n}\lambda_j\boldsymbol{y}_j\geqslant\eta\boldsymbol{y}_o\\\sum_{j=1}^{n}\lambda_j\geqslant1\\\lambda_j\geqslant0,j=1,2,\cdots,n\end{array}\right.\end{array}$$

定义 13-6 若 $\eta_{FG}^*=1$,则称 DMU_o 为弱 DEA 有效(O-FG),若 $\eta_{FG}^*>1$,则称 DMU_o 为 DEA 无效(O-FG);若 $\eta_{ST}^*=1$,则称 DMU_o 为弱 DEA 有效(O-ST),若 $\eta_{ST}^*>1$,则称 DMU_o 为 DEA 无效(O-ST)。

类似地,对(D_{FG}^O)和(D_{ST}^O)引入松弛变量,可以定义 DEA 有效(O-FG)和 DEA 有效(O-ST),此处不再赘述。

单投入单产出的情形下,图 13-9 中过 O 的射线均表示 PPS_{C^2R} 的生产前沿面。

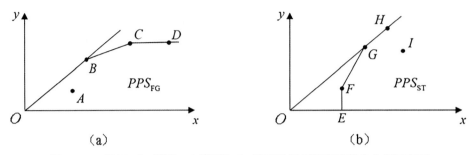

图 13-9　运用 C²R 模型、FG 模型和 ST 模型进行规模报酬状态分析示意图

　　图 13-9(a)中折线 $OBCD$ 是 PPS_{FG} 的生产前沿面,其中 A 是 DEA 无效的(O-FG);B 是 DEA 有效的(O-FG),且在 PPS_{C^2R} 的生产前沿面上,说明 B 同时也为 DEA 有效的(O-C²R),所以 B 是规模报酬不变的(CRS);C 仅在 PPS_{FG} 的生产前沿面上,尽管 C 也是 DEA 有效的(O-FG),却是规模报酬递减的(DRS);D 虽然在 PPS_{FG} 的生产前沿面上,但相对 C 明显存在投入冗余,所以 D 是弱 DEA 有效的(O-FG)。

　　图 13-9(b)中折线 $EFGH$ 是 PPS_{ST} 的生产前沿面。类似于上面的判断方式,可知 F 是 DEA 有效的(O-ST)且规模报酬递增(IRS);G、H 均为 DEA 有效的(O-ST)且规模报酬不变;I 则为 DEA 无效的(O-ST)。

　　WY 模型是 2004 年由 Wei 和 Yan(2004)首先给出的。WY 模型仅要求产出满足强自由处置性,其他假设同 BC² 模型。可证其生产可能集为

$$PPS_{WY} = \left\{ (\boldsymbol{x}, \boldsymbol{y}) \left| \begin{array}{l} \displaystyle\sum_{j=1}^{n} \lambda_j \boldsymbol{x}_j = \boldsymbol{x}, \ \displaystyle\sum_{j=1}^{n} \lambda_j \boldsymbol{y}_j \geqslant \boldsymbol{y}, \boldsymbol{y} \geqslant 0 \\ \displaystyle\sum_{j=1}^{n} \lambda_j = 1, \lambda_j \geqslant 0, j = 1, 2, \cdots, n \end{array} \right. \right\}$$

从而可得基于产出的 WY 模型

$$\max \eta$$

$$(D_{WY}^{O}) \quad \text{s.t.} \begin{cases} \displaystyle\sum_{j=1}^{n} \lambda_j \boldsymbol{x}_j = \boldsymbol{x}_o \\ \displaystyle\sum_{j=1}^{n} \lambda_j \boldsymbol{y}_j \geqslant \eta \boldsymbol{y}_o \\ \displaystyle\sum_{j=1}^{n} \lambda_j = 1 \\ \lambda_j \geqslant 0, j = 1, 2, \cdots, n \end{cases}$$

　　定义 13-7　若 (D_{WY}^{O}) 的最优值为 η^*,当 $\eta^* = 1$ 时,称 DMU$_o$ 为弱 DEA 有效的(O-WY)。

　　对于单投入单产出的情形,图 13-10 中射线 OC,折线 OCD、ABC、$ABCDEF$ 分别表示

PPS_{C_2R}、PPS_{FG}、PPS_{ST} 和 PPS_{WY} 的生产前沿面。由该图可知点 B、C、D 和 E 都为弱 DEA 有效(O—WY),并且 B 点为规模报酬递增(IRS),C 点为规模报酬不变(CRS),D 点为规模报酬递减(DRS),而 E 点则呈现"拥挤"。

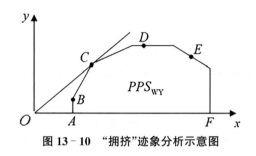

图 13-10 "拥挤"迹象分析示意图

进一步,可证明如下结论成立:

定理 13-2 设 DMU_o 为弱 DEA 有效(O—WY),则

(1)DMU_o 呈现"拥挤"迹象⇔DMU_o 为 DEA 无效(O—FG)且 DEA 无效(O—ST);

(2)DMU_o 为规模报酬递增⇔DMU_o 为 DEA 无效(O—FG)且弱 DEA 有效(O—ST);

(3)DMU_o 为规模报酬不变⇔DMU_o 为弱 DEA 有效(O—FG)且弱 DEA 有效(O—ST);

(4)DMU_o 为规模报酬递减⇔DMU_o 为弱 DEA 有效(O—FG)且为 DEA 无效(O—ST)。

若决策单元 DMU_o 为 DEA 无效(O—WY),则需要先求出 (x_o, y_o) 在 PPS_{WY} 生产前沿面的"投影"$(\hat{x}_o, \hat{y}_o)$,再对其运用上述定理进行分析。

四、加法模型 C^2GS^2 和 SBM 模型

在运用以上 DEA 模型时会发现:首先需要确定角度,即基于投入还是基于产出;虽然松弛变量的引入可以度量输入冗余和输出不足的程度,但这部分效率损失无法体现在最终的效率指数中。为此,本小节介绍加法模型(additive model,ADD)。

Charnes 等(1985)在研究 BC^2 模型和多目标问题 Pareto 解之间的关系时,给出了加法模型 C^2GS^2 如下:

$$\max \sum_{i=1}^{m} s_i^- + \sum_{r=1}^{s} s_r^+$$

$$(C^2GS^2) \quad s.t. \begin{cases} \sum_{j=1}^{n} \lambda_j \boldsymbol{x}_j + \boldsymbol{s}^- = \boldsymbol{x}_o \\ \sum_{j=1}^{n} \lambda_j \boldsymbol{y}_j - \boldsymbol{s}^+ = \boldsymbol{y}_o \\ \sum_{j=1}^{n} \lambda_j = 1 \\ \boldsymbol{\lambda} \geqslant 0, \boldsymbol{s}^- \geqslant 0, \boldsymbol{s}^+ \geqslant 0 \end{cases}$$

其中,$\boldsymbol{\lambda} = (\lambda_1, \lambda_2 \cdots, \lambda_n)^T$,$\boldsymbol{s}^- = (s_1^-, s_2^-, \cdots, s_m^-)^T$,$\boldsymbol{s}^+ = (s_1^+, s_2^+, \cdots, s_s^+)^T$。$C^2GS^2$ 模型的基本假设同 BC^2 模型,即两者有相同的生产可能集。但与基于投入或基于产出的 BC^2 模型相比,加法模型既非单纯压缩投入,也非单纯扩大产出,而是在同时缩小投入和扩大产出的过程中,搜索生产前沿面上离 DMU_o 距离最远的点作为其"投影",从而可以达到同时考虑投入和产出变化的目的。

加法模型的优点是,它可以更好地解释造成决策单元效率低下的原因。然而,加法模型在使用上仍具有一定的局限性:加法模型的最优值并不是相对效率值,因此结果无法直接用于对决策单元进行评估和排序。

托恩(K. Tone)于 2001 年在加法模型的基础上提出了 SBM 模型(slack-based measure, SBM)。SBM 模型的目标函数不仅能够同时考虑输入冗余 s^- 和输出不足 s^+,还能直接计算出决策单元的效率值。具体地,以 BC^2 模型生产可能集为约束条件的 SBM 模型如下:

$$\min \rho = \frac{1 - \frac{1}{m} \sum_{i=1}^{m} s_i^- / x_{io}}{1 + \frac{1}{s} \sum_{r=1}^{s} s_r^+ / y_{ro}}$$

$$(\text{SBM}) \quad \text{s.t.} \begin{cases} \sum_{j=1}^{n} \lambda_j \boldsymbol{x}_j + \boldsymbol{s}^- = \boldsymbol{x}_o \\ \sum_{j=1}^{n} \lambda_j \boldsymbol{y}_j - \boldsymbol{s}^+ = \boldsymbol{y}_o \\ \sum_{j=1}^{n} \lambda_j = 1 \\ \boldsymbol{\lambda} \geqslant 0, \boldsymbol{s}^- \geqslant 0, \boldsymbol{s}^+ \geqslant 0 \end{cases}$$

这里 s_i^- / x_{io} 表示第 i 项投入的相对冗余程度,易知 $0 \leqslant s_i^- / x_{io} \leqslant 1$。从而,各项投入相对冗余的算术平均 $\frac{1}{m} \sum_{i=1}^{m} s_i^- / x_{io} \in [0, 1]$,且该值越大表明投入端的效率越低。因此,$1 - \frac{1}{m} \sum_{i=1}^{m} s_i^- / x_{io}$ 度量了投入端的相对效率。类似的,s_r^+ / y_{ro} 表示第 r 项产出的相对不足程度,但仅可知 $s_r^+ / y_{ro} \geqslant 0$,各项产出不足的算术平均 $\frac{1}{s} \sum_{r=1}^{s} s_r^+ / y_{ro}$ 越大表明产出端的效率越低。所以,$\dfrac{1}{1 + \frac{1}{s} \sum_{r=1}^{s} s_r^+ / y_{ro}}$ 度量了产出端的相对效率。通过以上分析,可得 $0 \leqslant \rho \leqslant 1$,并且 $\rho^* = 1$ 当且仅当 $\boldsymbol{s}^- = \boldsymbol{0}$ 且 $\boldsymbol{s}^+ = \boldsymbol{0}$。因此,有如下定义。

定义 13-8 若 $\rho^* = 1$,则称 DMU_o 是 DEA 有效(SBM)。

观察目标函数值 ρ 的定义,同样可以发现 ρ 满足单位不变性。

（SBM）是分式规划，为便于计算，令 $\boldsymbol{S}^-=t\boldsymbol{s}^-$，$\boldsymbol{S}^+=t\boldsymbol{s}^+$，$\boldsymbol{\Lambda}=t\boldsymbol{\lambda}$，其中 t 是正变量，可将原分式规划转化为线性规划如下：

$$\min\tau=t-\frac{1}{m}\sum_{i=1}^{m}S_i^-/x_{io}$$

$$\text{s.t.}\begin{cases}1=t+\dfrac{1}{s}\sum_{r=1}^{s}S_r^+/y_{ro}\\[2mm]\sum_{j=1}^{n}\Lambda_j\boldsymbol{x}_j+\boldsymbol{S}^-=t\boldsymbol{x}_o\\[2mm]\sum_{j=1}^{n}\Lambda_j\boldsymbol{y}_j-\boldsymbol{S}^+=t\boldsymbol{y}_o\\[2mm]\sum_{j=1}^{n}\Lambda_j=t\\[2mm]\boldsymbol{\Lambda}\geqslant0,\boldsymbol{S}^-\geqslant0,\boldsymbol{S}^+\geqslant0,t>0\end{cases}$$

由于上述转化过程是可逆的，所以分式模型和线性模型的最优解之间存在如下关系：$\rho^*=\tau^*$，$\boldsymbol{\lambda}^*=\boldsymbol{\Lambda}^*/t^*$，$\boldsymbol{s}^{-*}=\boldsymbol{S}^{-*}/t^*$，$\boldsymbol{s}^{+*}=\boldsymbol{S}^{+*}/t^*$。

从生产前沿面的包络范围来看，由 C^2R、BC^2、FG、ST、WY 模型得到的生产前沿面属于法雷尔前沿，当决策单元为弱 DEA 有效时，存在改进的空间；SBM 模型是一种非径向模型（non-radial model），由于不需要按比例调整投入和产出，并且由 SBM 模型得到的有效前沿是帕累托前沿，决策单元达到有效后不存在改进空间。

五、基于 DEA 的 Malmquist 指数

上述介绍的 DEA 模型可以测算时间序列和截面数据的效率，但无法应用于面板数据效率的测算。考虑到面板数据研究的需要，Malmquist 于 1953 年提出了 Malmquist 指数，Caves、Christensen 和 Diewert（1982）应用该指数测度了生产效率变化，Färe、Grasskopt 和 Norris（1997）将该理论的一种线性规划方程与 DEA 相结合，构建出能够分析不同时期全要素生产率（total factor productivity change，TFP）变化趋势的 Malmquist 指数。该指数通过距离函数比率的几何平均来反映跨期生产率的变化，其计算公式如下：

$$MI^{t,t+1}(\boldsymbol{x}_o^t,\boldsymbol{y}_o^t,\boldsymbol{x}_o^{t+1},\boldsymbol{y}_o^{t+1})=\left[\frac{D_c^t(\boldsymbol{x}_o^{t+1},\boldsymbol{y}_o^{t+1})}{D_c^t(\boldsymbol{x}_o^t,\boldsymbol{y}_o^t)}\times\frac{D_c^{t+1}(\boldsymbol{x}_o^{t+1},\boldsymbol{y}_o^{t+1})}{D_c^{t+1}(\boldsymbol{x}_o^t,\boldsymbol{y}_o^t)}\right]^{\frac{1}{2}} \tag{13-3}$$

其中，$\boldsymbol{x}_o^t$ 和 $\boldsymbol{x}_o^{t+1}$ 分别表示 DMU$_o$ 在 t 和 $t+1$ 期的投入向量，$\boldsymbol{y}_o^t$ 和 $\boldsymbol{y}_o^{t+1}$ 分别表示 DMU$_o$ 在 t 和 $t+1$ 期的产出向量；D_c^t 和 D_c^{t+1} 分别表示基于 t 期和 $t+1$ 期生产前沿面的距离函数，这里下标 c 表示在 CRS 假设下；Malmquist 指数计算中涉及的 4 种距离可由下面 4 个线性规划计算得出：

$$D_c^t(\boldsymbol{x}_o^t, \boldsymbol{y}_o^t) = \min\theta \qquad\qquad D_c^t(\boldsymbol{x}_o^{t+1}, \boldsymbol{y}_o^{t+1}) = \min\theta$$

$$\text{s.t.}\begin{cases} \sum\limits_{j=1}^{n} \lambda_j \boldsymbol{x}_j^t \leqslant \theta\boldsymbol{x}_o^t \\ \sum\limits_{j=1}^{n} \lambda_j \boldsymbol{y}_j^t \geqslant \boldsymbol{y}_o^t \\ \lambda_j \geqslant 0, j = 1,2,\cdots,n \\ \theta \text{ 无限制} \end{cases}, \qquad \text{s.t.}\begin{cases} \sum\limits_{j=1}^{n} \lambda_j \boldsymbol{x}_j^t \leqslant \theta\boldsymbol{x}_o^{t+1} \\ \sum\limits_{j=1}^{n} \lambda_j \boldsymbol{y}_j^t \geqslant \boldsymbol{y}_o^{t+1} \\ \lambda_j \geqslant 0, j = 1,2,\cdots,n \\ \theta \text{ 无限制} \end{cases},$$

$$D_c^{t+1}(x_o^t, y_o^t) = \min\theta \qquad\qquad D_c^{t+1}(\boldsymbol{x}_o^{t+1}, y_o^{t+1}) = \min\theta$$

$$\text{s.t.}\begin{cases} \sum\limits_{j=1}^{n} \lambda_j \boldsymbol{x}_j^{t+1} \leqslant \theta\boldsymbol{x}_o^t \\ \sum\limits_{j=1}^{n} \lambda_j \boldsymbol{y}_j^{t+1} \geqslant \boldsymbol{y}_o^t \\ \lambda_j \geqslant 0, j = 1,2,\cdots,n \\ \theta \text{ 无限制} \end{cases}, \qquad \text{s.t.}\begin{cases} \sum\limits_{j=1}^{n} \lambda_j \boldsymbol{x}_j^{t+1} \leqslant \theta\boldsymbol{x}_o^{t+1} \\ \sum\limits_{j=1}^{n} \lambda_j \boldsymbol{y}_j^{t+1} \geqslant \boldsymbol{y}_o^{t+1} \\ \lambda_j \geqslant 0, j = 1,2,\cdots,n \\ \theta \text{ 无限制} \end{cases}$$

若 $MI^{t,t+1}(\boldsymbol{x}_0^t, \boldsymbol{y}_0^t, \boldsymbol{x}_0^{t+1}, \boldsymbol{y}_0^{t+1}) > 1$，则表示 DMU$_o$ 从 t 时期到 $t+1$ 时期的全要素生产率递增；若 $MI^{t,t+1}(\boldsymbol{x}_0^t, \boldsymbol{y}_0^t, \boldsymbol{x}_0^{t+1}, \boldsymbol{y}_0^{t+1}) < 1$，则表示 DMU$_o$ 从 t 时期到 $t+1$ 时期的全要素生产率递减。

Malmquist 指数可以进一步分解为技术效率变化指数（EC）和技术进步变化指数（TC）的乘积，即

$$MI^{t,t+1}(\boldsymbol{x}_o^t, \boldsymbol{y}_o^t, \boldsymbol{x}_o^{t+1}, \boldsymbol{y}_o^{t+1}) = \frac{D_c^{t+1}(\boldsymbol{x}_o^{t+1}, \boldsymbol{y}_o^{t+1})}{D_c^t(\boldsymbol{x}_o^t, \boldsymbol{y}_o^t)} \times \left[\frac{D_c^t(\boldsymbol{x}_o^t, \boldsymbol{y}_o^t)}{D_c^{t+1}(\boldsymbol{x}_o^t, \boldsymbol{y}_o^t)} \times \frac{D_c^t(\boldsymbol{x}_o^{t+1}, \boldsymbol{y}_o^{t+1})}{D_c^{t+1}(\boldsymbol{x}_o^{t+1}, \boldsymbol{y}_o^{t+1})}\right]^{\frac{1}{2}}$$

$$(13-4)$$

在上面的分解式中，$EC = \dfrac{D_c^{t+1}(\boldsymbol{x}_o^{t+1}, \boldsymbol{y}_o^{t+1})}{D_c^t(\boldsymbol{x}_o^t, \boldsymbol{y}_o^t)}$，$TC = \left[\dfrac{D_c^t(\boldsymbol{x}_o^t, \boldsymbol{y}_o^t)}{D_c^{t+1}(\boldsymbol{x}_o^t, \boldsymbol{y}_o^t)} \times \dfrac{D_c^t(\boldsymbol{x}_o^{t+1}, \boldsymbol{y}_o^{t+1})}{D_c^{t+1}(\boldsymbol{x}_o^{t+1}, \boldsymbol{y}_o^{t+1})}\right]^{\frac{1}{2}}$。

EC 代表了 t 期到 $t+1$ 期相对技术效率的变化，称为"水平效应"或"追赶效应"（catch-up effect），它度量了从 t 期到 $t+1$ 期决策单元到生产前沿面的追赶程度。当 $EC > 1$ 时，说明决策单元的生产更接近生产前沿面，即相对技术效率有所提高。TC 代表技术进步变化，即两个时期内生产前沿面的移动，称为"增长效应"或"前沿面移动效应"（frontier-shift effect）。当 $TC > 1$ 时，说明生产前沿面向外或者向上移动，即发生了技术进步。如图 13-11 所示，对单投入单产出的情形，考察 DMU$_o$ 从 t 期到 $t+1$ 期的 EC 和 TC，进而计算其 MI。过程如下：

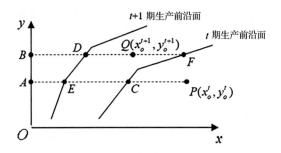

图 13-11 *MI* 及其分解计算示意图

$$EC=\frac{BD}{BQ}\bigg/\frac{AC}{AP},TC=\sqrt{\frac{AC}{AP}\bigg/\frac{AE}{AP}\times\frac{BF}{BQ}\bigg/\frac{BD}{BQ}}=\sqrt{\frac{AC}{AE}\times\frac{BF}{BD}},$$

进而得到

$$MI=\frac{AP}{BQ}\sqrt{\frac{BF}{AC}\times\frac{BD}{AE}}\text{。}$$

例 13-3 表 13-6 列出了 6 所三甲医院第 t 年和第 $t+1$ 年的投入产出数据,试对样本医院 5 的全要素生产率变化趋势进行评估。

表 13-6 6 所三甲医院第 t 年和第 $t+1$ 年的投入产出

样本医院	观测时期	投入指标 x_j			产出指标 y_j	
		年平均职工数 /百人	开放床位 /百张	专用设备 /千万元	门急诊人次 /万人次	出院人数 /千人
1	第 t 年	23.39	10.23	28.4970	187.250	33.454
2	第 t 年	30.95	14.45	38.9590	170.140	35.618
3	第 t 年	22.18	13.89	33.8310	133.740	29.409
4	第 t 年	9.43	4.25	7.8561	91.472	8.529
5	第 t 年	9.15	7.64	8.9435	12.827	12.815
6	第 t 年	6.23	2.85	4.2753	36.432	12.105
1	第 $t+1$ 年	24.88	14.86	32.6680	192.650	38.344
2	第 $t+1$ 年	29.41	14.8	43.5390	171.730	46.756
3	第 $t+1$ 年	21.98	10.8	36.7540	133.790	31.554
4	第 $t+1$ 年	9.86	4.25	8.6610	102.810	9.385
5	第 $t+1$ 年	9.34	8.05	9.8648	14.021	14.859
6	第 $t+1$ 年	6.39	2.85	5.3273	37.026	12.046

表 13-6 所列样本医院属同类型决策单元,且所给数据属面板数据。因此,可以通过计

算 Malmquist 指数,来对样本医院 5 从第 t 年到第 $t+1$ 年的全要素生产率变化趋势进行评估。根据要求,将样本医院 5 列为待评价决策单元 DMU_o。由表 13-6 可知,$\boldsymbol{x}_o^t=(9.15,$ $7.64,8.9435)^{\mathrm{T}}$,$\boldsymbol{y}_o^t=(12.827,12.815)^{\mathrm{T}}$,$\boldsymbol{x}_o^{t+1}=(9.34,8.05,9.8648)^{\mathrm{T}}$,$\boldsymbol{y}_o^{t+1}=(14.021,$ $14.859)^{\mathrm{T}}$。根据本小节前述所列出的 4 个模型($n=6$),编写类似于例 13-2 的 Lingo 代码,计算 Malmquist 指数涉及的 4 种距离得到:$D_c^t(\boldsymbol{x}_o^t,\boldsymbol{y}_o^t)=0.7208099$,$D_c^t(\boldsymbol{x}_o^{t+1},\boldsymbol{y}_o^{t+1})=$ 0.8187776,$D_c^{t+1}(\boldsymbol{x}_o^t,\boldsymbol{y}_o^t)=0.7429430$,$D_c^{t+1}(\boldsymbol{x}_o^{t+1},\boldsymbol{y}_o^{t+1})=0.8439189$。将这 4 种距离的具体数值代入(13-3)式,可得样本医院 5 的 Malmquist 指数为 1.14>1,表示该医院第 t 年到第 $t+1$ 年的全要素生产率递增。进一步可计算得到样本医院 5 的技术效率变化指数为 1.17> 1,说明该医院第 t 年到第 $t+1$ 年相对技术效率有所提高;技术进步变化指数为 0.97<1,说明生产前沿面发生了变动,且为技术退步。

引入第二小节所述效率分解方式,还可以把 Malmquist 指数进一步分解为

$$MI^{t,t+1}(\boldsymbol{x}_o^t,\boldsymbol{y}_o^t,\boldsymbol{x}_o^{t+1},\boldsymbol{y}_o^{t+1})=\frac{D_v^{t+1}(\boldsymbol{x}_o^{t+1},\boldsymbol{y}_o^{t+1})}{D_v^t(\boldsymbol{x}_o^t,\boldsymbol{y}_o^t)}\times\left[\frac{D_v^t(\boldsymbol{x}_o^t,\boldsymbol{y}_o^t)}{D_c^t(\boldsymbol{x}_o^t,\boldsymbol{y}_o^t)}\bigg/\frac{D_v^{t+1}(\boldsymbol{x}_o^{t+1},\boldsymbol{y}_o^{t+1})}{D_c^{t+1}(\boldsymbol{x}_o^{t+1},\boldsymbol{y}_o^{t+1})}\right]\times$$

$$\left[\frac{D_c^t(\boldsymbol{x}_o^t,\boldsymbol{y}_o^t)}{D_c^{t+1}(\boldsymbol{x}_o^t,\boldsymbol{y}_o^t)}\times\frac{D_c^t(\boldsymbol{x}_o^{t+1},\boldsymbol{y}_o^{t+1})}{D_c^{t+1}(\boldsymbol{x}_o^{t+1},\boldsymbol{y}_o^{t+1})}\right]^{\frac{1}{2}}$$ 这里下标 v 表示在 VRS 的假设下。令

$$PTC=\frac{D_v^{t+1}(\boldsymbol{x}_o^{t+1},\boldsymbol{y}_o^{t+1})}{D_v^t(\boldsymbol{x}_o^t,\boldsymbol{y}_o^t)},SEC=\frac{D_v^t(\boldsymbol{x}_o^t,\boldsymbol{y}_o^t)}{D_c^t(\boldsymbol{x}_o^t,\boldsymbol{y}_o^t)}\bigg/\frac{D_v^{t+1}(\boldsymbol{x}_o^{t+1},\boldsymbol{y}_o^{t+1})}{D_c^{t+1}(\boldsymbol{x}_o^{t+1},\boldsymbol{y}_o^{t+1})}$$

则 PTC 表示纯技术效率变化,SEC 表示规模效率变化,即

$$MI=PTC\times SEC\times TC \tag{13-5}$$

Malmquist 指数方法可用于多投入多产出决策单元的跨期效率分析,而且不需要相关的价格信息,也不需要成本最小化和利润最大化等条件。更重要的是 Malmquist 指数方法把生产率变化原因分为技术效率变化与技术进步变化,并进一步把技术效率变化细分为纯技术效率变化和规模效率变化,从而可以通过实证分析找到纯技术效率与规模效率对具体决策单元技术效率变化的贡献程度。

六、改进的 DEA 模型简介

本节最后,简要介绍三种改进的 DEA 模型。

（一）DEA 交叉效率

以 C^2R 模型为例,对决策单元进行相对效率评价时,会发现:

(1)由式(13-1),评价决策单元的效率值时,都采用最利于己方的权重,而忽略了其他决策单元的实际情况。

(2)评价结果中,有时会出现多个决策单元的效率值为 1,从而无法体现这些决策单元之间的效率差异。

针对(1)、(2),很多学者对传统 DEA 进行了发展和改善,其中 Sexton、Silkman 和

Hogan(1986)提出交叉效率评价方法,使用交叉效率体系代替单纯的自评价体系,从而得到更为客观有效的评价结果。

交叉效率评价方法的基本原理是:在 C^2R 模型求解的基础上,用第 j 个决策单元 DMU_j 的最佳权重 $\boldsymbol{v}_j^*$ 和 $\boldsymbol{u}_j^*$ 来计算 DMU_o 的效率值,得到交叉效率评价值 E_{jo} 为

$$E_{jo}=\frac{\boldsymbol{u}_j^{*\mathrm{T}}\boldsymbol{y}_o}{\boldsymbol{v}_j^{*\mathrm{T}}\boldsymbol{x}_o},j=1,2,\cdots,n$$

当 $j=o$ 时,即得到 DMU_o 的自评价值 TE_o,即 $TE_o=E_{oo}$。对 DMU_o 的 n 个评价值(包括 1 个自评效率值和 $n-1$ 个他评效率值)求算术平均数如下:

$$\varepsilon_o=\frac{1}{n}\sum_{j=1}^{n}E_{jo}$$

从而对 DMU_o 的优劣性进行评价,这里 ε_o 越大表示越优,反之越劣。

如上,计算各 DMU 交叉效率的算术平均数,即可对所有 DMU 进行评价和排序。然而模型的最优解可能不唯一,导致 ε_o 的值可能不唯一。为弥补这一缺陷,Doyle 和 Green (1994)以及 Sexton、Silkman 和 Hogan(1986)又在其论文中给出了两阶段交叉效率模型,该模型第一阶段通过传统的 C^2R 模型确定各 DMU 的自评效率值;第二阶段通过引入二级规划,给出确定的用于计算交叉效率的权重,引入不同的二级规划代表不同的赋权策略。两种截然相反的赋权策略是:在最大化当前 DMU 自评效率值的同时,选择尽可能使其他 DMU 的交叉效率值最大的权重,该策略称为仁慈型(benevolent)策略(或利他型策略);在最大化当前 DMU 自评效率值的同时,选择尽可能使其他 DMU 的交叉效率值最小的权重,该策略称为进攻型(aggressive)策略(或排他型策略)。

交叉效率方法除了可以采用平均交叉效率对 DMU 进行排序外,还可以采用交叉效率的中位数、最小值、离差值等。可以认为交叉效率值可以更好地反映 DMU 的效率情况。一方面,每个 DMU 在计算效率时不仅考虑自己选取的权重,也考虑了其他 DMU 选取的权重,即广泛使用了交叉效率矩阵中的所有信息;另一方面,所有 DMU 最终都使用了一套相同的权重向量以获取各自的效率值。

(二)超效率 DEA 方法

同样是针对 DEA 交叉效率中的第 2 种情况,Andersen 和 Petersen(1993)提出了超效率 DEA 方法。该方法在计算效率值时将当前被评价的 DMU 排除在生产可能集之外。传统 DEA 方法中,被评价为有效的 DMU 会以自身为参考点,而相对无效的 DMU 则会以其他有效的 DMU 为参考点,不会参考自身。所以将当前被评价的 DMU 排除在生产可能集外,使得原本相对效率值为 1 的 DMU 的效率值可能变得大于 1,而原本效率值小于 1 的 DMU 的效率值则不变。

Tone(2002)证明了在规模报酬可变(VRS)假设下,非径向的超效率模型总是存在有限最优解。下面简要介绍该模型的建立过程。

定义除 DMU_o 外的生产可能集 $PPS_{BC2} \backslash (\boldsymbol{x}_o, \boldsymbol{y}_o)$ 为

$$PPS_{BC2} \backslash (\boldsymbol{x}_o, \boldsymbol{y}_o) = \left\{ (\overline{\boldsymbol{x}}, \overline{\boldsymbol{y}}) \left| \begin{array}{l} \displaystyle\sum_{\substack{j=1 \\ j \neq o}}^{n} \lambda_j \boldsymbol{x}_j \leqslant \overline{\boldsymbol{x}}, \sum_{j=1}^{n} \lambda_j \boldsymbol{y}_j \geqslant \overline{\boldsymbol{y}}, \overline{\boldsymbol{y}} \geqslant 0 \\ \displaystyle\sum_{\substack{j=1 \\ j \neq o}}^{n} \lambda_j = 1, \lambda_j \geqslant 0, j = 1, 2, \cdots, n \end{array} \right. \right\}$$

进一步,定义 $PPS_{BC2} \backslash (\boldsymbol{x}_o, \boldsymbol{y}_o)$ 的子集 $\overline{PPS}_{BC2} \backslash (\boldsymbol{x}_o, \boldsymbol{y}_o)$ 如下:

$$\overline{PPS}_{BC2} \backslash (\boldsymbol{x}_o, \boldsymbol{y}_o) = PPS_{BC2} \backslash (\boldsymbol{x}_o, \boldsymbol{y}_o) \bigcap \{ \overline{\boldsymbol{x}} \geqslant \boldsymbol{x}_o, \overline{\boldsymbol{y}} \leqslant \boldsymbol{y}_o \}$$

显然 $\overline{PPS}_{BC2} \backslash (\boldsymbol{x}_o, \boldsymbol{y}_o)$ 非空。

基于以上讨论,给出规模报酬可变(VRS)假设下,非径向超效率模型如下:

$$\delta^* = \min \delta = \frac{\dfrac{1}{m} \displaystyle\sum_{i=1}^{m} \overline{x}_i / x_{io}}{\dfrac{1}{s} \displaystyle\sum_{r=1}^{s} \overline{y}_r / y_{ro}}$$

$$\text{s.t.} \begin{cases} \displaystyle\sum_{\substack{j=1 \\ j \neq o}}^{n} \lambda_j \boldsymbol{x}_j \leqslant \overline{\boldsymbol{x}} \\ \displaystyle\sum_{\substack{j=1 \\ j \neq o}}^{n} \lambda_j \boldsymbol{y}_j \geqslant \overline{\boldsymbol{y}} \\ \overline{\boldsymbol{x}} \geqslant \boldsymbol{x}_o, \overline{\boldsymbol{y}} \leqslant \boldsymbol{y}_o \\ \displaystyle\sum_{\substack{j=1 \\ j \neq o}}^{n} \lambda_j = 1 \\ \overline{\boldsymbol{y}} \geqslant \boldsymbol{0}, \lambda \geqslant \boldsymbol{0} \end{cases}$$

其中,$\delta = \dfrac{\dfrac{1}{m} \displaystyle\sum_{i=1}^{m} \overline{x}_i / x_{io}}{\dfrac{1}{s} \displaystyle\sum_{r=1}^{s} \overline{y}_r / y_{ro}}$ 定义为 $(\boldsymbol{x}_o, \boldsymbol{y}_o)$ 到 $(\overline{\boldsymbol{x}}, \overline{\boldsymbol{y}}) \in \overline{PPS}_{BC2} \backslash (\boldsymbol{x}_o, \boldsymbol{y}_o)$ 的距离,可知 $\delta \geqslant 1, \delta = 1$ 当且仅当 $(\boldsymbol{x}_o, \boldsymbol{y}_o) \in \overline{PPS}_{BC2} \backslash (\boldsymbol{x}_o, \boldsymbol{y}_o)$。

一般情况下,根据该超效率 DEA 模型求得的效率值就可以对全体 DMU 进行完全排序。在实际运用模型时,可能会产生对一些"特立独行"的 DMU 给出过高分排序的情况,可参考 Hashimoto(1997)的论文,以及 Sueyoshi(1999)的论文,通过加入权重约束的方式予以修正。

(三)网络 DEA 模型

传统的 DEA 方法仅需使用最初的各项投入数据和最终的各项产出数据进行决策单元

的相对有效性评价,因此具有模型简单、应用广泛的特点。然而,由于其没有考虑由投入到产出的中间过程和环节,没有用到中间环节的投入数据和产出数据,因此丢掉了很多有价值的信息。作为改进,数学家提出了网络 DEA 模型,即在考虑由最初投入到最终产出的各阶段之间的联结关系(网络结构)的基础上,使用各阶段的数据,对网络决策单元进行相对有效性的评价,可以认为是"打开黑箱"进行评价。网络 DEA 模型的意义在于:如果网络 DMU 为网络 DEA 有效,就能分析出在各个阶段(就网络结构而言,即各"节点")的有效性;或者等价地说,如果网络 DMU 不为网络 DEA 有效,就能分析出它在哪个阶段出了问题(不为(弱) DEA 有效)。

本段简要介绍两阶段网络 DEA 模型 KH 及其与相应 C^2R 模型的关系。该模型最早由 Kao 和 Hwang(2008)提出。考虑具有两个阶段 S_1、S_2 的网络结构。

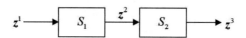

图 13-12　两阶段网络结构示意图

其中第 1 阶段 S_1 的 m_1 项投入构成的向量记为 $z^1,z^1>0,m_2$ 项产出构成的向量记为 $z^2,z^2>0$;在第 2 阶段 S_2 的投入为 z^2(z^2 也是第 1 阶段的产出),m_3 项产出构成的向量记为 $z^3,z^3>0$。为方便起见,记待评价网络决策单元 DMU_o 的这三项数据为 $(z_o^1,z_o^2,z_o^3)(o=1,2,\cdots,n)$,其中 $z_o^k=(z_{1o}^k,z_{2o}^k,\cdots,z_{m_ko}^k)(k=1,2,3)$。在第 1 阶段 S_1 的各项产出与第 2 阶段 S_2 的各项投入权重相同的假设下,基于与建立 C^2R 模型相类似的原理,有如下评价 DMU_o 的网络 DEA 模型:

$$V_{KH}=\max \frac{\boldsymbol{u}^T \boldsymbol{z}_o^3}{\boldsymbol{p}^T \boldsymbol{z}_o^1}$$

$$(KH)\quad \text{s.t.} \begin{cases} \dfrac{\boldsymbol{q}^T \boldsymbol{z}_j^2}{\boldsymbol{p}^T \boldsymbol{z}_j^1} \leqslant 1, & j=1,2,\cdots,n \\[2mm] \dfrac{\boldsymbol{u}^T \boldsymbol{z}_j^3}{\boldsymbol{q}^T \boldsymbol{z}_j^2} \leqslant 1, & j=1,2,\cdots,n \\[2mm] \dfrac{\boldsymbol{u}^T \boldsymbol{z}_j^3}{\boldsymbol{p}^T \boldsymbol{z}_j^1} \leqslant 1, & j=1,2,\cdots,n \\[2mm] \boldsymbol{p}\geqslant 0,\boldsymbol{p}\neq 0,\boldsymbol{q}\geqslant 0,\boldsymbol{q}\neq 0,\boldsymbol{u}\geqslant 0,\boldsymbol{u}\neq 0 \end{cases}$$

其中 $\boldsymbol{p}$ 为第 1 阶段各项投入的权重,$\boldsymbol{q}$ 为第 1 阶段各项产出(也是第 2 阶段各项投入)的权重,$\boldsymbol{u}$ 为第 2 阶段各项产出的权重。

定义 13-9 若 $V_{KH}=1$,则称网络 DMU_o 为网络 DEA 有效(KH)。

若只考虑最初的投入 z_o^1 和最终的产出 z_o^3,则可得评价 DMU_o 的 C^2R 模型

$$V_{C^2R} = \max \frac{\boldsymbol{u}^\top \boldsymbol{z}_o^3}{\boldsymbol{p}^\top \boldsymbol{z}_o^1}$$

$$(C^2R) \quad \text{s.t.} \begin{cases} \dfrac{\boldsymbol{u}^\top \boldsymbol{z}_j^3}{\boldsymbol{p}^\top \boldsymbol{z}_j^1} \leqslant 1, & j = 1, 2, \cdots, n \\ \boldsymbol{p} \geqslant 0, \boldsymbol{p} \neq 0, \boldsymbol{u} \geqslant 0, \boldsymbol{u} \neq 0 \end{cases}$$

观察以上两个模型,发现若$(\boldsymbol{p}, \boldsymbol{u})$满足(KH)的约束条件,则一定满足上式的约束条件,这意味着

$$V_{KH} \leqslant V_{C^2R} \leqslant 1.$$

由此可知,若网络DMU_o为网络 DEA 有效(KH),则在"黑箱评价"之下,也为弱 DEA 有效(即$V_{C^2R} = 1$)。不仅如此,当利用网络 DEA 模型时,可以得到更为深刻的结果(见定理 13-3)。

可知,在第 1 阶段S_1对应的C^2R模型为

$$V_1 = \max \frac{\boldsymbol{q}^\top \boldsymbol{z}_o^2}{\boldsymbol{p}^\top \boldsymbol{z}_o^1}$$

$$(S_1) \quad \text{s.t.} \begin{cases} \dfrac{\boldsymbol{q}^\top \boldsymbol{z}_j^2}{\boldsymbol{p}^\top \boldsymbol{z}_j^1} \leqslant 1, & j = 1, 2, \cdots, n \\ \boldsymbol{q} \geqslant 0, \boldsymbol{q} \neq 0, \boldsymbol{u} \geqslant 0, \boldsymbol{u} \neq 0 \end{cases}$$

在第 2 阶段S_2对应的C^2R模型为

$$V_2 = \max \frac{\boldsymbol{u}^\top \boldsymbol{z}_o^3}{\boldsymbol{q}^\top \boldsymbol{z}_o^2}$$

$$(S_2) \quad \text{s.t.} \begin{cases} \dfrac{\boldsymbol{u}^\top \boldsymbol{z}_j^3}{\boldsymbol{q}^\top \boldsymbol{z}_j^2} \leqslant 1, & j = 1, 2, \cdots, n \\ \boldsymbol{p} \geqslant 0, \boldsymbol{p} \neq 0, \boldsymbol{q} \geqslant 0, \boldsymbol{q} \neq 0 \end{cases}$$

Kao 和 Hwang(2008)给出了网络DMU_o的总体效率V_{KH}对阶段S_1的效率V_1和阶段S_2的效率V_2的分解公式

$$V_{KH} = V_1 \times V_2 \tag{13-6}$$

并可以证明如下结果成立。

定理 13-3 若网络DMU_o为网络 DEA 有效(KH),则

(1)网络DMU_o在阶段S_1、S_2都为弱 DEA 有效;

(2)在"黑箱评价"模型(C^2R)下,也为弱 DEA 有效。

第三节　随机前沿分析和三阶段分析

随机前沿分析,是一种基于生产前沿面理论的参数方法。本节首先简要阐述 SFA 的基

本原理和成本效率测算方法,然后在此基础上介绍基于 DEA 和 SFA 的三阶段分析。

一、SFA 和成本效率测算

(一)SFA 基本原理

生产函数 $f(\boldsymbol{x})$ 的函数值表示:一定的投入要素组合 $\boldsymbol{x}$ 所可能生产的最大产出。因此,可用如下方式来测算多投入单产出情形的效率:

$$y_j = f(\boldsymbol{x}_j, \boldsymbol{\beta})\xi_j \qquad (13-7)$$

其中 $\boldsymbol{x}_j = (x_{1j}, x_{2j}, \cdots, x_{mj})^{\mathrm{T}}$ 表示 DMU_j 的投入向量,y_j 表示 DMU_j 的一项产出,$j=1$,$2, \cdots, n$,$\boldsymbol{\beta}$ 是待估计参数向量;显然,$0 < \xi_j \leqslant 1 (j=1, 2, \cdots, n)$ 度量了 DMU_j 的绝对技术效率。当 $\xi_j = 1$ 时,表示 DMU_j 处于生产前沿面,即达到了当时最高生产技术水平。

实际中,生产前沿面还会受到随机因素的影响。因此,可将式(13-7)进一步改写为

$$y_j = f(\boldsymbol{x}_j, \boldsymbol{\beta})\mathrm{e}^{v_j}\xi_j \qquad (13-8)$$

这里 e 表示自然对数的底数,$\mathrm{e}^{v_j} > 0$ 表示随机扰动。(13-8)意味着生产前沿 $f(\boldsymbol{x}_j, \boldsymbol{\beta})\mathrm{e}^{v_j}$ 是随机的,故称此类模型为随机前沿模型(stochastic frontier model)。

应用 Cobb-Douglas 生产函数,即 $f(\boldsymbol{x}_j, \boldsymbol{\beta}) = \beta_0 \prod_{i=1}^{m} x_{ij}^{\beta_i}$,代入式(13-8),然后等式两边取自然对数,可得:

$$\ln y_j = \ln \beta_0 + \sum_{i=1}^{m} \beta_i \ln x_{ij} + v_j + \ln \xi_j 。 \qquad (13-9)$$

注意到 $0 < \xi_j \leqslant 1$,故 $\ln \xi_j \leqslant 0$。令 $u_j = -\ln \xi_j \geqslant 0$,则式(13-9)可改写为

$$\ln y_j = \ln \beta_0 + \sum_{i=1}^{m} \beta_i \ln x_{ij} + v_j - u_j 。 \qquad (13-10)$$

Aigner,Lovell 和 Schmidt(1977),以及 Meeusen 和 van den Broeck(1977)分别独立地提出了用以评价截面数据的随机前沿生产函数(stochastic frontier production function)如下:

$$y_j = \boldsymbol{x}_j \boldsymbol{\beta} + (v_j - u_j), j=1, 2, \cdots, n \qquad (13-11)$$

当 y_j 为 DMU_j 产出的自然对数,$\boldsymbol{x}_j$ 为 DMU_j 各项投入取自然对数后构成的向量时,式(13-11)即转化为式(13-10)。称 $(v_j - u_j)$ 为混合误差项,其中 v_j 表示随机扰动,$u_j \geqslant 0$ 表示技术无效率。显然,混合误差项 $(v_j - u_j)$ 的分布是不对称的,因此无法运用普通最小二乘法(OLS)对 u_j 进行估计。假设 v_j 和 u_j 相互独立,$v_j \sim N(0, \sigma_v^2)$,$u_j$ 服从半正态分布 $|N(0, \sigma_U^2)|$,则可以应用最大似然估计(MLE)对 u_j 进行估计。

通过以上讨论,可以发现 SFA 与 DEA 相比主要存在以下两点不同:

(1)SFA 需要预设生产函数;

(2)SFA 并没有将现实中效率与理想的生产前沿面之间的偏差全部规定为效率的低下,而是将这部分偏差分为两个部分,一部分是随机误差,另一部分是效率残差。一般的,前者是由观察误差、不可预期的消耗、维修和短期构成改变等不可控因素引起,后者是由管理、

资源利用和计划制定等可控因素引起的效率缺失。

(二)模型推广

在式(13-11)的基础上,Battese 和 Coelli(1992)提出了适用于面板数据(允许缺失)随机前沿生产函数,其形式可以表示为

$$y_{jt} = \boldsymbol{x}_{jt}\boldsymbol{\beta} + (v_{jt} - u_{jt}), j = 1, 2, \cdots, n, t = 1, 2, \cdots, T \qquad (13-12)$$

这里 t 表示 t 期,v_{jt} 和 u_{jt} 相互独立,$v_{jt} \sim N(0, \sigma_v^2)$;$u_{jt} = u_j \exp(-\eta(t-T))$,其中 u_j 服从在 0 点截断的 $N(\mu, \sigma_u^2)$,η 是一个待估计参数。

Battese 和 Coelli(1995)对 Kumbhakar、Ghosh 和 McGukin(1991)的模型进行了改进,具体为:在式(13-12)的基础上,改变 u_{jt} 的假设为服从在 0 点截断的 $N(m_{jt}, \sigma_u^2)$ 且彼此相互独立,其中 $m_{jt} = z_{jt}\boldsymbol{\delta}$,$z_{jt}$ 是由 p 个影响决策单元效率的因素构成的向量,$\boldsymbol{\delta}$ 是待估计的参数向量。

(三)成本函数

模型式(13-11)是基于生产函数形式,其中 u_j 为技术无效率。当 $u_j > 0$ 时,意味着 DMU_j 的实际产出低于随机生产前沿。基于此,将式(13-11)的混合误差项从$(v_j - u_j)$ 调整为 $(v_j + u_j)$,可得随机前沿成本函数(stochastic frontier cost function)如下:

$$y_j = \boldsymbol{x}_j\boldsymbol{\beta} + (v_j + u_j), j = 1, 2, \cdots, n \qquad (13-13)$$

其中 y_j 表示 DMU_j 的生产成本(或生产成本的自然对数),x_j 是 DMU_j 的 m 项投入的价格(或价格的自然对数)组成的向量,u_j 表示生产过程中技术无效率的成本。类似于本小节(二)中的做法,可将式(13-13)推广成为适用于分析面板数据的模型。

这里需要指出的是,如果模型中设有配置效率指标,则 u_j 主要反映了技术无效率的成本;否则,u_j 的含义并不清晰,可能同时涉及技术无效率和配置无效率。因此,虽然一般将相对于随机成本前沿测算得到效率称为成本效率,而其确切含义需根据实际情况确定。成本效率作为一个单一指标,在一定程度上满足了卫生资源配置效率复杂性和多样性的要求。

(四)效率测算和 u_j 是否存在的检验

通过估计随机生产前沿和随机成本前沿,可以分别测算 DMU_j 的技术效率和成本效率,具体计算公式如下:

$$EFF_j = \frac{E(\tilde{y}_j | u_j, \boldsymbol{x}_j)}{E(\tilde{y}_j | u_j = 0, \boldsymbol{x}_j)}$$

其中 EFF_j 表示 DMU_j 的技术(成本)效率,$\tilde{y}_j$ 是 DMU_j 的产出(成本)。若在测算前未对原始数据做变换,则 $\tilde{y}_j = y_j$,若对原始数据取自然对数,则 $\tilde{y}_j = \exp(y_j)$。另外,运用生产函数测算技术效率时,$0 \leqslant EFF_j \leqslant 1$;而运用成本函数测算成本效率时,$1 \leqslant EFF_j < +\infty$。效率测算结果对应关系见表13-7。

表 13 - 7　效率测算结果对照表

生产函数/成本函数	是否对变量取自然对数	效率值(EFF_j)
生产函数	是	$\exp(-u_j)$
成本函数	是	$\exp(u_j)$
生产函数	否	$(x_j\boldsymbol{\beta}-u_j)/(x_j\boldsymbol{\beta})$
成本函数	否	$(x_j\boldsymbol{\beta}+u_j)/(x_j\boldsymbol{\beta})$

表 13 - 7 中 EFF_j 的值都依赖于 u_j，通过计算表中关于 u_j 的四个函数在条件 (v_j-u_j) $((v_j+u_j))$ 下的条件期望可以得到其估计值。

最后，需要指出的是使用随机前沿模型的前提是无效率项 u_j 存在。可以通过作假设：

$$H_0:\sigma_u^2=0, H_1:\sigma_u^2>0$$

并运用单边的广义似然比检验。

二、三阶段分析

2002 年，Fried 等提出管理无能（managerial incompetence）并不足以解释效率的变化，因为环境因素（environmental effects）和统计噪声（statistical noise）（即随机扰动）也会对生产者的表现产生影响。例如，一个生产者在生产过程中使用了更多的投入，或者没有达到最优的产出，因而看似是无效率的。而事实上，由于环境因素和统计噪声的存在，这样的评价结果可能失真。因此有必要分离这三种影响因素。

鉴于此，Fried 等提出了三阶段分析方法，其本质是将 DEA 和 SFA 回归有机结合，剔除环境因素和统计噪声，从而提升效率评价的准确性。其实施框架如下。

第一阶段，运用 DEA 模型对决策单元相对有效性进行评价。假设有 n 个决策单元（$DMU_j, j=1,2,\cdots,n$），且各有 m 项投入（$i=1,2,\cdots,m$）和 s 项产出（$r=1,2,\cdots,s$）。待评价决策单元 DMU_o（$o=1,2,\cdots,n$）的投入向量和产出向量分别记为 $\boldsymbol{x}_o\in R_+^m$ 和 $\boldsymbol{y}_o\in R_+^s$。选择是基于投入还是基于产出，以及是径向的还是非径向的 DEA 模型，则完全是由实际需要决定的。为了说明问题，本小节假设环境变量都是关于投入的，且假设规模报酬可变（VRS），则我们可以选择第二节提到的基于投入的 BC^2 模型（$D_{BC^2}^I$），

$$\min\theta$$

$$(D_{BC^2}^I)\quad \text{s.t.}\begin{cases}\sum_{j=1}^n\lambda_j\boldsymbol{x}_j+\boldsymbol{s}_o^-=\theta\boldsymbol{x}_o\\\sum_{j=1}^n\lambda_j\boldsymbol{y}_j-\boldsymbol{s}_o^+=\boldsymbol{y}_o\\\sum_{j=1}^n\lambda_j=1\\\lambda_j\geqslant 0, j=1,2,\cdots,n\end{cases}$$

其中 $s_o^- = (s_{1o}^-, s_{2o}^-, \cdots, s_{mo}^-)^{\mathrm{T}}$，$s_o^+ = (s_{1o}^+, s_{2o}^+, \cdots, s_{so}^+)^{\mathrm{T}}$ 分别表示输入冗余向量和输出不足向量。

第二阶段，运用 SFA 回归对数据进行调整，（对投入）剔除环境因素和随机扰动。通过计算 (D_{BC2}^1) 可得 DMU_o 第 i 项输入冗余为 s_{io}^{-*}，该项可理解为 DMU_o 第 i 项投入的绝对无效率程度。由于现在无效率的表现中包含环境因素、随机扰动和真实的管理无效率，因此 s_{io}^{-*} 可视为实际管理无效率 $\hat{s}_{io}^{-*}$，环境因素和随机扰动的函数，即：

$$s_{io}^{-*} = \hat{s}_{io}^{-*} + f(en) + v, i = 1, 2, \cdots, m$$

这里 $f(en)$ 是环境因素的函数，v 代表随机扰动产生的影响。从而，可构造类似成本函数的 SFA 回归函数如下：

$$s_{io}^{-*} = f(\mathbf{Z}_o, \boldsymbol{\beta}_i) + v_{io} + u_{io}, i = 1, 2, \cdots, m \tag{13-14}$$

其中 $\mathbf{Z}_o$ 是 K 个环境变量构成的 $K \times 1$ 向量；$v_{io} + u_{io}$ 是混合误差项，v_{io} 表示随机扰动，u_{io} 表示管理无效率，即管理因素对输入冗余的影响。假设 $v_{io} \sim N(0, \sigma_v^2)$，$u_j$ 服从在 0 点截断的 $N(\mu, \sigma_u^2)$。沿用 Battese 和 Coelli（1995）的做法：应用 Cobb-Douglas 生产函数模拟环境影响，这样既便于计算也不失一般性，即取

$$f(\mathbf{Z}_o, \boldsymbol{\beta}_i) = \beta_{i0} + \sum_{k=1}^{K} \beta_{ik} \ln Z_{ko}$$

需要指出的是，因为运用了 SFA 模型，所以需要对 u_{io} 的存在性应用单边的广义似然比检验。若检验结果为拒绝原假设，可按如下步骤对 $DMU_o (o = 1, 2, \cdots, n)$ 的各项投入进行调整：

第一步，分离管理无效率项。运用 Jondrow 等（1982）提出的公式

$$E(u|\varepsilon) = \frac{\sigma\lambda}{1+\lambda^2} \left[\frac{\varphi(\varepsilon\lambda/\sigma)}{1-\Phi(\varepsilon\lambda/\sigma)} - \frac{\varepsilon\lambda}{\sigma} \right] \tag{13-15}$$

对决策单元的管理无效率项进行估计，其中 $\varepsilon = u + v$，$\lambda = \sigma_u/\sigma_v$，$\sigma = (\sigma_u^2 + \sigma_v^2)^{1/2}$，这里 $\Phi(x)$ 和 $\varphi(x)$ 分别表示标准正态分布的分布函数和概率密度函数。若 $u_{io} > 0$，其值反映了管理因素对 i 项输入冗余的影响；若 $u_{io} \leqslant 0$，则可认为对第 i 项投入的管理是有效的。

第二步，计算随机扰动。公式如下：

$$E(v_{oi}|v_{oi} + u_{oi}) = s_{io}^{-*} - f(\mathbf{Z}_o, \boldsymbol{\beta}_i) - E(u_{oi}|v_{oi} + u_{oi}) \tag{13-16}$$

第三步，调整投入。公式如下：

$$x_{io}^A = x_{io} + [\max(f(\mathbf{Z}_o, \boldsymbol{\beta}_i)) - f(\mathbf{Z}_o, \boldsymbol{\beta}_i)] + [\max(v_{io}) - v_{io}] \tag{13-17}$$

其中 x_{io}^A 代表进行调整后的投入变量；$[\max(f(\mathbf{Z}_o, \boldsymbol{\beta}_i)) - f(\mathbf{Z}_o, \boldsymbol{\beta}_i)]$ 代表使决策单元具有相同的外部环境；$[\max(v_{io}) - v_{io}]$ 则代表使所有决策单元具有相同的偶然水平。

第三阶段，再次运用 DEA 模型对调整后的决策单元相对有效性进行评价。值得注意的是，由于生产可能集发生了变化，因此每一个决策单元第一阶段和第三阶段的效率得分之间不存在可比性，我们只能通过效率均值的变化趋势来提炼信息。

第四节　卫生资源配置效率评价模型应用实例

一、卫生资源配置效率评价模型应用步骤及原则

卫生资源配置效率评价模型的应用一般按以下步骤及原则进行：

1. 确定评价目标

适用的目标通常包括：

(1)评价决策单元生产活动的相对有效性。

(2)评价决策单元的技术效率。

(3)为非有效决策单元生产活动的改进提供决策参考。

(4)评价决策单元的规模收益状态。

(5)评价决策单元是否呈现"拥挤"迹象。

(6)评价的总体目标是倾向于减少收入或控制规模，还是增加收入或扩大规模。

(7)评价决策单元的成本效率。

2. 指标选择

输入指标主要是与投入和规模有关的指标，输入指标的数值越大意味着投入或规模越大。也可以选择与投入或规模并不直接相关的劣性指标，比如出院患者中未愈或死亡的人数。在医疗卫生领域，常用的输入指标有固定资产总额、床位数、职工人数、业务总支出、非业务总支出、实际占用床日数、住院费用、住院天数、出院患者数、卫生经费等；输出指标主要是与产出或效益有关的指标。输出指标的数值越大，意味着产出或效益越好。也可以选择与产出或效益并不直接相关的优性指标，比如出院患者中治愈患者数等。医疗卫生领域常用的输出指标有门诊人次数、急诊人次数、出院人次数、手术患者数、业务总收入、治愈好转患者数、实际占用床日数、科研成果数、发表研究论文数、获得的科研经费总额、培养本科生、研究生的人数等。

指标的选取应当遵循以下四个原则：

(1)目的性——选取的评价指标要与评价目标密切相关，要能够全面反映评价目标。

(2)精简性——指标的总数不宜超过决策单元数量的1/3，过多的指标将导致有效决策单元数目的增加，从而降低评价效率；通常情况下，可以用多元统计分析的方法对输入、输出指标进行筛选，比如指标聚类分析、相关分析、主成分分析等。

(3)关联性——与基于统计的评价方法类似，要尽量避免输入指标之间、输出指标之间以及输入指标与输出指标之间的线性相关性。

(4)多样性——在大型评价项目中，可以先从宏观指标着手，再对宏观指标进行细化，力

争从不同的角度对决策单元进行比较全面的综合评价。

3. 样本选择

在样本量较大的情况下，可以先对样本进行样本聚类分析，以减少决策单元数，这样不仅能够提高算法的效率和稳定性，更重要的是还可以降低模型对个别决策单元输入输出数据的敏感性，以获得更为客观和科学的评价结果。

4. 指标转换

本章介绍的模型大多属于线性模型，因此，通常希望决策单元在某一指标上取值的大小，尽可能与评价结果的好坏程度呈线性关系。必要时可对指标进行适当的变换，比如对数变换等。

一般宜用绝对指标，而不宜使用相对指标。这是因为输入输出指标选取绝对指标有其内在经济学意义，而若选用相对指标，则对评价结果不易解释。如果相对指标的使用不可避免，可对其进行适当的转换，如将治愈率转化为治愈人数等。

5. 模型选择

根据评价目标的不同，需要选择不同的模型（组合）。

6. 评价结果

通常会根据评价目标，选用多种适宜的模型进行组合分析，从中获取更多和更为深刻的经济学信息，然后再综合这些信息对卫生资源配置效率做出相应的评价。另外，在进行相对有效性分析的同时，通常会计算决策单元在生产前沿面上的"投影"，这也为决策单元生产状态的改善提供了参考。

二、医院改革效果评价

例 13-4 资料来源于新疆某公立中医院（表 13-8）。改革自 2017 年 9 月起实施，故选取 2016 年 9 月至 2017 年 8 月作为比较期，2017 年 9 月至 2018 年 8 月作为报告期。由于各时期数据均来自同一医院，符合同类型的要求，故可运用 DEA 方法对该医院改革前后各时期相对效率进行评价。

根据医院业务运行和经济运行的特点，选取两项投入指标：实际占用总床日数和医疗支出；选取四项产出指标：总诊疗量、出院人数、门诊收入和住院收入。

表 13‑8 新疆某公立中医院改革前后投入产出指标数据

监测阶段	监测时期	医疗服务投入		业务运行产出		经济运行产出	
		实际占用总床日数/日	医疗支出/万元	总诊疗量/人次	出院人数/人	门诊收入/万元	住院收入/万元
改革前	2016.09	14 055	2 822	51 379	1 359	1 345	1 129
	2016.10	15 896	2 719	48 680	1 394	1 331	1 218
	2016.11	18 027	2 900	58 230	1 608	1 490	1 387
	2016.12	18 120	4 126	60 238	1 642	1 993	1 380
	2017.01	15 900	3 672	44 308	1 670	2 242	1 405
	2017.02	17 713	2 200	44 336	1 277	1 225	1 495
	2017.03	21 707	3 286	55 673	2 001	1 514	1 735
	2017.04	18 301	3 355	51 577	1 681	1 399	1 466
	2017.05	19 675	3 012	54 310	1 695	1 566	1 575
	2017.06	17 580	3 320	52 247	1 577	1 591	1 484
	2017.07	17 449	3 114	51 492	1 587	1 674	1 435
	2017.08	17 827	3 254	55 197	1 684	1 759	1 523
改革后	2017.09	14 879	2 928	49 684	1 469	1 462	1 329
	2017.10	16 439	2 937	47 472	1 419	1 451	1 525
	2017.11	17 873	3 737	53 986	1 638	1 703	1 663
	2017.12	16 734	5 535	57 853	1 858	2 076	1 528
	2018.01	17 281	3 359	44 698	1 332	1 264	1 005
	2018.02	10 382	2 882	35 234	1 139	1 115	1 001
	2018.03	19 736	3 110	49 301	1 705	1 527	1 791
	2018.04	18 934	4 103	49 839	1 725	1 564	1 659
	2018.05	18 280	3 777	56 118	1 598	1 837	1 716
	2018.06	16 072	3 038	53 190	1 459	1 563	1 389
	2018.07	15 811	2 977	56 517	1 476	1 662	1 410
	2018.08	14 314	2 689	55 703	1 332	1 875	1 207

从表 13‑8 中分析得到:投入指标中的实际占用总床日数,产出指标中的总诊疗量、出

院人数、门诊收入以及住院收入均值改革后相较于改革前同期分别下降 7.31%,2.88%,5.35%,0.15% 和 0.05%,仅有投入指标中的医疗支出均值同期上升 8.72%,可见,医改后只有医疗成本是增加的,且涨幅较大。公立医院改革与该院的业务运行产出及经济运行产出呈负相关,并且对住院服务影响上下浮动相对最大,由于有政府财政补贴,经济运行产出下降幅度相对较小。

将每一个监测时期作为一个决策单元,运用基于产出的 C^2R 模型、BC^2 模型、FG 模型、ST 模型和 WY 模型分别计算改革前和改革后各时期的相对效率,按(13-2)式进行效率分解,并运用定理 13-2 进行规模报酬分析。这里计算两种效率:

(1)业务运行效率,此时选择实际占用总床日数和医疗支出作为投入,总诊疗量和出院人数作为产出。

(2)经济运行效率,此时选择实际占用总床日数和医疗支出作为投入,门诊收入和住院收入作为产出。

为减小工作量,应用 DEA 软件 DEAP 2.1,并根据以上说明选择参数,分别对业务运行效率和经济运行效率进行测算(见表 13-9),并得到各指标的松弛变量(见表 13-10)。

表 13-9　新疆某公立中医院改革前后投入产出效率

监测阶段	监测时期	业务运行效率				经济运行效率			
		技术效率	纯技术效率	规模效率	规模报酬	技术效率	纯技术效率	规模效率	规模报酬
改革前	2016.09	0.999	1.000	0.999	递减	0.880	0.943	0.933	递增
	2016.10	0.944	0.984	0.960	递增	0.862	0.925	0.931	递增
	2016.11	1.000	1.000	1.000	不变	0.882	0.886	0.885	递增
	2016.12	0.904	1.000	0.904	递减	0.846	0.847	0.998	递增
	2017.01	1.000	1.000	1.000	不变	1.000	1.000	1.000	不变
	2017.02	1.000	1.000	1.000	不变	1.000	1.000	1.000	不变
	2017.03	1.000	1.000	1.000	不变	0.897	0.914	0.982	递减
	2017.04	0.947	0.950	0.997	递减	0.862	0.865	0.997	递增
	2017.05	0.968	0.973	0.994	递增	0.919	0.937	0.980	递减
	2017.06	0.921	0.928	0.992	递减	0.918	0.919	0.999	递增
	2017.07	0.951	0.955	0.996	递增	0.925	0.925	0.999	递减
	2017.08	0.981	0.997	0.984	递减	0.951	0.956	0.995	递减

（续表）

监测阶段	监测时期	业务运行效率				经济运行效率			
		技术效率	纯技术效率	规模效率	规模报酬	技术效率	纯技术效率	规模效率	规模报酬
改革后	2017.09	1.000	1.000	1.000	不变	0.967	0.977	0.990	递增
	2017.10	0.907	0.937	0.968	递增	1.000	1.000	1.000	不变
	2017.11	0.912	0.933	0.978	递减	0.990	0.990	1.000	不变
	2017.12	1.000	1.000	1.000	不变	0.991	1.000	0.991	递减
	2018.01	0.784	0.813	0.963	递增	0.650	0.780	0.833	递增
	2018.02	1.000	1.000	1.000	不变	1.000	1.000	1.000	不变
	2018.03	0.929	0.956	0.972	递增	1.000	1.000	1.000	不变
	2018.04	0.889	0.901	0.987	递减	0.930	0.932	0.997	递减
	2018.05	0.883	0.905	0.975	递减	1.000	1.000	1.000	不变
	2018.06	0.947	0.950	0.997	递减	0.949	0.953	0.997	递增
	2018.07	0.985	1.000	0.985	递减	0.990	0.991	0.999	递增
	2018.08	1.000	1.000	1.000	不变	1.000	1.000	1.000	不变

由表13-9中数据进一步计算可知,该院改革后业务运行效率中,技术效率均值为0.936、纯技术效率均值为0.950、规模效率均值为0.985,分别较改革前同期下降3.26%、3.33%、0.01%;改革后经济运行效率中,技术效率均值为0.956、纯技术效率均值为0.969、规模效率均值为0.984,分别较改革前同期上升4.80%、4.55%和0.92%。另外,改革前的12个决策单元在业务运行和经济运行方面分别为4个和2个弱DEA有效,改革后业务运行和经济运行方面分别为4个和5个弱DEA有效。改革后该院业务运行技术效率有所下降,而经济运行技术效率有所上升,影响技术效率变化趋势更多来自规模效率的变化。另外,改革前业务运行效率均值均高于经济运行效率均值,改革后则相反。

表13-10 新疆某公立中医院改革前后各指标松弛变量情况

监测阶段	业务运行指标松弛变量取值				经济运行指标松弛变量取值			
	实际占用总床日数/日	医疗支出/万元	总诊疗量/人次	出院人数/人	实际占用总床日数/日	医疗支出/万元	门诊收入/万元	住院收入/万元
改革前	-317.789	-56.920	537.786	0.000	-1116.390	-241.085	0.000	9.317
改革后	-895.371	-176.425	1803.263	0.000	-543.031	-51.514	24.392	16.323

由表13-10可知,改革后业务运行和经济运行指标调整趋势基本一致,产出相对投入

不足的现象在改革后都有所加剧。投入指标的松弛性较大,产出指标的松弛性方面,门诊服务及收入大于住院服务及收入。

综合以上分析,假设短时间内规模不变,为提高医院技术效率,只有提高纯技术效率。这提示该院管理部门需加强中医内涵建设,增强服务能力和技术水平,提高医院业务运行效率,从而提升技术效率。

三、社区卫生服务效率分析

例 13-5 以上海市原浦东新区 30 家社区卫生服务中心:北蔡、曹路、川沙、东明、高东、高桥、高行、合庆、沪东、花木、黄楼、机场、金桥、金杨、联洋、凌桥、陆家嘴、南码头、浦兴、三林、上钢、孙桥、唐镇、塘桥、王港、潍坊、洋泾、迎博、张江、周家渡(依次编号 1—30)为对象,通过连续 5 年(2008 年始)的面板数据,分析全要素生产率的变化情况。

1. 评价指标选择

根据以上问题,选择总服务量作为产出指标,卫生技术人年数、总支出、专业设备金额作为投入指标。各指标具体含义如下:

(1)总服务量。总服务量是基本医疗服务和基本公共卫生服务的加权算术平均。基本医疗服务包括门急诊、住院和出诊,借鉴服务当量法和浦东社区卫生服务机构绩效评估标准,按 1 标准服务当量=1 门急诊人次=1 住院床日=3.5 出诊计算基本医疗服务量。选取 11 项公共卫生服务项目,包括:累计动态电子核心健康档案、无偿对 65 岁以上老年人体检、残疾人康复、计划免疫、慢性病随访、孕产妇保健、儿童保健、老年人视力筛查、学生口腔筛查、重点传染病上门监测预防和健康教育讲座大型咨询活动,其中前 7 项按 1 标准服务当量,第 8 项和第 9 项按 0.5 标准服务当量,第 10 项按 4 标准服务当量,第 11 项按 40 标准服务当量,计算基本公共卫生服务量。

(2)卫生技术人年数。卫生从业人员的人力资本含量是不同的。一般认为职称级别越高,人力资本含量越高,对单位的贡献相对越大。而高级别职称的取得需要工作经验的积累、需要达到一定的学历标准,也就是说不同级别职称人员的年龄一定程度上代表了他们的人力资本含量。因此,以卫生技术人员各级职称的平均年龄为权重,对卫生技术人员数进行加权,构建卫生技术人年数指标,公式如下:

卫生技术人年数 =(副高职称人数 + 高级职称人数)× 55.49 + 中级职称人数 × 45.28+(初级职称人数 + 无职称人数)× 38.29

其中,权重 55.49、45.28、38.29 分别为当年浦东新区 30 家社区卫生服务中心副高及以上、中级、初级及无职称人员的平均年龄,包括在编、编外及返聘人员。

(3)总支出。基层医疗卫生机构总支出核算包括医疗支出和公共卫生支出两项。

(4)专业设备金额。相对于固定资产,专业设备金额与一定时期内的医疗服务总量相关性更大,所以选取专业设备金额作为投入指标之一。

2. DEA 评价结果

由于涉及面板数据的效率测算,因此运用基于产出的 DEA-Malmquist 指数,即将式(13-3)中的 4 种距离对应替换为基于产出的模型,并按式(13-4)和式(13-5)进行效率分解。

应用 DEAP2.1,并按以上要求设定参数,对连续 5 年共计 150 份(30×5)数据进行计算。由表 13-11 可知,浦东社区卫生服务机构的全要素生产率环比上升,表现为表中的全要素生产率均≥1,且第 5 年最高为 1.165,第 4 年最低为 1.037。此外,连续 5 年浦东社区卫生服务机构技术进步变化指数均≥1,规模效率也有显著改善,这是全要素生产率提高的主要原因。

表 13-11　连续 5 年浦东社区卫生服务机构全要素生产率变化情况(均值)

年份	技术效率变化 EC	技术进步变化 TC	纯技术效率变化 PTC	规模效率变化 SEC	Malmquist 指数 (全要素生产率) MI(TFP)
第 1—2 年	0.991	1.088	0.997	0.994	1.079
第 2—3 年	1.024	1.018	1.036	0.988	1.043
第 3—4 年	1.006	1.030	0.982	1.025	1.037
第 4—5 年	0.961	1.212	0.953	1.088	1.165
平均值	0.995	1.085	0.992	1.004	1.080

横向来看,由表 13-12 可知,有 27 家机构全要素生产率进步,占到 90%,3 家存在技术效率退步,分别为联洋(编号 15)、孙桥(编号 22)和王港(编号 25)。技术进步变化指数有 15 家≥1,占到 50%,规模效率变化指数有 20 家≥1,占到 66.7%。全要素生产率退步的 3 家机构中,有 2 家是由于纯技术效率降低,1 家是纯技术效率和规模效率同时下降造成的。

表 13-12　连续 5 年浦东各社区卫生服务机构全要素生产率情况

单位	EC	TC	PTC	SEC	MI(TFP)
1	0.994	1.094	1.033	0.961	1.087
2	1.043	1.095	1.041	1.003	1.143
3	1.064	1.119	1.049	1.014	1.191
4	0.963	1.083	0.957	1.006	1.043
5	1.039	1.083	1.044	0.995	1.125
6	1.034	1.075	1.036	0.999	1.112
7	1.003	1.070	1.001	1.003	1.073

（续表）

单位	EC	TC	PTC	SEC	MI(TFP)
8	1.034	1.083	1.029	1.005	1.120
9	0.969	1.105	0.970	1.000	1.071
10	1.026	1.083	1.023	1.003	1.112
11	1.061	1.025	1.030	1.030	1.087
12	1.045	1.091	1.049	0.996	1.114
13	0.963	1.106	0.995	1.008	1.065
14	1.028	1.087	1.024	1.004	1.118
15	0.902	1.094	0.887	1.017	0.987
16	1.044	1.062	1.000	1.044	1.109
17	0.984	1.093	0.990	0.994	1.075
18	0.941	1.090	0.936	1.005	1.025
19	0.987	1.106	0.996	0.991	1.091
20	1.000	1.091	1.000	1.000	1.091
21	0.952	1.089	0.953	0.999	1.037
22	0.942	1.057	0.927	1.016	0.996
23	1.051	1.098	1.040	1.011	1.154
24	0.941	1.101	0.940	1.001	1.036
25	0.917	1.084	0.945	0.971	0.995
26	0.958	1.056	0.958	1.000	1.011
27	1.004	1.061	0.999	1.005	1.066
28	0.983	1.060	0.938	1.049	1.043
29	1.043	1.100	1.049	0.995	1.147
30	0.972	1.101	0.983	0.989	1.071
平均值	0.995	1.085	0.992	1.004	1.080

为了进一步探究全要素生产率退步的原因,运用基于产出的 BC^2 模型,考察联洋、孙桥和王港各年的松弛变量情况。同样由 DEAP 2.1 计算后(表13-13)可以发现,联洋、孙桥和王港在卫技人年数、总支出和专业设备金额的投入上存在冗余,同时在产出总服务量上存在不足。

表 13 - 13 5 年 3 家社区卫生服务机构投入/产出指标的松弛变量分析

投入/产出指标	年份	联洋	孙桥	王港
卫技人年数	第 1 年	—	—	—
	第 2 年	—	—	−486
	第 3 年	—	—	−492
	第 4 年	—	—	—
	第 5 年	−161	−98	−163
总支出(万元)	第 1 年	—	—	—
	第 2 年	—	—	—
	第 3 年	−573	—	—
	第 4 年	−107	—	—
	第 5 年	—	—	—
专业设备金额(万元)	第 1 年	−266	—	—
	第 2 年	−239	—	−184
	第 3 年	−557	—	−208
	第 4 年	−517	—	—
	第 5 年	−429	—	−139
总服务量(人次)	第 1 年	48 642	—	—
	第 2 年	103 699	27 252	31 512
	第 3 年	11 862	4 283	21 569
	第 4 年	118 479	—	—
	第 5 年	281 279	44 526	65 139

例 13 - 6 对全国社区卫生服务中心运营效率情况进行分析。

1. 资料来源

数据来源于《中国卫生和计划生育统计年鉴 2017》和《2017 中国统计年鉴》。选取实有床位数及卫生技术人员数作为投入指标;选取诊疗人次数、入院人数、家庭卫生服务人次数作为产出指标(见表 13 - 14)。

表 13-14　我国不同地区社区卫生服务中心投入产出情况及其环境变量

地区	投入		产出			环境变量	
	实有床位数/张	卫生技术人员数/人	诊疗量/人次	入院人数/人	家庭卫生服务量/人次	地区生产总值/亿元	政府卫生支出/亿元
北京	4 417	27 349	46 681 738	25 480	523 901	25 669.13	445.81
天津	2 869	7 062	15 441 163	12 977	161 475	17 885.39	202.24
河北	9 762	14 099	6 895 241	60 561	445 100	32 070.45	552.58
山西	3 977	10 605	3 793 301	40 363	409 117	13 050.41	298.09
内蒙古	4 581	10 847	4 155 017	55 386	299 419	18 128.10	271.46
辽宁	5 935	13 982	9 966 429	64 929	477 345	22 246.90	292.79
吉林	3 180	7 001	3 817 026	23 690	74 583	14 776.80	252.11
黑龙江	6 989	12 576	6 335 315	73 599	346 489	15 386.09	284.34
上海	16 690	29 159	85 802 333	74 638	1 045 714	28 178.65	319.94
江苏	18 480	37 671	63 735 422	345 414	1 976 507	77 388.28	674.73
浙江	7 184	35 022	88 243 821	62 032	457 573	47 251.36	500.08
安徽	7 137	16 609	10 604 947	127 432	485 729	24 407.62	497.29
福建	3 338	10 631	13 613 062	59 750	271 374	28 810.58	357.42
江西	4 284	7 504	3 523 832	44 610	95 848	18 499.00	421.78
山东	16 271	29 421	18 195 310	240 313	1 091 008	68 024.49	722.22
河南	11 267	18 117	11 818 678	155 168	677 701	40 471.79	729.70
湖北	14 561	20 369	14 978 080	331 316	1 377 927	32 665.38	530.67
湖南	10 967	14 387	8 402 747	292 777	405 199	31 551.37	506.82
广东	8 512	44 555	92 630 944	162 040	2 107 876	80 854.91	956.00
广西	1 569	6 506	7 195 669	31 586	245 536	18 317.64	386.97
海南	1 021	2 677	962 081	23 420	30 822	4 053.20	102.70
重庆	8 757	9 394	6 851 133	281 928	159 346	17 740.59	323.69
四川	11 214	18 101	18 982 791	230 501	924 242	32 934.54	696.24
贵州	2 894	7 162	2 458 598	79 761	57 506	11 776.73	371.70
云南	4 682	6 508	4 527 000	92 036	22 962	14 788.42	425.76
西藏	60	170	66 510	0	1 163	1 151.41	72.39
陕西	3 308	9 998	4 481 252	50 162	102 850	19 399.59	377.76
甘肃	3 877	7 011	3 272 253	40 554	166 116	7 200.37	259.10
青海	1 127	1 969	689 455	8 975	160 581	2 572.49	107.08
宁夏	305	1 411	377 544	1 029	75 403	3 168.59	77.14
新疆	3 474	8 303	4 771 529	44 716	145 022	9 649.70	262.92

2.研究方法及分析结果

不同于例13-5,测算全国不同省市社区卫生服务中心运营效率时易受各地差异影响。为使结果更准确有效,选取地区生产总值和政府卫生支出作为环境变量(见表13-14),并应用本章第三节介绍的三阶段分析方法对本问题进行研究。具体如下:

第一阶段,由于地区生产总值和政府卫生支出对于社区卫生服务而言是关乎投入的,因此选择基于投入的 DEA 模型进行效率测算,并类似于例13-4的讨论,进行效率分解和规模报酬分析。按选取的投入产出指标,应用 DEAP2.1 对全国各省市社区卫生服务中心相对运营效率进行测算。结果为:上海、江苏、浙江、湖北、广东、重庆、青海、宁夏8省市弱 DEA 有效,剩余23省市 DEA 无效。其中效率值在[0,0.500)范围的有:河北、吉林、黑龙江、江西、西藏、甘肃、新疆7省份;在[0.500,0.600)范围的有:山西、安徽、福建、山东、河南、云南6省份;在[0.700,0.800)和[0.800,0.900)分别是海南和四川。全国效率均值为0.714。

第二阶段,运用式(13-14)对第一阶段计算得到的输入冗余值逐项进行 SFA 回归。然后,应用式(13-15)分解管理无效率项,并由式(13-16)计算随机扰动。最后,按式(13-17)对各省投入进行调整,从而达到剔除环境因素和随机扰动的目的。

应用软件 Frontier 4.1 对输入冗余进行 SFA 回归分析后发现(见表13-15),两投入变量的广义单边似然比检验($\alpha=0.01$)均拒绝不存在无效率项的原假设($P<0.01$),即采用随机前沿模型合理。估计后,实有床位数松弛变量与卫生技术人员数松弛变量对应的 γ 都等于0.99且均通过 $\alpha=0.01$ 的 t 检验,表明实有床位数及卫生技术人员数这两项投入所受到的影响绝大部分来自于管理无效率。另外,还发现在关于实有床位数松弛变量和关于卫生技术人员数松弛变量的回归方程里,地区生产总值的系数均为负,表明随着地区生产总值的增加,可提高社区卫生服务中心实有床位数及卫生技术人员的使用率。而政府卫生支出的系数在两回归方程中均为正数且通过 $\alpha=0.05$ 的显著性检验,表示增加政府卫生支出的力度,可能反而会降低实有床位数及卫生技术人员的使用效率。

表 13-15 社区卫生服务中心输入冗余 SFA 回归分析

变量	实有床位数 松弛变量	卫技人员数 松弛变量
常数项	−1 549.01***	−1 850.96**
地区生产总值	−0.04*	−0.09**
政府卫生支出	5.15**	9.01***
σ^2	5 684 514.70***	19 137 266.00***
γ	0.99***	0.99***

（续表）

变量	实有床位数 松弛变量	卫技人员数 松弛变量
单边似然比检验 （LR test）	11.35***	9.41***

表中 $\sigma^2 = \sigma_v^2 + \sigma_u^2$，$\gamma = \sigma_u^2/(\sigma_v^2 + \sigma_u^2)$，*表示 $P<0.1$，**表示 $P<0.05$，***表示 $P<0.01$。

第三阶段，将调整后的投入和原始产出分别代回第一阶段使用的 DEA 模型中，并进行相同的计算和分析。再次应用 DEAP 2.1，结果如表 13-16 所示。剔除环境因素及随机扰动的影响后，全国卫生服务中心的技术效率均值为 0.624，纯技术效率均值为 0.833，规模效率均值为 0.741。调整后的"净技术效率"均值：东部（0.714）＞中部（0.590）＞西部（0.548）；"净纯技术效率"均值：西部（0.888）＞东部（0.864）＞中部（0.732）；"净规模效率"均值：东部（0.821）＞中部（0.775）＞西部（0.615）。

无论调整前后，东部地区社区卫生服务中心的技术效率均值为最高，表明我国东部社区卫生服务中心的资源调配能力及资源使用效率等综合能力优于我国其他地区。

由净纯技术效率均值可知，西部地区社区卫生服务中心的管理及技术等因素的利用情况较东部、中部高。由净规模效率均值可得，东部地区社区卫生服务中心规模状态优于中部地区，其中西部地区最差，仅为 0.615。

表 13-16　我国东、中、西部地区三阶段分析调整前后效率情况

地区	技术效率		纯技术效率		规模效率	
	调整前	调整后	调整前	调整后	调整前	调整后
东部	0.809	0.714	0.820	0.864	0.986	0.821
中部	0.608	0.590	0.618	0.732	0.981	0.775
西部	0.696	0.548	0.787	0.888	0.904	0.615

从表 13-16 中还可看出各地域技术效率均值均在 0.75 以下，表明剔除环境因素及随机扰动影响后，全国各地区社区卫生服务中心均存在较大的提升空间。

经剔除环境因素及随机扰动后，中部地区各类弱 DEA 有效省市数不变。东部地区弱 DEA 有效省市减少 1 个，西部地区弱 DEA 有效省份减少 2 个，表明西部地区的外部环境因素相比东部及中部地区更不均衡，对当地卫生服务中心运营效率的影响更大。东部地区弱 DEA 有效（I−BC²）（即纯技术有效）省份增加 2 个，西部地区纯技术有效省份增加 1 个，表明东部地区整体技能及技术水平较西部及中部地区受外部影响因素及随机扰动的影响更明显。西部地区规模有效（即 SE=1）较其他地区减少最多（2 个），代表西部地区各社区卫生服

务中心的规模效率受外部环境因素及随机扰动的影响较大(见图 13 - 13)。

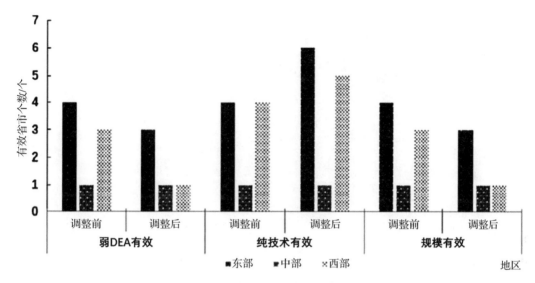

图 13 - 13 调整前后我国东、中、西部地区各类有效省市数

经过剔除外部环境因素及随机扰动的影响,全国各省份社区卫生服务中心处于规模报酬递增(IRS)状态为 24 个(北京、天津、河北、山西、内蒙古、辽宁、吉林、黑龙江、安徽、福建、江西、山东、河南、广西、海南、四川、贵州、云南、西藏、陕西、甘肃、青海、宁夏和新疆;77.4%),处于规模报酬递减(DRS)状态为 2 个(江苏、湖南;6.5%),全国共 5 个省市(上海、浙江、湖南、广东和重庆;16.1%)为规模报酬不变(CRS)状态。

从图 13 - 14 中可以发现,投入调整前后我国中部地区各省份技术效率变化不大;而西部弱 DEA 有效大幅度下降,其中宁夏、青海退出有效行列,下降幅度明显;东部地区江苏省退出有效行列,海南省为全国技术效率下降最大省份,表明其受外部环境及随机扰动影响最大。上海、浙江、湖北、广东及重庆始终弱 DEA 有效,其资源配置、管理能力、技术水平等综合能力值得其他省份借鉴学习。

经配对样本 t 检验,第一阶段与第三阶段所得各省技术效率值间具有显著性差异($P = 0.004 < 0.01$),进一步说明外部环境因素(地区生产总值、政府卫生支出)对评价运营效率具有重要意义,忽略其环境的差异及随机干扰的影响,极有可能得出与真实情况不符的结论。

四、基本医疗服务均等化研究

基本医疗服务公平、有效分配根本在于均衡分配医疗卫生服务资源,并由此实现全体国民健康水平的最优化是人们的普遍共识。在这个分析框架下,需要有三方面的前提:其一,均衡分配是实现投入最优化的必要条件;其二,医疗卫生资源配置具有最优化投入产出结

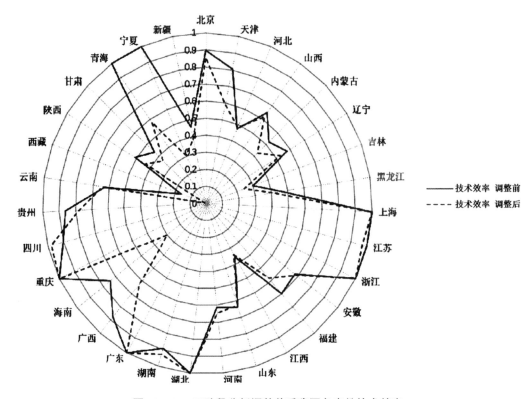

图 13-14 三阶段分析调整前后我国各省份技术效率

构;其三,不同人群获得相同医疗保健水平的机会相等。围绕这一点,讨论下面的问题。

例 13-7 分析我国 31 个省、自治区、直辖市(不包括香港、澳门和台湾地区)的基本医疗服务均等化效率问题。

综合来看,以往的研究中忽略了医疗卫生资源投入的产出效率。而另一方面,医疗卫生产出的规模报酬难以统一测算。因此实现基本医疗服务均等化的落脚点更应该倾向于基本医疗服务的产出量与需求量的平衡,即医疗卫生投入的有效性。在已有研究的基础上,假设:医疗卫生资源配置均等化的前提是医疗卫生资源使用效率均等。其逻辑链条是:医疗卫生资源投入过程中地区之间存在差异,这些差异会直接反应在最优效率条件下是否存在松弛。这里体现的精神是:医疗卫生资源的投入不是简单的"均衡"投入,而是有针对性的"差异化"配置。

对于这样一个较为复杂的问题,单个决策变量的效率已不能满足需求。构建一个可以探索的路径,在研究中进一步剖析投入产出的内部结构和关系,分解各决策单元子过程的效率,将对问题的认识和解决起到重要作用。本例的讨论基于两阶段网络 DEA 模型,试图从投入产出效率的角度分析医疗卫生资源的"差异化"配置。

（一）前期准备

1. 指标选取

首先是投入变量。我国医疗服务市场现阶段的供给方仍以公立医院为主，私立医院为辅，而需求方由于信息不对称，其选择性受限。因此，基本医疗服务均等化实现的首要条件是建立基本医疗服务供需平衡，其中最为重要的指标就是财政医疗卫生支出。考虑到消费者的非理性行为和对医疗费用的敏感性，还应引入各地区的人均卫生支出指标。其次是中间变量。医疗卫生支出通过各级政府预算分配到各个医疗卫生服务建设项目，形成新的物质资本和人力资本。物质方面，选取医院固定资产总值作为中间变量。原因是：一方面它可以反映医疗服务设施的保障程度，是衡量地区之间医疗硬件设施差异化程度的重要指标；另一方面作为提供医疗卫生服务的媒介，在衡量最终产出时具有承上启下的作用。人力方面，排除人口因素影响，选取卫生人员数作为初期产出指标和中期投入指标。最后是产出变量。从"能治病"和"能治好"的角度，分别选取诊疗人次和出院人次，以及婴儿死亡率和孕妇死亡率作为产出指标，前者反映了地区提供的有效医疗服务量，后者则反映了医疗卫生支出是否提升了地区的医疗服务水平。

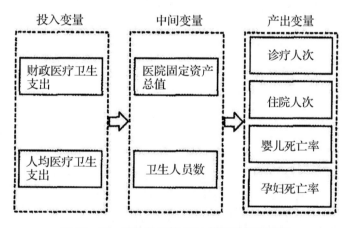

图 13－15 两阶段网络 DEA 模型的指标框架

2. 数据来源

以连续 6 年（2007 年始）中国 31 个省、自治区、直辖市的数据为样本。所选取的数据来源于《中国统计年鉴》《中国卫生统计年鉴》《中国财政统计年鉴》以及部分省市发布的卫生统计公报。为剔除物价因素的影响，采用 GDP 平减指数还原所有涉及资金的数据真实性，同时对婴儿死亡率和孕妇死亡率取倒数，保证所有指标均为正向指标。

3. 指标间相关性分析

运用网络 DEA 模型时，特别重视投入与产出之间的关系。对于纯技术效率的测度过程认为投入与产出的相关性越高,能够增强指标间的内在逻辑性,结合理论分析排除单纯的数据证明,使得评价结果更可靠。基于 Matlab 对所选数据运用 Pearson 相关性检验(双侧)测度各指标之间的相关系数,结果如表 13 - 17 所示。

表 13 - 17　投入产出指标相关性分析

数值	财政医疗卫生支出		人均医疗卫生支出		医院固定资产总值		卫生人员数	
	Min	Max	Min	Max	Min	Max	Min	Max
医院固定资产总值	0.683*	0.932*	0.706*	0.902*	1.000	1.000	1.000	1.000
卫生人员数	0.851*	0.955*	0.629	0.883*	1.000	1.000	1.000	1.000
诊疗人次	0.451*	0.887*	0.250	0.318*	0.736*	0.965*	0.629*	0.838*
住院人次	0.591*	0.924*	0.055	0.189	0.642*	0.839*	0.524*	0.978*
婴儿死亡率	0.331	0.524	0.174	0.471*	0.362	0.495*	0.573*	0.770*
孕妇死亡率	0.328	0.491	0.137	0.595*	0.507*	0.648*	0.461	0.625*

表中标"*"数值表示基于 Pearson 相关性检验(双侧),对应的 P 值小于 0.05 情况下通过检验。

由表 13 - 17 可知投入变量和中间变量之间的相关系数均在 0.683 之上,相关性比较高;中间变量与产出变量中的医院固定资产总值与婴儿死亡率相关系数最小(第 4 年),以及卫生人员数与孕妇死亡率的相关系数最小值(第 4 年)没有通过检验,而其他年份对应相关系数均超过该数值且通过显著性检验,可以认为不影响该指标间的相关关系,而其余指标间的相关系数的值均通过显著性检验,部分数值偏低但不会影响其内在因果关系;投入变量与产出变量的相关系数值偏低,考虑到模型投入传导机制的影响,并不会直接影响投入产出的效率。

4. 系统内部有效性检验

在第二节我们已经知道,在规模报酬不变(CRS)的假设下测算的技术效率包含纯技术效率和规模效率。为测算纯技术效率,本例将第二节第六小节介绍的 KH 模型的假设规模报酬不变(CRS)放宽至规模报酬可变(VRS)。这导致效率分解式(13 - 6)不再成立。对此,我们由整体有效性给出关联指数的定义,用以表示 DMU_o 各子过程的关联效度:

$$CI = \frac{V_{KH}}{V_1 \times V_2}$$

若 $CI > 1$,即系统的纯技术效率大于各子过程效率的积,则称 DMU_o 内部过程的关联是有效的;若 $CI = 1$,即系统的纯技术效率等于各子过程效率的积,则称 DMU_o 内部过程的关联是弱有效的;若 $CI < 1$,即系统的纯技术效率小于各子过程效率的积,则称 DMU_o 内部过程的关联是无效的。关联指数反映了各子过程按照系统结构方式相互作用、相互补充、相互制约而激发出来的相干效应,即结构效应、组织效应。由相同子系统组成的 DMU 按照不同

方式进行组织和管理,可能产生截然不同的整体效率和效益。运用 Matlab 计算各省份连续
6 年的 CI 值(见表 13-18)。从表 13-18 各省市关联指数的测算结果看,同一年份下各省市
之间的关联指数不同,反映子过程中的组织管理效率存在差异,部分省份的关联指数小于 1,
产生的原因一方面是构建的指标体系所传达的投入产出信息存在遗漏,另一方面是各省份
投入产出的组织管理有效性确实存在差异。

表 13-18　各省市关联指数(*CI* 值)测算结果

省份	第 1 年	第 2 年	第 3 年	第 4 年	第 5 年	第 6 年
安徽	0.927	0.974	0.986	0.984	1.120	1.132
北京	0.896	0.870	0.929	0.905	0.944	0.935
福建	1.011	0.965	1.087	0.900	0.894	1.094
甘肃	1.126	1.185	1.035	0.991	1.319	1.185
广东	1.000	1.000	1.000	0.991	1.000	0.806
广西	0.950	1.033	1.000	1.000	1.140	1.104
贵州	0.938	0.943	0.965	1.061	1.185	1.146
海南	1.000	1.016	1.004	1.000	1.017	1.029
河北	0.985	0.992	0.992	1.000	1.082	1.098
河南	0.958	0.913	1.089	1.051	1.188	1.085
黑龙江	0.948	1.037	1.000	1.000	1.013	1.177
湖北	0.927	0.905	0.983	1.079	0.962	1.097
湖南	1.021	0.970	1.015	1.060	1.099	1.068
吉林	0.998	1.096	1.050	1.000	1.133	1.178
江苏	1.022	1.050	1.001	1.137	1.000	1.000
江西	0.989	1.000	0.934	0.930	1.067	1.179
辽宁	1.021	0.962	1.025	1.000	0.888	1.252
内蒙古	1.065	1.151	1.008	0.814	1.285	1.157
宁夏	1.000	1.000	1.000	1.000	1.000	1.000
青海	1.079	1.000	1.001	0.994	1.089	1.041
山东	1.000	1.000	1.000	1.057	1.000	1.000
山西	1.020	1.153	1.018	1.093	0.881	1.121
陕西	1.002	1.032	0.984	1.077	0.959	1.120
上海	1.238	1.328	1.011	1.131	1.366	1.042
四川	1.016	1.006	1.000	1.078	1.000	1.000

（续表）

省份	第1年	第2年	第3年	第4年	第5年	第6年
天津	1.018	1.279	1.011	1.000	1.100	1.008
西藏	1.000	1.000	1.000	1.000	1.000	1.000
新疆	1.002	1.068	1.007	1.068	0.955	1.108
云南	0.962	0.948	0.980	0.948	1.073	1.041
浙江	1.087	0.995	1.037	0.995	0.928	1.000
重庆	0.994	0.929	0.944	0.929	1.218	1.192
平均值	1.006	1.009	1.003	1.009	1.061	1.077
最大值	1.238	1.137	1.089	1.137	1.366	1.252
最小值	0.896	0.814	0.929	0.814	0.881	0.806

总体来看，各地区各年份的关联指数的平均值均大于1，说明决策单元的内部过程关联有效，即在此模型的基础上，可以通过改进投入机制实现产出的优化。因此，基于以上理论分析，指标相关度分析和内部过程有效性分析的结果，证明可以进行两阶段网络 DEA 模型的实证研究。

（二）各省市医疗卫生产出效率的总体特征

基于规模报酬可变（VRS）条件下的两阶段网络 DEA 模型，运用 MaxDEA 对选取的数据进行测算，得到各地区各年份系统的纯技术效率（见表13-19）。

表13-19 各省市医疗卫生投入与产出效率总得分实证结果

省市	第1年	第2年	第3年	第4年	第5年	第6年
安徽	0.8700	0.7268	0.7391	0.7021	0.6775	0.8032
北京	0.6837	0.6702	0.6561	0.6514	0.7957	0.8519
福建	0.8143	0.7310	0.8738	0.7806	0.8943	1.0000
甘肃	0.7370	0.6500	0.7255	0.7123	0.6624	0.8390
广东	1.0000	1.0000	1.0000	0.6142	1.0000	0.7905
广西	0.9147	0.9960	0.7937	0.5368	0.7940	0.9153
贵州	0.8121	0.8924	0.7724	0.6072	0.8313	1.0000
海南	1.0000	1.0000	0.9951	1.0000	1.0000	1.0000
河北	0.9171	0.8080	0.8456	0.5128	0.7279	0.8863
河南	0.9578	0.9129	0.8117	0.5146	1.0000	1.0000

（续表）

省市	第 1 年	第 2 年	第 3 年	第 4 年	第 5 年	第 6 年
黑龙江	0.8067	0.6577	0.7280	0.6099	0.7043	0.9074
湖北	0.9024	0.8751	0.8693	0.7544	0.8184	1.0000
湖南	0.9590	0.8068	0.8264	0.5519	0.9298	1.0000
吉林	0.8424	0.6803	0.7275	0.7124	0.7073	0.8308
江苏	0.9265	1.0000	0.8504	1.0000	1.0000	1.0000
江西	0.8841	1.0000	0.8347	0.8519	1.0000	1.0000
辽宁	0.8726	0.7465	0.7641	0.6595	0.7782	0.9824
内蒙古	0.7402	0.6543	0.6860	0.6058	0.6365	0.7575
宁夏	1.0000	1.0000	1.0000	1.0000	1.0000	1.0000
青海	0.7910	0.8364	0.8703	0.9278	0.9231	0.9098
山东	1.0000	1.0000	1.0000	0.5712	1.0000	1.0000
山西	0.7604	0.6350	0.7677	0.6935	0.6836	0.8285
陕西	0.8588	0.6349	0.7627	0.5874	0.9592	0.8621
上海	1.0000	1.0000	0.7350	0.9854	1.0000	1.0000
四川	1.0000	1.0000	1.0000	0.7839	1.0000	1.0000
天津	0.9058	1.0000	0.8852	1.0000	0.9658	0.9951
西藏	1.0000	1.0000	1.0000	1.0000	1.0000	1.0000
新疆	0.8722	0.6957	0.8989	0.6115	0.7866	0.9921
云南	0.7197	0.5814	0.7184	0.7213	0.7173	0.8395
浙江	1.0000	1.0000	0.8344	0.7006	0.9283	1.0000
重庆	0.9139	0.7102	0.8258	0.8398	0.7412	0.9807

下面将从空间、时间和影子价格三个角度对各省市医疗卫生产出效率特征进行分析：

1. 空间角度

医疗卫生投入有效性与地区经济水平无必然联系。由表 13 - 19 可知，总体来看西藏和宁夏是这 6 年来一直保持医疗卫生投入高效率的地区，其他各省市、自治区的投入有效性随年份变化的起伏波动较大。从地理分布来看，投入效率高的省份没有明显的地区聚集现象。对比各地区发展程度与投入有效性关系，医疗卫生资源的利用效率与当地的经济发展水平没有必然联系。表 13 - 19 各地区医疗卫生投入效率的实证结果印证了之前的假设：在效率层面上实现基本医疗服务均等化不仅与医疗卫生投入有关，而且与医疗服务产出和当地医疗服务的需求有关。

2. 时间角度

医疗卫生投入有效性与地区投入产出模式有关。比较各年份的效率值分布,第3年和第4年中实现满足效率值为1的地区只有5个,比第2年减少了6个省市。第4年各地区的投入产出效率值逐渐恢复到原有水平,满足效率值为1的省市增加到10个,各地区平均效率提升0.13,各地区之间的效率差异在逐渐缩小。结合指标体系来看,各地区投入有效性受财政医疗卫生支出影响明显。第3年和第4年医疗卫生投入产出效率下降较大。与此同时,对应的财政医疗卫生支出下降较为明显,这是由于在金融危机的冲击下,各地医疗卫生投入预算减少所导致的。第4年后财政医疗卫生支出回归正常水平,地区间效率值明显回升。效率变化的这种黏滞性持续的原因便是医疗资源流动性的减弱。一般认为,在市场作用下,资源会得到有效配置,投入有效性会得到均衡发展。结合这6年的数据分析,以地区财政占主导的医疗卫生投入方式需要得到调整,因为经济的冲击会间接作用于财政投入量,若医疗资源的流动性受到阻碍,地区间差异会因此扩大,其最终会反作用于医疗卫生投入有效性的均衡。

3. 影子价格角度

医疗卫生投入有效性受投入变量影响较大。不考虑中间变量的影响,考察投入变量和产出变量的影子价格。以财政医疗卫生支出为例,如图13-16所示:各地区财政医疗卫生支出的影子价格均为负值,且呈现下降趋势,其中下降最明显的是宁夏和青海,下降幅度分别为0.0333和0.0177,表明两地财政医疗卫生支出对总体效率影响较大,财政医疗卫生支出每变化1单位,总体效率将分别变化0.0333和0.0177单位;四川省的影子价格保持不变,表明改变财政医疗卫生支出对四川省的总体效率没有影响。

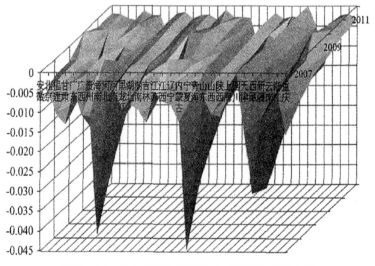

图13-16 各地区财政医疗卫生支出对偶价格分布

按同样的方式,概略分析其他非中间变量。另一投入变量,人均医疗卫生支出的影子价格变化最明显的是江西和贵州,下降的幅度分别为 0.0082 和 0.0079。产出变量、诊疗人次和出院人次的影子价格均为 0,即诊疗人次和出院人次的提升不会带来效率的提升,主要原因是投入增加所带来的中国医疗服务市场供应量的增加与需求量的增加相抵消,效率维持不变。各地区婴儿死亡率和孕妇死亡率的平均影子价格分别达到 0.46 和 0.41,其绝对值明显大于之前讨论变量的影子价格的绝对值,从侧面反映出中国现阶段总体医疗水平较低,且这两项指标无法在短时期内进行调整,进一步说明高标准的基本医疗服务均等化的实现还任重道远。总体而言,财政医疗卫生支出影响效果高于人均医疗卫生支出,要缩小各地区投入效率差异,应该在提高财政医疗卫生支出整体水平的同时,倾向于影子价格相对较高的地区,这样才能保证财政资金利用效率的最大化。

参考文献

[1] 杜栋,庞庆华,吴炎. 现代综合评价方法与案例精选[M].3 版.北京:清华大学出版社,2015.

[2] 李江丽,张军平,杨彩霞,等. 基于 DEA 方法评价新疆某公立中医院改革效果[J]. 现代医院管理,2019,17(4):50-52.

[3] 刘元凤,丁晔,娄继权,等. 基于 DEA-Malmquist 指数的浦东社区卫生服务效率分析[J]. 中国卫生资源,2013,16(6):421-423.

[4] 潘衍宇,景日泽. 基于三阶段 DEA 模型的全国社区卫生服务中心运营效率研究[J]. 中国卫生经济,2019,38(8):60-63.

[5] 孙振球,王乐三. 综合评价方法及其医学应用[M].北京:人民卫生出版社,2014.

[6] 魏权龄. 评价相对有效性的数据包络分析模型——DEA 和网络 DEA[M].北京:中国人民大学出版社,2012.

[7] 魏权龄. 数据包络分析[M].北京:科学出版社,2006.

[8] 许国志. 系统科学[M].上海:上海科技教育出版社,2000.

[9] 伊伯成,刘江会. 西方经济学简明教程[M].9 版.上海:格致出版社,2018.

[10] 余勇晖,汤宇威. 基于链式网络 DEA 模型的基本医疗服务均等化研究[J]. 兰州大学学报(社会科学版),2015,43(4):31-40.

[11] 赵临,张航. 基于随机前沿分析方法的我国卫生资源配置效率评价研究[J]. 卫生软科学,2016,30(10):8-10.

[12] Aigner D J, Lovell C A K, Schmidt P. Formulation and Estimation of Stochastic Frontier Production Function Models[J], Journal of Econometrics, 1977, 6(1):21-37.

[13] Andersen P, Petersen N C. A Procedure for Ranking Efficient Units in Data Envelopment Analysis[J]. Management Science, 1993, 39(10):1261-1264.

[14] Banker R D, Charnes A, Cooper W W. Some Models for Estimating Technical and Scale Inefficiencies in Data Envelopment Analysis [J]. Management Science, 1984, 30 (9):

1078 - 1092.

[15] Battese G E, Coelli T J. A Model for Technical Inefficiency Effects in a Stochastic Frontier Production Function for Panel Data[J]. Empirical Economics,1995, 20(2): 325 - 332.

[16] Battese G E, Coelli T J. Frontier Production Functions, Technical Efficiency and Panel Data: with Application to Paddy Farmers in India[J]. Journal of Productivity Analysis,1992, 3 (1): 153 - 169.

[17] Caves D W,Christensen L R,Diewert W E. The Economic Theory of Index Numbers and the Measurement of Input, Output, and Productivity [J]. Econometrica, 1982, 50 (6): 1393 - 1414.

[18] Charnes A,Cooper W W,Golary B,et al. Stutz. Foundation of Data Envelopment Analysis for Pareto-Koopmans Efficient Empirical Production Functions[J]. Journal of Econometrics, 1985,30(1/2):91 - 107.

[19] Charnes A, Cooper W W, Rhodes E. Measuring the Efficiency of Decision Making Units[J]. European Journal of Operational Research, 1978, 2(6):429 - 444.

[20] Doyle J,Green R. Efficiency and Cross Efficiency in DEA Derivations Meaning and the Uses [J]. European Journal of Operational Research Society,1994,45(5):567 - 578.

[21] Farrell M J. The Measurement of Productive Efficiency[J]. Journal of the Royal Statistical Society, 1957, 120(3):253 - 290.

[22] Färe R,Grosskopf S,Norris M. Productivity Growth, Technical Progress, and Efficiency Change in Industrialized Countries:Reply[J]. The American Economic Review,1997,87(5): 1040 - 1043.

[23] Fried H O, Lovell C A K, Schmidt S S, et al. Accounting for Environmental Effects Statistical Noise in Data Envelopment Analysis[J]. Journal of Productivity Analysis,2002, (17):157 - 174.

[24] Hashimoto A. A Ranked Voting System Using a DEA/AR Exclusion Model: A Note[J]. European Journal of Operational Research,1997,97(3):600 - 604.

[25] Jondrow J, Lovell C A K, Materov I S, et al. On the Estimation of Technical Inefficiency in the Stochastic Frontier Production Model[J].Journal of Economeirics,1982(19):233 - 238.

[26] Kao C. Efficiency Decomposition in Network Data Envelopment Analysis:A Relational Model [J]. European Journal of Operational Research,2009,192(3):949 - 962.

[27] Kao C,Hwang S N. Efficiency Decomposition in Two-Stage Data Envelopment Analysis:An Application to Non-life Insurance Companies in Taiwan[J]. European Journal of Operational Research,2008,185(1):418 - 429.

[28] Kumbhakar S C, Ghosh S, McGuckin J T. A Generalized Production Frontier Approach for Estimating Determinants of Inefficiency in US Dairy Farms[J]. Journal of Business and

Economic Statistics，1991，9：279-286.

[29] Meeusen W，van Den Broeck J. Efficiency Estimation from Cobb-Douglas Production Functions with Composed Error[J]. International Economic Review，1977，18：435-444.

[30] Seiford L M，Thrall R M. Recent Development in DEA，the Mathematical Programming Approach to Frontier Analysis[J]. Journal of Econometrics，1990，46(1/2):7-38.

[31] Sexton T R，Silkman R H，Hogan A J. Data Envelopment Analysis：Critique and Extensions [J]. New Directions for Program Evaluation,1986,(32):73-105.

[32] Sueyoshi T. DEA Non-parametric Ranking Test and Index Measurement：Slack-adjusted DEA and an Application to Japanese Agriculture Cooperatives[J]. Omega,1999,27(3)：315-326.

[33] Tone K. A Slacks-Based Measure of Super-Efficiency in Data Envelopment Analysis[J]. European Journal of Operational Research,2002,143(1):32-41.

[34] Wei Q L，Yan H. Congestion and Return to Scale in Data Development Analysis[J]. European Journal of Operational Research，2004(153):641-660.

（王中亮）

第 十 四 章
卫生资源配置预测方法

【本章提要】本章主要介绍时间序列预测和灰色预测模型及其应用；通过本章学习，掌握时间序列预测和灰色预测的主要内容和预测方法；了解马尔科夫预测、神经网络预测、系统动力学等其他预测方法。通过案例分析，能够运用适当的数学模型对卫生资源配置预测的相关问题进行研究分析。

卫生资源配置(health resources allocation)是指将筹集到的卫生资源公平、高效地分配到不同地区、人群和服务项目。医疗卫生资源的合理配置是医疗保障体系建设的核心，可以提高医疗卫生资源的利用效率和公平性，增进人们健康福祉和满足人们日益增长的卫生服务需求。利用数学模型预测和分析未来卫生资源配置的变化趋势，可为今后优化卫生资源配置提供参考。本章第一节概述时间序列预测的相关模型以及实际运用，包括移动平均值预测法、指数平滑法、季节指数预测法以及 ARMA 模型；第二节内容为灰色预测法及其拓展模型；第三节介绍马尔科夫预测、系统动力学预测等其他方法在卫生资源配置中的应用。

每种方法需要的资料和应用范围都不尽相同，测算过程也有所区别，我们可根据不同的研究目的、时间、范围，选用不同的研究方法。

第一节 时间序列预测法

时间序列预测法是一种最基本、最常用的预测方法，依据预测对象过去的统计数据，找到其随时间变化的规律，建立时序模型，以推断未来数值。其基本设想是：过去的变化规律会持续到未来，即未来是过去的延伸。时间序列预测方法分为两大类：一类是确定型的时间序列模型方法，即用一个确定的时间函数 $y = f(t)$ 来拟合时间序列，包括指数平滑法、移动平均法、趋势预测法等；另一类是随机性的时间序列分析方法，即通过分析不同时刻变量的相关关系，揭示其相关结构，利用这种相关结构来对时间序列进行预测，包括 ARMA 模型预测法。

一、移动平均值预测法

移动平均法是全期平均法的一种改进。因为远离本期的历史数据对预测目标的影响很小，故不予考虑，将历史统计数据按固定跨越期进行平均，由远而近，逐项递移，从而形成一个新的时间序列。新数列在一定程度上消除了不规则因素引起的随机波动，使历史数据得到一些修匀，比原时间序列更容易看出数据的变化规律。

移动平均法按移动的平均次数分为一次移动平均和二次移动平均，本部分内容主要讲解一次移动平均法的应用。一次移动平均法是对时间序列按一定的观察期连续计算平均数，取最后一个移动平均数作为下期预测值的方法，包括简单移动平均法和加权移动平均法。

（一）简单移动平均法

假设时间序列为 $X_1, X_2, \cdots, X_t$，简单移动平均法的计算公式为：

$$\hat{X}_{t+1} = M_t = [X_t + X_{t-1} + \cdots + X_{t-(n-1)}]/n = \sum_{i=t-n+1}^{t} X_i/n \qquad (14-1)$$

式中，$\hat{X}_{t+1}$ 是第 $t+1$ 期的预测值，M_t 是第 t 期的移动平均值，X_i 是第 i 期的实际发生数，n 为移动跨越期的期数。

由公式（14-1）可见，当 t 向前移动一个时期，公式中就增加一个近期数据，去掉一个远期数据，由此逐期向前移动，由移动平均数可以构成一个新的数列。

简单移动平均预测法就是将第 t 期的移动平均数作为下一期的预测值。实际预测中，跨越期数 n 越小，预测值对数据波动的反映越灵敏，有利于反映实际数据的波动情况，但反映长期变动趋势的效果较差；n 越大，预测值反映实际数据波动的灵敏度有所降低，但有利于避免偶然因素对预测结果的影响。因此，如果是为了反映长期变动趋势，跨越期可以适当长些；如果是为了灵敏地反映历史数据的变动趋势，跨越期可以适当短一些。选择较好的 n 值可通过比较已知的实际值与计算所得的预测值之间的平均绝对误差（MAD）来确定，误差小者为好。一般 n 的取值范围：$n \geq 3$。

（二）加权移动平均法

加权移动平均法是对于距离预测期远近不同的观察值，分别给予不同的权数，再计算移动平均数，将第 t 期的加权移动平均数作为第 $t+1$ 期的预测值，其计算公式为：

$$\hat{X}_{t+1} = M_t = \frac{\omega_t X_t + \omega_{t-1} X_{t-1} + \cdots + \omega_{t-n+1} X_{t-n+1}}{\omega_t + \omega_{t-1} + \cdots + \omega_{t-n+1}} = \frac{\sum_{i=t-n+1}^{t} \omega_i X_i}{\sum_{i=t-n+1}^{t} \omega_i} \qquad (14-2)$$

式中，$\hat{X}_{t+1}$ 是第 $t+1$ 期预测值，M_t 是第 t 期的加权移动平均数，X_i 是第 i 期的实际发生数，ω_i 为第 i 期数据对应的权数，n 为移动跨越期的期数。

选择权数 ω_i 的一般原则：距离预测期较远的数据权数较小，反之则权数较大。至于大到怎样的程度，一般根据相关研究的经验确定。

当时间序列反映出近期变化对预测值有较大影响时，采用加权移动平均法可以较好地调节时间序列各数据所起的作用，从而使预测值更贴近实际。但是，当时间序列呈现显著波动时，采用加权移动平均法所得的预测值与实际值差异较大，这时加权移动平均法的应用价值不大。

二、指数平滑预测法

指数平滑法是移动平均法的一种改进，其特点既不舍弃远期数据，且更看重敏感的近期数据，它对各期数据赋予的权数由近及远按指数规律递减，随着数据期的远离，权数逐渐收敛于零。指数平滑法给予了确定权数的基本规则，使其在调整权数、处理资料时更为方便，因而被广泛应用。

指数平滑法按时间序列资料被平滑的次数，可分为一次指数平滑法、二次指数平滑法和二次以上的多次指数平滑法。一次指数平滑法适用于水平型的时间序列，二次指数平滑法适用于斜坡型线性趋势时间序列的预测，二次以上的多次指数平滑法可用于非线性时间序列的预测。

（一）一次指数平滑法

当时间序列无明显的变化趋势，可用一次指数平滑预测模型进行预测。一次指数平滑公式为：

$$S_t^{(1)} = \alpha X_t + (1-\alpha) S_{t-1}^{(1)}$$

当时间序列呈现水平变化趋势，而无明显的上升或下降波动时，则可用当前期的一次指数平滑值作为下一期的预测值，因此，一次指数平滑预测模型为：

$$\hat{X}_{t+1} = S_t^{(1)} = \alpha X_t + (1-\alpha) \hat{X}_t \qquad (14-3)$$

式中，$\hat{X}_{t+1}$ 是第 $t+1$ 期预测值；$S_t^{(1)}$ 为第 t 期的一次指数平滑值；X_t 表示 t 期的实际观测值；$\hat{X}_t$ 表示第 t 期的预测值，也就是第 $t-1$ 期的一次指数平滑值 $S_{t-1}^{(1)}$。

一次指数平滑法预测时有两个注意事项：平滑常数 α 的选择和初始值的确定。

（1）平滑常数 α 的选择。α 取值的大小直接影响新的预测值中新数据（最新实际观测值）与原预测值各占的份额。α 值越大，则新数据所占的份额就越大，而原预测值所占的份额相应减少；α 值越小，则新数据所占的份额就越小，而原预测值所占的份额相应增大。因此，在短期预测时，如果希望能敏感地反映最新观察值的变化，则应选取较大的 α 值；如果希望能较好地排除季节波动对时间序列的干扰，用新的指数平滑的平均数来反映时间序列中所包含的长期趋势，则应选取较小的 α 值；α 的取值范围为 $0 \leqslant \alpha \leqslant 1$，但一般情况两个极端值都极少选择，因此大部分研究的取值范围是 $0 < \alpha < 1$。

（2）初始值的确定。一次指数平滑法除了选择合适的 α 值外，还要确定一次指数平滑法

$(t=0)$的初始值$S_0^{(1)}$,也可以表达为X_0。初始值的确定一般由预测者根据个人经验主观指定或简单估算而定。当时间序列的数据资料较多时,如$n \geqslant 10$,这时初始值对以后预测值的影响甚小,可直接选用第1期的实际观察值作为初始值;反之,如果时间序列的数据资料较少,如$n < 10$,则因初始值对以后预测值的影响较大,这时一般采用最初几期的实际值的算术平均数作为初始值。

（二）二次指数平滑法

二次指数平滑也称作双重指数平滑,它是对一次指数平滑值再进行一次平滑。一次指数平滑法是直接利用平滑值作为预测值的一种预测方法,二次指数平滑法则不同,是用平滑值对时序的线性趋势进行修正,建立线性平滑模型进行预测。通常所说的二次指数平滑法是指布朗（Brown）单一参数线性指数平滑法。它适用于具有线性变化趋势的时序进行短期预测。

当时序有趋势存在时,一次和二次指数平滑都落后于实际值。布朗单一参数线性指数平滑比较好地解决了这一问题。其平滑公式为

$$S_t^{(1)} = \alpha Y_t + (1-\alpha)S_{t-1}^{(1)}$$
$$S_t^{(2)} = \alpha S_t^{(1)} + (1-\alpha)S_{t-1}^{(2)}$$

式中,$S_t^{(1)}$为一次指数平滑值;$S_t^{(2)}$为二次指数平滑值,Y_t表示t期的实际观测值。

由两个平滑值可以计算线性平滑模型的两个参数

$$\alpha_t = S_t^{(1)} + (S_t^{(1)} - S_t^{(2)}) = 2S_t^{(1)} - S_t^{(2)}$$

$$\beta_t = \frac{\alpha}{1-\alpha}(S_t^{(1)} - S_t^{(2)})$$

得到线性平滑模型:

$$S_{t+m} = \alpha + \beta_t m \tag{14-4}$$

α和β表示二次指数平滑的两个平滑系数,m表示预测的超前期数。式（14-4）就是布朗单一参数线性指数平滑的预测模型,通常称为线性平滑模型。

式中,当$t=1$时,$S_{t-1}^{(1)}$和$S_{t-1}^{(2)}$是没有数值的,和一次指数平滑一样,需要事先给定,它们是二次指数平滑的平滑初始值,分别记作$S_0^{(1)}$和$S_0^{(2)}$。$S_0^{(1)}$可以与$S_0^{(2)}$相同,也可以不同。通常采用$S_0^{(1)} = S_0^{(2)} = Y_1$或序列最初几期数据的平均值。

（三）三次指数平滑

三次指数平滑与二次指数平滑一样,不是以平滑值直接作为预测值,而是为建立预测模型所用。三次指数平滑是对二次平滑值再进行一次平滑,并用以估计二次多项式参数的一种方法,所建立的预测模型为:

$$S_{t+m} = \alpha_t + \beta_t + \frac{1}{2}c_t m^2 \tag{14-5}$$

α和β表示二次指数平滑的两个平滑系数,m表示预测的超前期数。

这是一个非线性平滑模型,它类似于一个二次多项式,能表现时序的一种曲线变化趋势,故常用于非线性变化时序的短期预测。布朗三次指数平滑也被称作布朗单一参数二次多项式指数平滑。式(14-5)中参数分别由下式得到

$$\alpha_t = 3 S_t^{(1)} - 3 S_t^{(2)} + S_t^{(3)}$$

$$\beta_t = \frac{\alpha}{2(1-\alpha)^2} [(6-5\alpha) S_t^{(1)} - (10-8\alpha) S_t^{(2)} + (4-3\alpha) S_t^{(3)}]$$

$$c_t = \frac{\alpha^2}{(1-\alpha)^2} (S_t^{(1)} - 2 S_t^{(2)} + S_t^{(3)})$$

α、β 和 c 表示三次指数平滑的三个平滑系数,则各次指数平滑值分别为

$$S_t^{(1)} = \alpha Y_t + (1-\alpha) S_{t-1}^{(1)}$$

$$S_t^{(2)} = \alpha Y_t + (1-\alpha) S_{t-1}^{(2)}$$

$$S_t^{(3)} = \alpha Y_t + (1-\alpha) S_{t-1}^{(3)}$$

Y_t 表示 t 期的实际观测值。三次指数平滑比一次、二次指数平滑复杂得多,但三者目的一样,即修正预测值,使其跟踪时序的变化,三次指数平滑则是跟踪时序的非线性变化趋势。

三、季节指数预测法

季节指数法是根据时间序列中数据资料所呈现的季节变动规律性,对预测目标未来状况做出预测的方法。其基本思路是先分离出不含季节周期波动的长期趋势,再计算季节指数,最后建立预测模型。判断时间序列是否存在季节变动可使用散点图直观判断法、自相关系数判断法和方差分析法。

(一)简单季节预测法

如果一个时间序列具有水平趋势且受季节变动影响,可采用简单季节预测法。设时间序列为 $y_1, y_2, \cdots, y_n$,它是由 m 年的统计数据构成的(一般 $m \geqslant 3$),季节长度为 L,则 $n = mL$。预测步骤为:

(1)求 y_t 的均值,作为趋势的估计值(当时间序列具有水平趋势时,可以用数据的均值 $\bar{y}$ 作为趋势的估计值)。即

$$\bar{y} = \frac{1}{n} \sum_{t=1}^{n} y_t$$

(2)剔除趋势。用各期的观测值除以趋势值,得出季节指数和随机干扰的混合值:

$$\tilde{S}_t = \frac{y_t}{\bar{y}} (t=1,2,\cdots,n)$$

(3)估计季节指数。对同季节的 $\tilde{S}_t$ 求平均值,以消除随机干扰,得到季节指数的估计值:

$$S_i = \frac{\tilde{S}_i + \tilde{S}_{i+L} + \tilde{S}_{i+2L} + \cdots + \tilde{S}_{i+(m-1)L}}{m} (i=1,2,\cdots,L)$$

(4)建立季节预测模型,并进行预测。预测模型为:

$$\hat{y}_{t+\tau} = \bar{y} \cdot S_\tau (\tau = 1, 2, \cdots, L) \tag{14-6}$$

式中，$\hat{y}_{t+\tau}$——第 $t+\tau$ 期的预测值；

$\quad S_\tau$——第 τ 期的季节指数。

(二)趋势比率法

如果一个时间序列具有线性趋势且受季节变动影响，可采用趋势比率法进行预测。预测步骤为：

(1)建立趋势线方程：

$$T_t = \hat{a} + \hat{b}t$$

(2)根据趋势线方程，计算各期趋势值 $T_1, T_2, \cdots, T_n$。

(3)剔除趋势：

$$\tilde{S}_t = \frac{y_t}{T_t} (t = 1, 2, \cdots, n)$$

(4)初步估计季节指数。对同季节的 $\tilde{S}_i$ 求平均值，以消除随机干扰，将此平均值作为季节指数的初步估计值，即

$$\bar{S}_i = \frac{\tilde{S}_i + \tilde{S}_{i+L} + \tilde{S}_{i+2L} + \cdots + \tilde{S}_{i+(m-1)L}}{m} (i = 1, 2, \cdots, L)$$

(5)最终估计季节指数。一个周期内的各季节指数之和应等于 L，即 $\sum\limits_{i=1}^{t} \bar{S}_i = L$，但是用上述方法求出的季节指数初步估计值，一般而言不满足这一要求，因此要加以调整。调整的方法是：先求出一个周期内各季节指数初步估计值的均值作为调整系数，即

$$S = \frac{1}{L} \sum_{i=1}^{t} \bar{S}_i$$

然后，用各季节指数初步估计值 $\bar{S}_i$，除以调整系数 S，可得到季节指数的最终估计值，即

$$S_i = \frac{\bar{S}_i}{S} (i = 1, 2, \cdots, L)$$

S_i 可满足上面的要求。

(6)建立趋势季节预测模型，并进行预测。预测模型为：

$$\hat{y}_t = (\hat{a} + \hat{b}t)S_i \tag{14-7}$$

式中：$\hat{y}_t$——第 t 期的预测值；

$\quad S_i$——第 t 期所在季节对应的季节指数。

趋势比率法有多个周期的预测能力。

(三)可变指数预测法

当某变量的时间序列具有线性增加(或减少)的趋势，同时受季节因素影响，且这种季节

影响因素随着时间推移有逐渐加大(或减小)的趋势,此时各年同月份(或同季度)的季节指数不再相等,季节指数应与时间有关。对这种问题的预测可采用可变季节指数预测法。预测步骤为:

(1)估计趋势值T_t。如同趋势比率法那样进行估计。

(2)剔除趋势

$$\tilde{S}_t = \frac{y_t}{T_t}(t=1,2,\cdots,n)$$

(3)分别将同一季节不同周期的$\tilde{S}_t$值构成一个数列,绘制散点图,观察它们随时间而变化的规律,如作趋势预测那样,采用适当的曲线拟合这些$\tilde{S}_t$的值,以求出季节指数的估计值S_t。

(4)建立趋势季节预测模型,并进行预测。预测模型为:

$$\hat{y}_t = T_t \cdot S_t \tag{14-8}$$

四、ARMA 模型预测法

(一)模型介绍

ARMA 模型是 20 世纪 70 年代发展起来的,被认为是比较成熟的随机时间序列预测方法。该模型最早由鲍克斯(G. Box)和詹金斯(G. Jenkins)发明并使用,也称为 Box-Jenkins 模型。ARMA 模型的基本思想是:一个变量现在的取值,不仅会受到它本身过去值的影响,也会受现在和过去各种随机因素的影响,依照此理论,可将数据模型表示为:

$$X_t - \varphi_1 X_{t-1} - \cdots - \varphi_p X_{t-p} = \varepsilon_t - \theta_1 \varepsilon_{t-1} - \cdots - \theta_q \varepsilon_{t-q} \tag{14-9}$$

其中,$\varphi_j(1 \leqslant j \leqslant p)$和$\theta_j(1 \leqslant j \leqslant q)$为实数,$\varepsilon_t$为白噪声过程,即$\varepsilon_t \sim WN(0, \theta^2)$。

式(14-9)称为 p 阶自回归 q 阶移动平均模型,记为$ARMA(p,q)$模型。当$q=0$时,式(14-9)称为 p 阶自回归模型,记为$AR(p)$模型;当 $p=0$ 时,式(14-9)称为 q 阶移动平均模型,记为$MA(q)$模型。

引入后移算子 B,式(14-9)可表示为

$$\varphi(B)X_t = \theta(B)\varepsilon_t$$

其中,$\varphi(B) = 1 - \varphi_1 B - \cdots - \varphi_p B^p$,$\theta(B) = 1 - \theta_1 B - \cdots - \theta_q B^q$,并假定 $\varphi(B)$ 与 $\theta(B)$ 互素。

若模型自回归部分的参数符合平稳性的基本条件,即 $\varphi(B) = 0$ 的根全部在 B 平面单位圆外,则 X_t 可表示为 $\varepsilon_{t-j}(j=0,1,2,\cdots)$ 的线性组合,称为传递形式,即

$$X_t = \varphi^{-1}(B)\theta(B)\varepsilon_t$$

记 $H(B) = \varphi^{-1}(B)\theta(B)$,并称 $H(B)$ 为传递函数。

若模型移动平均部分的参数符合可逆性的基本条件,即 $\theta(B) = 0$ 的根全部在 B 平面单位圆外,则 ε_t 可表示为 $X_{t-j}(j=0,1,2,\cdots)$ 的线性组合,称为逆转形式,即

$$\varepsilon_t = \theta^{-1}(B)\varphi(B)X_t$$

记 $H^{-1}(B)=\varphi(B)\theta^{-1}(B)$，并称 $H^{-1}(B)$ 为逆函数。

（二）ARMA 模型的自相关函数和偏自相关函数

时间序列 $\{X_t,t=1,2,\cdots\}$，自相关函数（autocorrelation function，ACF）的定义：

$$\hat{\rho}=\frac{\sum_{t=1}^{n-k}(X_t-\bar{X})(X_{t-k}-\bar{X})}{\sum_{t=1}^{n}(X_t-\bar{X})^2}=\frac{cov(X_t,X_{t-k})}{\sigma_{X_t}\sigma_{X_{t-k}}}=\frac{\hat{\gamma}_k}{\hat{\gamma}_0}$$

将式（14-9）改写为以下形式来获得 $ARMA(p,q)$ 模型的自协方差函数

$$X_t=\varphi_1 X_{t-1}+\cdots+\varphi_p X_{t-p}+\varepsilon_t-\theta_1\varepsilon_{t-1}-\cdots-\theta_q\varepsilon_{t-q}$$

两边同时乘以 X_{t-k}，得到

$$X_{t-k}X_t=\varphi_1 X_{t-k}X_{t-1}+\cdots+\varphi_p X_{t-k}X_{t-p}+X_{t-k}\varepsilon_t-\theta_1 X_{t-k}\varepsilon_{t-1}-\cdots-\theta_q X_{t-k}\varepsilon_{t-q}$$

对两端同取期望值，可得 $ARMA(p,q)$ 模型的 k 阶自协方差函数

$$\gamma_k=\varphi_1\gamma_{k-1}+\cdots+\varphi_p\gamma_{k-p}+E(X_{t-k}\varepsilon_t)-\theta_1 E(X_{t-k}\varepsilon_{t-1})-\cdots-\theta_q E(X_{t-k}\varepsilon_{t-q})$$

可知，$E(X_{t-k}\varepsilon_{t-i})=0,k>i$，得

$$\gamma_k=\varphi_1\rho_{k-1}+\cdots+\varphi_p\rho_{k-p},k\geq(q+1)$$

所以，$ARMA(p,q)$ 模型的 k 阶自相关函数（ACF）可表示为

$$\rho_k=\varphi_1\rho_{k-1}+\cdots+\varphi_p\rho_{k-p},k\geq(q+1)$$

容易看出 $ARMA(p,q)$ 模型的自相关系数在滞后 q 阶之后拖尾，仅依赖于模型中的自回归参数 p。

偏相关系数的定义：X_t 与 X_{t-j} 的偏相关系数是去掉 $X_{t-1},X_{t-2},\cdots,X_{t-j+1}$ 的线性影响后，所得到相关系数，表示如下：

$$\varphi_j=\rho_j^*=corr[x_t-E^*(x_t|X_{t-1},X_{t-2},\cdots,X_{t-j+1})]$$

得

$$\varphi_{ss}=\frac{\rho_s-\sum_{j=1}^{s-1}\varphi_{s-1,j}\rho_{s-j}}{1-\sum_{j=1}^{s-1}\varphi_{s-1,j}\rho_j},(s=3,4,5,\cdots)$$

其中，s 代表滞后量，$\varphi_{sj}=\varphi_{s-1,j}-\varphi_{ss}\varphi_{s-1,s-j},j=1,2,3,\cdots,s-1$。

对于 $AR(p)$ 过程，当 $s>p$ 时，φ_{ss} 为 0，X_t 与 X_{t-s} 不存在直接相关，呈现 p 阶截尾。任何一个可逆的 $MA(q)$ 过程通过一定运算，都能转换为一个无限阶的、系数按几何形式递减的 $AR(p)$ 过程，$MA(q)$ 的偏相关函数呈负数的指数衰减。$ARMA(p,q)$ 的偏相关函数是无限延长的，是呈指数衰减或者正弦衰减的混合形式。

$ARMA$ 模型的自相关函数与偏自相关函数（partial autocorrelation function，PACF）的统计特征如表 14-1。

表 14 - 1　**ARMA**（p，q）模型的自相关函数和偏相关函数的特征

模型	自相关函数	偏相关函数
$AR(p)$	拖尾	p 阶截尾
$MA(q)$	q 阶截尾	拖尾
$ARMA(p,q)$	拖尾	拖尾

（三）ARMA 模型的定阶方法

通过时间序列的自相关函数和偏自相关函数来定阶，是 ARMA 模型常用的一种定阶方法。若利用自相关函数和偏自相关函数无法得到（p，q）准确的最优值，可利用赤池信息量准则（Akaike information criterion，AIC）进行定阶。它是由日本统计学家赤池弘次创立和发展的用以衡量模型拟合效果优劣的一种标准。它的基本思想：增加模型的参数变量会减少模型估计值与实际值的偏离程度，使模型更好地拟合原始数据，但是参数变量数的增多会增加模型的复杂程度，于是应对增加变量带来的代价进行惩罚。

AIC 的基本公式为：

AIC＝2（ARMA 模型中所含的独立参数个数）－2ln（ARMA 模型的极大似然函数）

拟合 ARMA 模型可定义为：

$$AIC(p,q)=N\ln\sigma^2(p,q)+2(p,q)$$

其中，N 为样本容量，$k=p+q$ 为 ARMA 模型中的参数个数，σ^2 为对噪声方差的估计。由上式可知，当样本容量确定时，随着 p，q 的不断增加，左边项的值会减少，右边项的值会增大。当 p，q 能取到一对值，使得 $AIC(p,q)$ 的值最小，这时 p，q 的取值就是模型的最优拟合阶数。这个准则是以数据的拟合优度为判断标准，同时也避免出现过度拟合的现象。

贝叶斯信息准则（Bayesian information criterion，BIC）也是一种判断准则，它的表示如下：

$$BIC(p,q)=N\ln\sigma^2(p,q)+(p,q)\ln N$$

这种方法原理与 AIC 相同，只是增加了"惩罚"的力度。可以看出这两种准则都是提倡函数的简洁形式，用较少的变量来表示函数。当样本数量较多时，BIC 原则的效用更好，AIC 原则确定的模型参数相对较多，更适用于小样本。

（四）ARMA 模型的最大似然估计

对于零均值平稳 $ARMA(p,q)$ 模型

$$X_t-\varphi_1 X_{t-1}-\cdots-\varphi_p X_{t-p}=\varepsilon_t-\theta_1\varepsilon_{t-1}-\cdots-\theta_q\varepsilon_{t-q} \tag{14-10}$$

其中，$\{\varepsilon_t\}$ 是独立同分布服从 $N(0,\sigma^2)$ 的白噪声过程，可知 $\varepsilon=(\varepsilon_1,\varepsilon_2,\cdots,\varepsilon_n)^T$ 的联合密度函数如下式所示：

$$p(\varepsilon\mid\varphi,\theta,\sigma^2)=(2\pi\sigma^2)^{n/2}\exp\left(-\frac{1}{2\sigma^2}\sum_{i=1}^n\varepsilon_i^2\right)$$

其中，$\varphi = (\varphi_1, \cdots, \varphi_p)^T, \theta = (\theta_1, \cdots, \theta_q)^T$。

将式(14-10)改写为

$$\varepsilon_t = X_t - \varphi_1 X_{t-1} - \cdots - \varphi_p X_{t-p} + \theta_1 \varepsilon_{t-1} + \cdots + \theta_q \varepsilon_{t-q} \qquad (14-11)$$

由此可以写出参数$(\varphi, \theta, \sigma^2)$的似然函数。

令 $X = (X_1, \cdots, X_n)^T$，假设 $X_* = (X_{1-p}, \cdots, X_{-1}, X_0)^T$ 和 $\varepsilon_* = (\varepsilon_{1-p}, \cdots, \varepsilon_{-1}, \varepsilon_0)^T$ 已知，则条件对数似然函数为

$$\ln L_*(\varphi, \theta, \sigma^2) = -\frac{n}{2} \ln(2\pi\sigma^2) - \frac{S_*(\varphi, \theta)}{2\sigma^2} \qquad (14-12)$$

其中

$$S_*(\varphi, \theta) = \sum_{i=1}^{n} \varepsilon_i^2(\varphi, \theta \mid X_*, \varepsilon_*, X)$$

是条件平方和函数。对式(14-12)极大化处理后，得到的量$(\overline{\varphi}, \overline{\theta})$称为条件最大似然估计。对于式(14-10)所示的模型，可假设$\varepsilon_p = \varepsilon_{p-1} = \cdots = \varepsilon_{p+1-q} = 0$，利用(14-11)式在$t \geqslant (p+1)$的条件约定下计算$\varepsilon_t$的值。于是上述条件平方和函数可表达为：

$$S_*(\varphi, \theta) = \sum_{i=p+1}^{n} \varepsilon_i^2(\varphi, \theta \mid, X)$$

在得到参数估计$(\overline{\varphi}, \overline{\theta})$后，通过下式可得$\sigma^2$的估计值$\overline{\sigma^2}$：

$$\overline{\sigma^2} = \frac{S_*(\overline{\varphi}, \overline{\theta})}{d.f.}$$

其中，$d.f.$为自由度，它的值是和式$S_*(\overline{\varphi}, \overline{\theta})$中的项数与被估计参数的个数之差，即

$$d.f. = (n-p) - (p+q+1) = n - (2p+q+1)$$

（五）ARMA 模型预测步骤

(1)根据时间序列的散点图、自相关函数图和偏自相关函数图以及 ADF 单位根检验，观察其方差、趋势及其季节性变化规律，识别该序列的平稳性。

(2)数据平稳化处理。如果数据序列是非平稳的，如存在一定的增长或下降趋势等，则需对数据进行差分处理；如果数据序列存在异方差性，则需对数据进行对数转换或者开方处理，直到处理后的数据的自相关函数值和偏自相关函数值无显著地异于零。

(3)根据时间序列模型的识别规则，确定建立模型阶数。

(4)参数估计。估计暂定的模型参数，检验是否具有统计学意义。

(5)假设检验，诊断白噪声。检验假设模型残差的 ACF 值和 PACF 值，在早期或季节性延迟点处不得大于置信区间。可观察残差的 ACF 图和 PACF 图，并辅以 Box-Ljung 检验、D-W 值检验等。

五、案例分析

例 14-1　用指数平滑法预测深圳市乙类大型医用设备配置数量。

利用深圳市 2009—2017 年 CT 设备的历年配置量对 2020 年和 2030 年的配置数量分别进行预测,相关数据均来源于深圳市卫生和计划生育委员会。

方法:指数平滑值的计算公式为:

$$S_t^{(1)} = \alpha Y_t + (1-\alpha)S_{t-1}^{(1)}$$

$$S_t^{(2)} = \alpha S_t^{(1)} + (1-\alpha)S_{t-1}^{(2)}$$

式中:$S_t^{(1)}$ 为 t 期一次指数平滑值,$S_t^{(2)}$ 为 t 期二次指数平滑值,Y_t 为 t 期的实际值,α 为权重系数。基线值$S_0^{(1)} = S_0^{(2)} = Y_1$。

参照式(14-4),二次指数平滑线性模型预测公式为:

$$Y_{t+T} = a_t + b_t T$$

式中:

$$a_t = 2S_t^{(1)} - S_t^{(2)}, \quad b_t = \frac{\alpha}{1-\alpha}(S_t^{(1)} - S_t^{(2)})$$

结果:根据指数平滑值计算公式,2009—2017 年的 CT 设备配置数量及一次、二次指数平滑值计算结果如表 14-2 所示。

再根据二次指数平滑线性模型预测公式,CT 的平滑系数$a_t = 159.83$,$b_t = 32.85$,则可知 2020 年深圳市 CT 预测配置数量为 258 台($Y_{2020} = 159.83 + 32.85 \times 3$),相比 2017 年增幅为 61.25%,预测年均增长率为 17.26%。

2030 年深圳市 CT 预测配置数量为 587 台($Y_{2030} = 159.83 + 32.85 \times 13$),相比 2017 年增幅为 266.88%,预测年均增长率为 10.52%(表 14-2、表 14-3)。

表 14-2 2009—2017 年深圳市乙型大类 CT 配置数

指标	2009	2010	2011	2012	2013	2014	2015	2016	2017
第 t 期	1	2	3	4	5	6	7	8	9
配置数	42	46	55	67	78	86	104	124	160
$S_t^{(1)}$	42.00	45.60	54.06	65.71	76.77	85.08	102.11	121.81	156.18
$S_t^{(2)}$	42.00	45.24	53.18	64.45	75.54	84.12	100.31	119.66	152.53

表 14-3 深圳市 CT 预测配置量及预测增速

年份	指标	CT
2017	配置数	160
2020	预测配置数	258
	预测增幅(%)	61.25
	预测年均增长率(%)	17.26

（续表）

年份	指标	CT
2030	预测配置数	587
	预测增幅(%)	266.88
	预测年均增长率(%)	10.52

例 14-2 季节指数预测法在医院控制医保费用管理中的应用。

利用季节指数预测法,通过建立医保费用监测预警系统,为合理控制医保费用、促进医院发展提供科学依据。

(1)资料来源于镇江市某三级医院 2003—2005 年按月发生的医保费用(包括参保病人门急诊和住院医保费用)。如图 14-1 所示,医院在三年中医保费用呈现出季节性波动和逐渐上升的趋势。

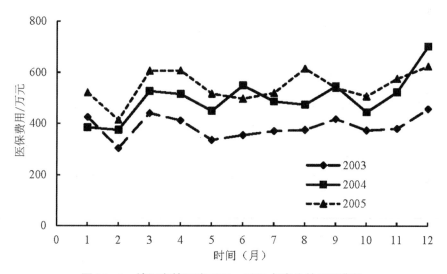

图 14-1　镇江市某医院 2003—2005 年发生的医保费用

(2)方法。医院医保费用按月统计数据是一时间序列。在时间序列中影响费用(Y)的要素主要为长期趋势(T)、季节变动(S)、循环变动(C)和不规则变动(I)。其中关键因素是 T 和 S。为分析这些因素对医保费用的影响,我们建立乘法模型:$Y = T \cdot S \cdot C \cdot I$。

季节指数预测法即利用乘法模型把趋势变动和季节变动先分离后结合,对医保费用进行预测,根据预测结果建立监测预警系统。用 Excel 建立模型并对数据资料进行处理。

(3)结果。按照镇江市某医院 2003—2005 年按月医保费用建立一时间序列,用季节比率预测法预测 2003—2005 年医保费用,结果见表 14-4。

表 14-4　季节指数预测法对某医院 2003—2005 年医保费用进行预测　　单位/万元

时间 (1)	实际医保 费用(2)	校正季节 指数(3)	剔除季节 影响(4)	长期趋 势值(5)	预测值 (6)
2003 年 1 月	425.61	0.9343	455.55	365.90	341.85
2 月	303.77	0.8079	376.00	372.27	300.75
3 月	441.38	1.1398	387.23	378.64	431.58
4 月	412.22	1.1157	369.46	385.01	429.56
5 月	336.06	0.9485	354.31	391.37	371.21
6 月	355.06	0.9485	354.31	391.37	404.77
7 月	370.87	0.9655	384.12	404.11	390.18
8 月	375.79	0.9513	395.01	410.48	390.51
9 月	418.66	1.0630	393.85	416.85	443.11
10 月	373.62	0.8925	418.61	423.22	377.73
11 月	380.21	0.9586	396.61	429.59	411.83
12 月	458.09	1.2051	380.12	435.96	525.38
2004 年 1 月	384.80	0.9343	411.87	442.33	413.26
2 月	375.02	0.8079	464.19	448.70	362.50
3 月	527.27	1.1398	462.58	455.07	518.71
4 月	515.72	1.1157	462.22	461.44	514.85
5 月	449.92	0.9485	474.36	467.81	443.71
6 月	549.30	1.0177	539.77	474.18	482.56
7 月	487.33	0.9655	504.74	480.55	463.98
8 月	475.04	0.9513	499.34	486.92	463.22
9 月	546.84	1.0630	514.43	493.29	524.37
10 月	445.82	0.8925	499.51	499.66	445.96
11 月	523.83	0.9586	546.43	506.03	485.10
12 月	702.98	1.2051	583.33	512.40	617.50
2005 年 1 月	521.36	0.9434	558.04	518.77	484.67
2 月	414.23	0.8079	512.73	525.14	424.26
3 月	606.08	1.1398	531.72	531.51	605.84
4 月	607.39	1.1157	544.39	537.88	600.13
5 月	517.35	0.9485	545.45	544.25	516.21
6 月	497.76	1.0177	489.12	550.62	560.34

（续表）

时间 （1）	实际医保 费用（2）	校正季节 指数（3）	剔除季节 影响（4）	长期趋 势值（5）	预测值 （6）
7 月	520.43	0.9655	539.02	556.99	537.78
8 月	614.90	0.9513	646.36	563.36	535.94
9 月	540.01	1.0630	508.01	569.73	605.62
10 月	507.77	0.8925	568.92	576.10	514.18
11 月	575.89	0.9586	600.74	582.47	558.38
12 月	624.42	1.2051	518.14	588.84	709.61

表 14-4 即是利用季节指数预测法，进行 12 项移动平均后计算出的校正季节指数、剔除季节因素费用值。其中把 2003—2005 年的时间按月依次从 1 编到 36，利用第 4 栏数据对时间作散点图，见图 14-2，可以看出数据具有线性关系，并呈现逐渐向上的趋势。

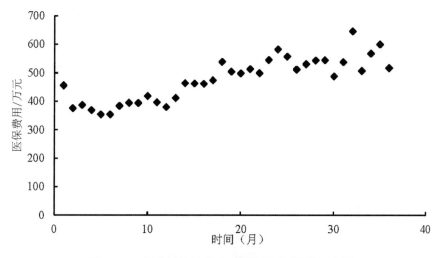

图 14-2　剔除季节因素后医保费用对时间的散点图

在此基础上，建立直线回归方程 $Y = a + bx$。利用最小二乘法，计算得 $a = 359.52, b = 6.37$。因此，$Y = 359.52 + 6.37x$。利用此回归方程求出长期趋势值，见表 14-4 第 5 列，再分别乘以校正季节指数，得到 2003 年至 2005 年的 36 个月的医保费用的预测值，见表 14-4 第 6 列。同时可以预测 2006 年各月的医保费用值（见表 14-5）。

表 14 - 5　2006 年镇江市某医院各月医保费用预测值　　　　　单位:万元

指标	1 月	2 月	3 月	4 月	5 月	6 月	7 月	8 月	9 月	10 月	11 月	12 月
实际值	542.09	526.07	686.44	718.19	580.37	611.56	525.56	599.65	639.93	577.09	628.92	738.73
预测值	613.31	540.54	744.61	762.55	631.61	638.50	646.27	693.08	691.54	601.04	689.93	837.06

对上述直线回归方程进行回归系数假设检验,检验结果 $t_b = 10.068$, $P < 0.001$。用表 14 - 4 中第 2 栏和第 6 栏即:医保实际费用和预测费用计算平均绝对百分误差为 6.04。一般情况下平均绝对百分误差越小越好,并当小于 10 时,模型的预测精度较高。因此本模型的预测效度较高。

例 14 - 3　ARMA 模型预测江苏省社区卫生服务中心床位资源

(1)数据来源。以江苏省社区卫生服务中心 2002—2011 年床位数为研究指标,数据来源于 2002—2010 年江苏省卫生统计工作年报和 2011 年江苏省卫生事业发展统计简报。

(2)方法。2002—2011 年江苏省社区卫生服务中心床位数呈快速增长趋势(见图 14 - 3)。对江苏省社区卫生服务中心床位数序列进行自相关(AC)分析和单位根检验(ADF),床位数序列的自相关系数在滞后阶数 k 大于 3 时没有趋于 0, t 统计量大于 t 统计量临界值,说明床位数序列是非平稳时间序列。对床位数序列取底数为 10 的对数形式的平稳性处理,再行 ADF, $t = -11.16895$($P = 0.0002$),可认为床位数的对数序列是平稳序列。

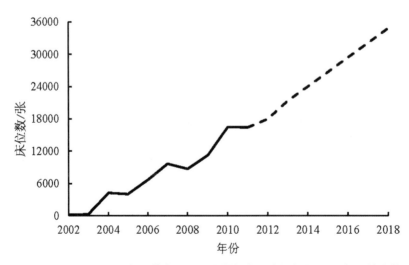

图 14 - 3　2002—2011 年江苏省社区卫生服务中心床位数及 2012 年后的趋势

经过对床位数对数序列滞后 12 阶的 AC 和偏自相关函数(PAC)的观察及运用赤池信息准则(AIC)和施瓦茨准则(SC)进行反复筛选,采用 ARMA(1,2)模型进行拟合,模型为:

$$\lg Y_t = 0.4059 + 0.9121 \lg Y_{t-1} + u_t - 1.9441 u_{t-1} + 0.9550 u_{t-2}$$

该模型的修正拟合优度为 0.991461,AIC 值为 −2.793343,SC 值为 −2.705687,说明模型拟合效果较好。根据 ARMA(1,2)模型进行回归模拟,得到实际值、拟合值和残差(见图 14‐4),可以看出序列的实际值和拟合值总体上比较接近,残差值较小,对残差项序列作 AC 和 PAC 分析,AC 和 PAC 系数在置信区间内,对残差序列进行 ADF,$t = −6.452989(P = 0.0089)$,因此残差通过白噪声检验,反映了上述模型对 2003—2011 年江苏省社区卫生服务中心床位数有较好的拟合效果。

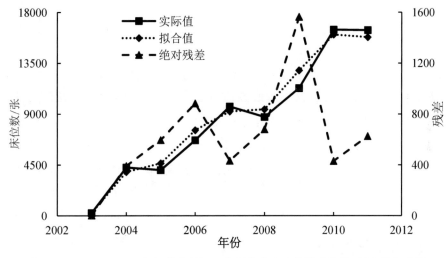

图 14‐4 2003—2011 年江苏省社区卫生服务中心床位数实际值、拟合值和残差

(3)结果。将 2002—2011 年数据代入 ARMA(1,2)模型,得到 2012—2018 年的江苏省社区卫生服务中心床位数(见表 14‐6)。

表 14‐6 2002—2018 年江苏省社区卫生服务中心床位数及其预测

年份	实际床位数/张	预测床位数/张	残差/张	相对误差/%
2002	203			
2003	250	247	3	1.20
2004	4278	3886	392	9.16
2005	4049	4644	−595	−14.69
2006	6680	7564	−884	−13.23
2007	9670	9237	433	4.48
2008	8740	9419	−679	−7.77
2009	11295	12860	−1565	−13.86

（续表）

年份	实际床位数/张	预测床位数/张	残差/张	相对误差/%
2010	16468	16038	430	2.61
2011	16431	15806	625	3.80
2012		17991		
2013		21332		
2014		23975		
2015		26670		
2016		29392		
2017		32115		
2018		34819		

第二节　灰色预测法

一、灰色预测法的基本内容

在任何一个系统中都有已知信息和未知信息,信息完全明确的为白色系统,完全不明确的为黑色系统,信息部分明确、部分不明确的即为灰色系统。灰色系统理论运用一定的方法使信息不完全明确的系统经数据处理后能得到较明确的、符合真实情况的数据信息。

灰色模型主要是针对灰色系统而言,通过对初始序列(不完整的样本资料)进行一系列累加、变换等方式后将无章可循的资料生成为有内在规律的、有价值的新数据,并对生成的新数据建模、进行资料的预测。它的优点是样本不需要大量数据、规律分布、计算的工作量小、可用于对有明显增长或降低趋势的数据进行预测,并且对短期、中长期的预测应用较为广泛,灰色预测效果好、准确度高。近年来,被广泛运用于卫生人力及床位的预测中。

（一）GM(1,1)模型方法

GM(1,1)模型是中国学者邓聚龙教授提出的一种灰色预测模型,是一种运用广泛且较为成熟的预测方法,其基本思想是对无规则的数据序列作一定变换,得到具有一定规律的序列,从而可以用曲线进行逼近,适用于有较强指数规律的变化系统。GM(1,1)模型的优点是所需数据较少,通常只要 4 个以上数据即可建模。

1. 灰色 GM(1,1)模型建模过程

已知原始序列,即待预测序列:

$$X^{(0)}_{(i)}{}^{(0)} = (X^{(0)}{}_{(1)}, X^{(0)}{}_{(2)} \cdots\cdots X^{(0)}{}_{(n)})(i=1,2,3,\cdots,n)$$

其中 i 表示数据的期数。

对 $X^{(0)}_{(i)}$ 作一次累加，得到的序列为：

$$X^{(1)}_{(i)} = (X^{(1)}{}_{(1)}, X^{(1)}{}_{(2)} \cdots\cdots X^{(1)}{}_{(n)})$$

其中 $X^{(1)}{}_{(n)} = \sum\limits_{i=1}^{n} X^{(0)}{}_{(i)}$。再对 $X^{(1)}_{(i)}$ 序列进行均值序列生成，得：

$$Z^{(1)}_{(i)}{}^{(1)} = (Z^{(1)}{}_{(1)}, Z^{(1)}{}_{(2)} \cdots\cdots Z^{(1)}{}_{(n)})$$

其中：

$$Z^{(1)}{}_{(i+1)} = \frac{1}{2}(X^{(1)}{}_{(i+1)} + X^{(1)}{}_{(i)})$$

GM(1,1)的定义型：

$$X^{(0)}{}_{(i)} + a Z^{(1)}{}_{(i)} = b \tag{14-13}$$

其中 a 为发展系数，b 为灰作用量，a、b 均为待定参数。可以证明式(14-13)的白话模型为：

$$\frac{\mathrm{d}X^{(1)}_{(n)}}{\mathrm{d}t} + a X^{(1)}{}_{(n)} = b$$

该式是微分方程，其响应式为：

$$\widehat{X}^{(1)}_{(i+1)} = \left(X^{(0)}{}_{(1)} - \frac{b}{a}\right)\mathrm{e}^{-ai} + \frac{b}{a}$$

$$\widehat{X}^{(0)}_{(i+1)} = \widehat{X}^{(1)}_{(i+1)} - \widehat{X}^{(1)}_i$$

用定义型来求参数 a、b，将定义式(14-12)代入换算，即为：

$$\widehat{X}^{(0)}_{(i+1)} = a(-Z^{(1)}{}_{(i+1)}) + b$$

将该式简记为 $yn = BP$，当 $k=1,2,3,\cdots,n$ 时，将该式展开，用矩阵表达，设：

$$yn = \begin{bmatrix} X^{(0)}{}_{(2)} \\ X^{(0)}{}_{(3)} \\ \cdots \\ X^{(0)}{}_{(n)} \end{bmatrix}, \quad B = \begin{bmatrix} -Z^{(1)}{}_{(2)} & 1 \\ -Z^{(1)}{}_{(3)} & 1 \\ \cdots & \\ -Z^{(1)}{}_{(n)} & 1 \end{bmatrix}, \quad P = \begin{bmatrix} a \\ b \end{bmatrix}$$

则：

$$\begin{bmatrix} X^{(0)}{}_{(2)} \\ X^{(0)}{}_{(3)} \\ \cdots \\ X^{(0)}{}_{(n)} \end{bmatrix} = \begin{bmatrix} -Z^{(1)}{}_{(2)} & 1 \\ -Z^{(1)}{}_{(3)} & 1 \\ \cdots & \\ -Z^{(1)}{}_{(n)} & 1 \end{bmatrix} \begin{bmatrix} a \\ b \end{bmatrix}$$

B 为满秩阵时，应用最小二乘法求系数 a、b，即：

$$P = \begin{bmatrix} a \\ b \end{bmatrix} = (B^T B)^{-1} B^T yn$$

求出系数 a、b，运用微分方程响应式进行预测：

$$\hat{X}^{(1)}_{(i+1)} = \left(X^{(0)}_{(1)} - \frac{b}{a} \right) \mathrm{e}^{-ai} + \frac{b}{a},$$

$$\hat{X}^{(0)}_{(i+1)} = \hat{X}^{(1)}_{(i+1)} - \hat{X}^{(1)}_{(i)}$$

2. GM(1,1)模型检验的步骤

$$1_{(i)} = X^{(0)}_{(i)} - \hat{X}^{(0)}_{(i)}$$

$$\varepsilon_{(i)} = \frac{1_{(i)}}{X^{(0)}_{(n)}} \times 100\%$$

$$\varepsilon_{(ave)} = \frac{1}{n-1} \sum_{i=2}^{n} |\varepsilon_{(i)}|$$

$$\rho = (1 - \varepsilon_{(ave)}) \times 100\%$$

其中，$1_{(i)}$ 表示绝对误差，$\varepsilon_{(i)}$ 表示相对误差，$\varepsilon_{(ave)}$ 表示平均误差，ρ 表示预测精度。

$$S_1^2 = \frac{1}{n} \sum_{i=1}^{n} (X^{(0)}_{(i)} - \bar{X})^2$$

$$S_2^2 = \frac{1}{n} \sum_{i=1}^{n} (1_{(i)} - \bar{1})^2$$

其中，

$$\bar{X} = \frac{1}{n} \sum_{i=1}^{n} X^{(0)}_{(i)}, \bar{1} = \frac{1}{n} \sum_{i=1}^{n} 1_{(i)}$$

即，后验方差比值公式：

$$C = \frac{S_2}{S_1}$$

其中 S_1 表示原始数据的标准差，S_2 表示绝对误差数列的标准差。

求小误差概率：

$$P = \{ |1^{(0)}(i) - \bar{1}^{(0)}| < 0.6745 S_1 \}$$

灰色预测模型精度等级判断如表 14 - 7 所示。

表 14 - 7　灰色模型预测精度的等级判定

预测精度	小误差概率（P）	后验差比值（C）
优秀	＞0.95	＜0.35
合格	＞0.80	＜0.5
基本合格	＞0.70	＜0.65
不合格	≤0.70	≥0.65

（二）Verhulst 模型方法

Verhulst 模型属于灰色理论中的一种模型，是德国生物学家 Verhulst 在研究生物繁殖规律时提出的。其基本思想是生物个体数量呈指数增长，受周围环境的限制，增长速度逐渐放慢，最终稳定在一个固定值。Verhulst 模型主要用于描述具有饱和状态的过程，即"S"型过程，常用于人口预测、生物生长、繁殖预测及产品经济寿命预测等。Verhulst 模型已在环境、交通、航空、公共卫生等诸多领域取得了较好的效果，其建立的具体步骤如下：

设原始数列为 $X_k^{(0)}=(X^{(0)}(1),X^{(0)}(2),\cdots,X^{(0)}(n))$，$k=1,2,\cdots,n$，其中 k 表示数据的期数，对 $X_k^{(0)}$ 作一次累加，得：

$$X^{(1)}(n)=\sum_{k=1}^{n}X^{(0)}(k)$$

对 $X^{(1)}(n)$ 建立 Verhulst 模型，其微分方程为：

$$X^{(0)}(n)+aZ^{(1)}(n)=b(Z^{(1)}(n))^2$$

式中：

$X^{(0)}(n)=\dfrac{\mathrm{d}X^{(1)}(n)}{\mathrm{d}t}$ 为灰导数，$Z^{(1)}(n)$ 为背景值，a、b 为待定系数。

由上式得微分方程：

$$\frac{\mathrm{d}X^{(1)}(n)}{\mathrm{d}t}+aZ^{(1)}(n)=b(Z^{(1)}(n))^2 \tag{14-14}$$

对累加生成矩阵做均值得：

$$B=\begin{bmatrix} -\dfrac{1}{2}(X^{(1)}(1)+X^{(1)}(2)) & \left(\dfrac{1}{2}(X^{(1)}(1)+X^{(1)}(2))\right)^2 \\ -\dfrac{1}{2}(X^{(1)}(2)+X^{(1)}(3)) & \left(\dfrac{1}{2}(X^{(1)}(2)+X^{(1)}(3))\right)^2 \\ \cdots & \cdots \\ -\dfrac{1}{2}(X^{(1)}(n-1)+X^{(1)}(n)) & \left(\dfrac{1}{2}(X^{(1)}(n-1)+X^{(1)}(n))\right)^2 \end{bmatrix}$$

与

$$Y=[X^{(0)}(2),X^{(0)}(3),\cdots,X^{(0)}(n)]^T$$

采用最小二乘法求解，则：

$$[a,b]^T=(B^TB)^{-1}B^TY$$

将参数 a，b 代入式（14-14）并对其进行求解，得：

$$\hat{X}^{(1)}(k+1)=\frac{aX^{(0)}(1)}{bX^{(0)}(1)+(a-bX^{(0)}(1))\mathrm{e}^{ak}} \tag{14-15}$$

式中 $\hat{X}^{(1)}(k+1)$ 是一个近似表达式，这是因为 a 和 b 是通过最小二乘法求得的近似值。由式（14-15）所得估计值 $\hat{X}^{(1)}(k+1)$ 数列做累减得原始数据 $\hat{X}^{(0)}(k+1)$ 的估计值：

$$\hat{X}^{(0)}(k+1)=\hat{X}^{(1)}(k+1)-\hat{X}^{(1)}(k), k=0,1,2,\cdots,n-1$$

模型的精度检验步骤为：

设 $\varepsilon^{(0)}=(\varepsilon^{(0)}(1),\varepsilon^{(0)}(2),\cdots,\varepsilon^{(0)}(n))$，其中 $\varepsilon^{(0)}(k)=X^{(0)}(k)-\hat{X}^{(0)}(k)$ 为 $X^{(0)}$ 的残差数列。则原始数列 $X^{(0)}$ 与残差数列 $\varepsilon^{(0)}$ 的方差分别为

$$S_1^2=\frac{1}{n}\sum_{k=1}^{n}(X^{(0)}(k)-\bar{X}^{(0)})^2, S_2^2=\frac{1}{n}\sum_{k=1}^{n}(\varepsilon^{(0)}(k)-\bar{\varepsilon}^{(0)})^2$$

式中：

$$\bar{X}^{(0)}=\frac{1}{n}\sum_{k=1}^{n}X^{(0)}(k), \bar{\varepsilon}^{(0)}=\frac{1}{n}\sum_{k=1}^{n}\varepsilon^{(0)}(k)$$

计算后验均方差比值：

$$C=\frac{S_2}{S_1}$$

其中 S_1 表示原始数据的标准差，S_2 表示绝对误差数列的标准差。

求小误差概率：

$$P=\{|\varepsilon^{(0)}(k)-\bar{\varepsilon}^{(0)}|<0.6745S_1\}$$

二、灰色预测法的拓展模型

(一)灰色多因素 GM(1,N)模型

GM(1,N)模型是 1 阶方程，包含有 N 个变量的灰色模型。其包括 1 个行为变量 x_1，N−1个因子变量 x_i，N 个变量的 n 组原始数据序列。

设系统有 N 个变量，即原始数列为：

$$x_i^{(0)}=(x_i^{(0)}(1),x_i^{(0)}(2),\cdots,x_i^{(0)}(n)), i=1,2,\cdots,N$$

式中

$i=1$ 时，则 $x_i^{(0)}=x_1^{(0)}=\{x_1^{(0)}(1),x_1^{(0)}(2),\cdots,x_1^{(0)}(n)\}$ 为系统数据特征序列；其余则 $i>1$ 时，$x_2^{(0)}(n)-x_N^{(0)}(n)$ 为自变量序列。

令 $x_i^{(1)}$ 为 $x_i^{(0)}$ 的 1−AGO 序列，则 $x_i^{(1)}$ 为：

$$x_i^{(1)}=(x_i^{(1)}(1),x_i^{(1)}(2),\cdots,x_i^{(1)}(n)), i=1,2,\cdots,N$$

式中

$$x_i^{(1)}(n)=\sum_{j=1}^{k}x_i^{(0)}(j),(j=1,2,\cdots,n)$$

取 $x_1^{(1)}$ 的相邻数据均值，记为：

$$z_1^{(1)}(k)=\frac{1}{2}(x_1^{(1)}(k)+\frac{1}{2}(x_1^{(1)}(k-1), k=2,3,\cdots,n$$

则

$$z_1^{(1)}(n)=(z_1^{(1)}(2),z_1^{(1)}(3),\cdots,z_1^{(1)}(n))$$

可得到 GM(1,N) 灰微分方程：

$$x_1^{(0)}(k) + a\, z_1^{(0)}(k) = \sum_{i=2}^{N} b_i X_i^{(1)}(k)$$

由上可得到 GM(1,N) 灰微分方程其白化形式的动态微分方程为：

$$\frac{\mathrm{d}\, x_1^{(1)}}{\mathrm{d}t} + a\, x_1^{(1)}(t) = \sum_{i=2}^{N} b_i x_i^{(1)}(t)$$

若对于一切时刻 $k = 2,3,\cdots,n$，引入向量矩阵记为：

$$Y = [x_1^{(0)}(2), x_1^{(0)}(3), \cdots, x_1^{(0)}(n)]^T$$

$$\mu = [a, b_2, b_3, \cdots, b_N]^T$$

$$B = \begin{bmatrix} -z_1^{(1)}(2) & x_2^{(1)}(2) & \cdots & x_N^{(1)}(2) \\ -z_1^{(1)}(3) & x_2^{(1)}(2) & \cdots & x_N^{(1)}(3) \\ \cdots & \cdots & \cdots & \cdots \\ -z_1^{(1)}(n) & x_2^{(1)}(n) & \cdots & x_N^{(1)}(n) \end{bmatrix}$$

根据最小二乘法求解得：

$$\widehat{\mu} = [\widehat{a}, \widehat{b_2}, \widehat{b_3}, \cdots, \widehat{b_N}]^T = (B^T B)^{-1} B^T Y$$

将解出的参数代入微分方程，得 GM(1,N) 响应函数为：

$$x_1^{(1)}(k+1) = x_1^{(1)}(1) - \frac{1}{a} \sum_{i=2}^{N} b_i x_i^{(1)}(k+1) e^{-ak} + \frac{1}{a} \sum_{i=2}^{x} b_i x_i^{(1)}(k+1)$$

则累计还原预测值为：

$$X_1^{(0)}(k+1) = X_1^{(1)}(k+1) - X_1^{(1)}(k)$$

GM(1,N) 为分析模型，不具有全部信息，一般不适合预测。但当需要对多因子系统做全局整体的动态分析时，就需用 GM(1,N) 模型。

(二)灰色新陈代谢模型

灰色新陈代谢模型的基本思想就是用现有数据预测出最近的一个新数据，于是将新数据加入数据序列，再去除一个最老的数据，形成一个新的数据序列。以这个新的数据列作为源数据来重新建立 GM(1,1) 模型，以此方法依次循环递推预测。

设原数据序列为：$X_{(i)}^{(0)} = (X^{(0)}{}_{(1)}, X^{(0)}{}_{(2)}, \cdots X^{(0)}{}_{(n)})(i = 12,3,\cdots,n)$

在原数据序列的基础上置入最新的数据 $X^{(0)}{}_{(n+1)}$，去掉最老的数据 $X^{(0)}{}_{(1)}$。我们就得到了一个新的数据序列

$$X_{(i+1)}^{(0)} = (X^{(0)}{}_{(2)}, X^{(0)}{}_{(3)}, \cdots, X^{(0)}{}_{(n)}, X^{(0)}{}_{(n+1)})$$

灰色新陈代谢 GM(1,1) 模型，就是用更新之后的数据序列 $X_{(i)}^{(0)}$ 建立的。其特点是：

(1) 通过用实际数据和灰信息的及时补充，能够缩小预测范围，提高预测精度。

(2) 使用固定长度滑块，用先实际值后预测值来递补方法，每预测一次，就修正一次模型，在动态过程中产生预测值，提高了预测曲线的拟合程度。

（3）在满足预测精度等级的情况下，可在一定程度上用来做中长期预测，但也有个限度。

(三)GM(1,1)残差尾段修正模型

GM(1,1)模型预测的有效性受原始数据变化和时间预测长短影响，如原始数据较少，建立预测未来长期灰色模型，模型精度大大降低；又或原始数据过多，但其可能包含了粗大误差数据，干扰因素较多，影响模型精度。当 GM(1,1)模型精度不符合要求或达到特定要求但并不满意时，需要用绝对残差数列建立 GM(1,1)模型，对原模型进行修正，以提高建模精度，残差修正模型建立过程如下：

令：

$$\varepsilon^{(0)}_{(i)} = \{\varepsilon^{(0)}(1), \varepsilon^{(0)}(2), \cdots, \varepsilon^{(0)}(n)\}$$

其中：

$$\varepsilon^{(0)}_{(k)} = x^{(0)}_{(k)} - \widehat{x^{(0)}}_{(k)}, k = 1, 2, 3, \cdots, n$$

$x^{(0)}_{(k)}$ 表示原始数列，$\widehat{x^{(0)}}_{(k)}$ 表示拟合预测数列，$\varepsilon^{(0)}_{(i)}$ 表示残差数列。

若残差数列中的元素有正有负，则需进行正化处理，得到新数列 $F^{(0)}_{(i)}$：

$$f^{(0)}_{(k)} = \varepsilon^{(0)}_{(k)} + 2|\varepsilon^{(0)}_{(k)\text{mim}}|, k = 1, 2, \cdots, n \tag{14-16}$$

上式中，$\varepsilon^{(0)}_{(k)\text{mim}}$ 表示 $\varepsilon^{(0)}_{(i)}$ 数列中最小值

$$F^{(0)}_{(i)} = \{f^{(0)}_{(1)}, f^{(0)}_{(2)}, \cdots, n\}, k = 1, 2, \cdots, n$$

残差修正模型选取残差数列中残差较大的值，构成残差尾段数列，根据式(14-16)正化处理得残差尾段数列 $q^{(0)}_{(i)}$：

$$q^{(0)}_{(i)} = \{f^{(0)}_{(k_0)}, f^{(0)}_{(k_0+1)}, f^{(0)}_{(k)}\}, k = 1, 2, \cdots, n$$

残差尾段修正数列按照上述公式进行求解 GM(1,1)模型，求解得到残差尾段修正模型相应表达式为：

$$\widehat{q}^{(1)}_{(k+1)} = \left(f^{(0)}_{(k_0)} - \frac{b_t}{a_t}\right) e^{-a_t(k-k_0+1)} + \frac{b_t}{a_t}, k = k_0, k_0+1, \cdots, n$$

则残差尾段修正模型累减还原值为：

$$\widehat{q}^{(0)}_{(k+1)} = \widehat{q}^{(1)}_{(k+1)} - \widehat{q}^{(1)}_{(k)} = (1-e^{a_t})\left[f^{(0)}_{(k_0)} - \frac{b_t}{a_t}\right] e^{-a_t(k-k_0+1)}, k = k_0, k_0+1, \cdots, n$$

当 $|a_t|$ 充分小时，$1-e^{a_t} \approx -a_t$，残差尾段修正模型相应表达式为（导数还原值）：

$$\widehat{q}^{(0)}_{(k+1)} = -a_t\left[f^{(0)}_{(k_0)} - \frac{b_t}{a_t}\right] e^{-a_t(k-k_0+1)}, k = k_0, k_0+1, \cdots, n$$

则最终灰色预测模型为：

$$x^{(0)}_{(k+1)} = \widehat{x^{(0)}}_{(k+1)} + \theta_{(k)}(\widehat{q}^{(0)}_{(k+1)} - 2|\varepsilon^{(0)}_{(k)\text{mim}}|), k = k_0, k_0+1, \cdots, n$$

其中

$$\theta_{(k)} = \begin{cases} 0, k < k_0 \\ 1, k \geqslant k_0 \end{cases}$$

检验步骤同 GM(1,1)模型精度检验,参照表 14-7。

三、案例分析

例 14-4　应用 GM(1,1)模型预测新疆石河子市社区卫生服务机构卫技人员数。

(1)资料来源。向红莲等人采用自行设计的调查表,对石河子市社区卫生服务管理中心及 11 家社区卫生服务中心进行普查并收集 2008—2014 年石河子市社区卫生服务机构卫生人员资料作为原始样本数据,通过 Excel 进行计算,按照灰色 GM(1,1)模型预测方法与公式,建立模型并对模型精度进行评价,对 2015—2017 年石河子市社区卫技人员数进行预测。

(2)建立 GM(1,1)模型。构建一次累加生成数列。原始数据一次累加生成数列为:

$$\{506,1034,1580,2144,2727,3330,3952\}$$

估计参数 a、b

$$a=-0.03271,b=503.2424$$

建立预测模型

$$\hat{x}^{(1)}(i+1)=15893.066\,e^{0.03271}-15387.066$$

(3)模型精度评价。将所得模型进行后验差检验,经过计算:

$$S_1=42.37,S_2=9.44,C=\frac{S_2}{S_1}=0.22,P=1.00$$

根据表 14-8 所得的精度标准判断,模型精度达到一级(好),后验检验通过,说明模型精度较高,可用于外推预测。

(4)模型预测结果。根据此模型,对 2015—2017 年石河子市社区卫生服务机构的卫技人员数进行预测,其预测值和实际值比较结果如表 14-8 所示。

表 14-8　卫生技术人员 GM(1,1)模型预测值与观测值比较

年份	全科医生数	缓冲序列	预测值	残差	相对误差
2008	208	224	224	0	0
2009	205	226	223	-2.9166	-0.0129
2010	235	230	228	-1.9709	-0.0086
2011	215	229	233	4.0846	0.0178
2012	216	234	238	4.2521	0.0181
2013	233	243	244	0.5342	0.0022
2014	253	253	249	-4.0667	-0.0161

例 14-5　应用 GM(1,N)模型预测上海市卫生总费用。

(1)资料来源。数据主要来源于 2008—2018 年《上海市统计年鉴》和 2018 年《中国卫生

健康统计年鉴》。

（2）方法。在灰色关联分析基础上，以卫生总费用（X_1）为参照序列，计算五类指标与卫生总费用关联度值，利用强关联性指标构建卫生总费用多因素 GM（1，N）模型。

通过灰色关联分析选取强关联指标：医疗卫生机构数（X_2）、诊疗人次（X_3）、入院人数（X_4）、生产总值（X_5）、人均 GDP（X_6）、居民消费水平（X_7）和人均个人存款（X_8）共计 7 个指标。确定 GM（1，N）模型为 GM（1，8）模型，并通过模型进行原始值的模拟预测，结果如表 14-9。经检验，模型后验方差比值 $C=0.1092$，小误差概率 $P=1.0000$，模型精度评价为优秀，平均相对误差为 3.00%，可以利用模型进行拟合预测。

对其建立的 GM（1，N）模型时间响应公式为：

$$X_1^{(1)}(k)+0.7406\,Z_2^{(1)}(k)=0.1252X_2^{(1)}(k)-0.1208X_3^{(1)}(k)+3.8256X_4^{(1)}(k)-$$
$$0.1883X_5^{(1)}(k)+0.0894X_6^{(1)}(k)+0.1092X_7^{(1)}(k)-0.0073X_8^{(1)}(k),k=1,2,\cdots,n$$

表 14-9　GM（1，N）模型预测值与原始值

原始值	预测值	残差	相对误差（%）
485.68	485.6800	—	—
559.83	551.2800	8.5500	1.5272
656.65	648.0428	8.6072	1.3108
751.98	783.1989	−31.2189	−4.1516
931.00	886.0642	44.9358	4.8266
1092.35	1132.5659	−40.2159	−3.6816
1248.68	1269.0422	−20.3622	−1.6307
1347.79	1365.3882	−17.5982	1.3057
1536.60	1499.6939	36.9061	2.4018
1838.00	1679.4954	158.5046	8.6238
2087.09	2098.8703	−11.7803	−0.5644

第三节　其他预测方法

一、马尔可夫链预测法

马尔可夫链预测法（Markov chain）应用概率论中马尔可夫链的理论与方法，通过对当前状态下马尔科夫过程的状态和变化趋势进行分析,得到其变化规律的状态转移概率矩阵,用它对预测对象将来发生的状态进行预测,具有较高的科学性、准确性和适应性。

运用马氏链进行预测的基本思路是:首先,把现象看作是一个系统,并对该系统进行状态划分。根据系统的实际和需要划分多个状态,划分出来的各状态就是要预测的内容。其次,对各种状态的状态概率进行统计测定,也就是判定出系统当前处于什么状态。再次,对各系统未来发展的转移概率进行预测,即确定系统是如何转移的。最后,根据系统当前的各种状态和转移概率矩阵,推测出系统经过若干次转移后,到达各个状态的概率。

这就是马尔科夫链预测法。该方法有几个特点:①马尔科夫过程本身具有随机性,对确切的未来状态是不可预测的;②这种方法只对符合马尔科夫过程的对象有效,存在一定的局限性;③这种方法的使用前提是不需要太多历史数据资料,使用简便易行。

二、神经网络预测法

人工神经网络法(artificial neural networks,ANN),是模仿人类脑部信息处理方式,用大量类似神经元的处理机构相互连接,形成同时具有存储和处理(计算)两种能力的一种预测模型。它具有同时处理多种不同信息的并行能力,而且通过触发信息节点能够获得该节点存储的信息。

1. 神经元模型

ANN 操作的基本信息处理单位是神经元。神经元是 ANN 的设计基础,突触、加法器和激活函数是神经元的三种基本元素。其中每一个突触都以其权值或强度为特征,人工神经元和人脑的突触不一样,在其权值范围内可以取正值也可以取负值,加法器的作用通过激活函数限制神经元的输出振幅对神经元的输入信号及其相应突触加权求和,神经元通常输出信号的正常幅度范围为$[-1,1]$或$[0,1]$。神经元模型还有一个外部偏值(阈值)θ_j,阈值为正则激活函数的网络输入增加,阈值为负则激活函数输入减小。

神经元计算公式:

$$u_k = \sum_{j=1}^{n} w_{kj} x_j$$
$$y_k = f(u_k - \theta_j)$$

其中,$x_1, x_2, \cdots, x_n$即神经元的输入信号;神经元 k 的突触权值分别为$w_{k1}, w_{k2}, \cdots, w_{kn}$。阈值为$\theta_j$,$f(x)$是激活函数,是神经元的输出。

2. BP 神经网络

神经网络是目前为止应用最为广泛的一种人工神经网络模型,绝大多数神经网络模型的研究者和使用者采用 BP 神经网络以及其改进形式。BP 神经网络模型功能强大,只要隐含层和隐含层节点数足够多,BP 神经网络模型在不需要建立数学解析式模型的前提下也可以逼近任意非线性映射关系。其核心是 BP 算法,一般由输入层、隐含层与输出层组成。

其主要思想为两个阶段训练法:第一阶段正向传播,输入层将输入信息通过隐含层逐级处理并且计算出每个神经元(neurons)的实际输出值;第二阶段,反向传播,若在输入层没有能够获得期望的输出值,则逐层递归计算实际输出与期望输出之间的差值(即误差),然后再根据该误差调节权重,权重的实际改变可以通过权重误差微商逐个计算出来。BP 算法是利用一个使期望输出与实际输出的误差平方和代价函数最小化过程来完成输入到输出的映射,而 BP 神经网络就是由 BP 算法进行网络训练的。

三、系统动力学预测法

系统动力学预测法是通过研究系统内部诸因素形成的各种反馈环,同时搜集与系统行为有关的数据和情报,采用计算机仿真技术来对大系统、巨系统进行长期预测的方法。

系统动力学将整个建模过程归纳为五个大步骤:第一步,系统分析分为任务调研、问题定义、划定界限,主要是调查收集有关系统的情况、明确所要解决的基本问题和主要问题,从而初步划分系统的界限。第二步,进行系统结构分析,包括反馈结构分析和变量的定义。第三步,建立系统动力学模型流图及其方程,并给所有的初始值、常数、表函数赋值,并进行相关的参数估计。第四步,进行模型模拟与模型评估,这一步并不是独立存在的,它是贯穿于整个步骤中的,当模型不符合系统的原始目标时,需要进行系统模型的修正,从而保证系统的正确运行。第五步,进行模型结果的分析并给予一定的政策分析。

最后,尽管这些方法在数学上是严谨的,但是在实际应用中要对因变量和自变量之间的关系进行慎重的逻辑分析,不能够把统计上的数量关系当作因果关系来对待,筛选自变量时要谨慎。此外这些方法在应用中均存在一定的前提条件,必须是既往的资源已经达到了较高效率的利用状态,否则按此计算的资源配置方案将继续保留过去和目前所存在的资源配置弊端,难以发挥"规划、调整和约束"的作用。

参考文献

[1] 蔡小霞,周绿林,彭华初,等.季节比率预测法在医院控制医保费用管理中的应用[J].中国卫生统计,2008(02):179 - 180.

[2] 丁建.基于灰色新陈代谢——马尔科夫链的军队物资保障需求预测应用研究[D].重庆:重庆大学,2014.

[3] 郭振.卫生人力资源配置时间序列研究及预测[D].济南:山东大学,2012.

[4] 李君荣,王琳娜,周一.江苏省社区卫生服务中心床位资源预测研究[J].中国全科医学,2014,17(10):1112 - 1114.

[5] 李肖冰.基于系统动力学的中国能源供求预测模型研究[D].包头:内蒙古科技大学,2015.

[6] 刘攀.市场调查与预测[M].2 版.北京:对外经济贸易大学出版社,2018.

[7] 刘沛,袁磊,肖燕,等.上海市卫生总费用 GM(1,N)模型构建[J].解放军医院管理杂志,2020,

　　27(12):1145 - 1147.

[8] 向红莲,郭淑霞,唐景霞,等.基于多因素灰色模型的社区卫生人力需求量预测[J].中国卫生统计,2015,32(3):493 - 495.

[9] 向红莲.石河子市社区卫生服务机构人力资源需求预测研究[D].石河子:石河子大学,2015.

[10] 易燕飞,郝艺达.基于 ARMA 模型的时间序列挖掘[J].中国管理信息化,2016,19(2):164.

（袁磊、金琪慧）